普外科疾病临床诊治

张国 等 主编

吉林科学技术出版社

图书在版编目（CIP）数据

普外科疾病临床诊治 / 张国等主编 . -- 长春 : 吉林科学技术出版社 , 2024.3

ISBN 978-7-5744-1095-4

Ⅰ . ①普 … Ⅱ . ①张 … Ⅲ . ①外科－疾病－诊疗 Ⅳ . ① R6

中国国家版本馆 CIP 数据核字 (2024) 第 059326 号

普外科疾病临床诊治

主　　编　张　国　等
出 版 人　宛　霞
责任编辑　张　楠
封面设计　刘　雨
制　　版　刘　雨
幅面尺寸　185mm × 260mm
开　　本　16
字　　数　316 千字
印　　张　14.625
印　　数　1~1500 册
版　　次　2024 年 3 月第 1 版
印　　次　2024 年12月第 1 次印刷

出　　版　吉林科学技术出版社
发　　行　吉林科学技术出版社
地　　址　长春市福祉大路5788 号出版大厦A 座
邮　　编　130118
发行部电话/传真　0431-81629529 81629530 81629531
81629532 81629533 81629534
储运部电话　0431-86059116
编辑部电话　0431-81629510
印　　刷　廊坊市印艺阁数字科技有限公司

书　　号　ISBN 978-7-5744-1095-4
定　　价　87.00元

前 言

普通外科学是临床医学的重要组成部分，在现代医学中占有极其重要的地位。普通外科学是一门理论性和实践性很强的学科，必须把基本知识、基本理论和基本技能相结合，做到既要全面了解和判断病情，又要重视外科基本操作的训练。随着医学科学的发展和诊疗技术的改进，普通外科学也发生了深刻变化。

本书是笔者多年来临床经验的总结和体会，综合了国内外先进的研究成果，较全面地介绍了普通外科疾病的现代新理论、新知识、新技术、新方法，系统地阐述了临床常见普通外科疾病的诊治理论与措施。

本书内容包括颈部疾病、垂体瘤及脊索瘤、贲门癌、甲状腺疾病、胃肠外科疾病、肝胆胰腺疾病、胆管系统肿瘤和直肠肛管疾病。本书内容新颖、科学实用、重点突出、临床指导性强，可供普外科及相关专业医师参考使用。

尽管笔者参阅了大量文献，但由于时间仓促，加之水平所限，书中不足之处在所难免，敬请广大读者提出宝贵意见。

目 录

第一章 颈部疾病

颈部创伤通常分为闭合性创伤与开放性创伤两大类，颈部位于头面部与胸部之间，分布有诸多的重要解剖学结构，包括咽、喉、颈段气管、食管、甲状腺以及颈鞘、臂丛、脑神经、椎动脉、颈椎等任何一部位的损伤都会导致严重的后果，甚至危及生命，多种因素的影响，颈部创伤的发病率呈上升趋势。随着学科范畴的改变，耳鼻咽喉头颈外科医生参加了越来越多的该类患者的救治，从而使颈部创伤成为本学科的重要内容，本章就颈部创伤进行讨论。

第一节 颈部闭合性创伤

颈部闭合性创伤多由勒缢、拳击、交通或生产事故等形成的钝性外力引起。颈部皮肤虽无开放性损伤，但外力可引起多个解剖结构的损伤，出现如吞咽疼痛、呼吸困难、截瘫、休克等多种症状。本章节将以各解剖器官损伤分别进行描述，但具体病例常是多脏器损伤同时存在，需进行缜密诊治。

一、发病机制与临床表现

（一）主要血管的损伤

颈部走行有颈总动脉、颈内动脉、颈外动脉、椎动脉以及颈内静脉等重要的血管，保证着头面部的血供，颈动脉体及颈动脉窦还有其特殊的生理功能，受外伤损伤出现相应的症状。

颈动脉创伤性栓塞：直接外力或牵拉下有弹性的血管外膜常保持完整，而内膜等易受到损伤，进而引起血栓形成。其中解剖因素颈内动脉血栓形成的发生率最高。另外，对于原有颈动脉粥样硬化病变者，颈部创伤可导致粥样硬化斑块脱落而形成血栓。再者，受到损伤的动脉，尤其近颅底处的血管，可因动脉壁的损伤形成假性动脉瘤。

因此，对于颈部闭合性损伤患者，有大脑缺氧症状，查体颈部血肿形成，颈内、外动脉搏动消失，存在神经系统的体征应高度怀疑颈动脉血栓的形成。应行颈部彩超、颈部 CT，如病情许可行头颅及颈部 MRI+MRA 及 DSA 等检查，以明确诊断。

（二）气管闭合性损伤

气管前方有下颌骨及胸骨，后方有脊柱的保护，气管本身的活动性及组织学结构，一般气管受损伤的机会少，但当颈、胸部遭受猛烈的暴力，以及外伤时形成的气道内巨大的压力均可导致气管的损伤，严重时可出现气管的断裂、Ⅲ至Ⅳ度的吸气性呼吸困难，危及生命。

对于外伤后出现咳嗽、咯血、皮下气肿、呼吸困难、气管局部疼痛、吞咽疼痛患者应高度怀疑有气管挫伤存在，查体需注意患者有无吸气性呼吸困难，有无皮下气肿，可行急诊 CT 检查，包括颈部及胸部，如病情允许可行支气管检查。

（三）咽及食管的损伤

在颈部闭合性损伤时，常可合并有咽及食管（颈段食管）的损伤，但因早期无明显症状，为早期诊断带来一定困难，多数病例因颈深部间隙感染提示咽及食管存在损伤。颈部闭合性损伤出现吞咽疼痛、痰中带血、呕血、颈部皮下气肿、呼吸困难、颈深部感染等情况，应考虑有咽及食管损伤，甚至合并有颈深部及纵隔的感染。

颈部超声及颈、胸部 CT、食管造影（不可使用钡剂）有助于诊断。

二、颈部闭合性损伤的救治

（1）对于血管有血栓形成的患者，需到血管外科进行治疗。

（2）对于颈段气管的损伤，小的破损患者仅存在少量的皮下气肿，无明显进展，无呼吸困难，可在严密观察呼吸及全身状况的前提下予以保守治疗。如考虑有明显损伤甚至完全断裂，需紧急建立气道，缓解呼吸困难，并行气管探查，颈段气管的损伤常与喉的损伤同时存在，加重呼吸困难。严重气管损伤，尤其气管断裂行气管切开术时因气管收缩，寻找气管有一定的困难并有加重呼吸困难的风险。气管切开处应位于气管损伤的下方，损伤处根据损伤的程度行气管修复或断端吻合，正确地处理，远期一般不会发生气管狭窄。

胸部气管的损伤、撕裂往往合并有胸部其他脏器的损伤，需与胸外科医师共同救治，建立有效的气道，缓解呼吸困难仍是抢救的重要环节。胸段气管损伤有一定的死亡率。

（3）咽及颈段食管损伤的治疗原则：早期积极预防感染。

颈深部多间隙感染：需行彻底引流，纵隔感染严重者需与胸外科医师共同诊治。

咽部损伤患者可经鼻饲管给予肠内营养，食管（颈段食管）损伤，建议经空肠管给予肠内高营养。同时给予抑酸药物，必要时禁饮食，留置中心静脉管，使用肠外高营养维持体液平衡，对于严重感染者需使用高效价敏感抗生素。

喉部是颈部的重要器官，并具有重要的生理功能，闭合性损伤急性期可出现急性喉梗阻影响呼吸，严重时危及生命，恢复期可因局部瘢痕形成喉狭窄，将在相应章节介绍。另外，颈部有众多的神经分布，如迷走神经、舌下神经、舌神经、颈交感链、臂丛神经、副神经、膈神经、喉返神经等，神经的损伤会出现相应的症状。同时，颈椎、颈部的肌肉等结构属骨科范畴，请参阅相关内容。

第二节　颈部开放性损伤

颈部开放性损伤多由锐器伤导致，分为切割伤和穿入伤。多发生于自刎或他杀，以及交通与生产事故，异物包括弹伤或各种异物均可形成外力致颈部开放性损伤，并停留于颈部。颈部开放性损伤严重威胁患者的生命，第一现场的正确救治非常重要，院内救治应包括止血、抗休克、解除呼吸困难及颈椎损伤的急救处理等方面。

一、发病机制与临床表现

迅速、正确地判定患者的全身状况及颈部损伤的主要问题是组织抢救的重要环节。首先，要对患者的全身状况、生命体征进行判定，并采取相应的救治措施，同时进行颈部伤口的检查。

颈部伤口的检查，首先要明确是切割伤还是穿入伤，切割伤要对伤口的位置、大小、深度和颈部重要结构有无损伤进行判定，并采取一定的救治措施。如经喉或气管破损处置入带气囊的气管套管或麻醉插管，建立呼吸通道，保证呼吸顺畅，进而对局部伤口加压包扎控制伤口出血。穿入伤检查伤道入口的位置、大小、方向、深度，有无皮下气肿、血肿、颈椎的损伤等，指导抢救工作的安排。

喉气管的损伤：随呼吸伤口处有气泡溢出，伴有声嘶或失声，可有不同程度的呼吸困难出现，可出现皮下气肿与纵隔气肿等。

咽、食管的损伤：经伤口处可见有咽腔分泌物溢出，也可有皮下气肿、纵隔气肿形成等。

血管与神经的损伤：动脉多见于颈外动脉及分支的出血，颈总动脉及颈内动脉损伤患者常无抢救时机。颈内静脉也常有损伤，可导致出血及空气栓塞的发生。第一现场局部正确有效的压迫可控制出血，为抢救创造时机。神经的损伤多见于喉上神经、喉返神经、迷走神经、膈神经、臂丛神经的损伤。

左颈根部的损伤可损伤胸导管而形成乳糜漏。甲状腺的损伤可导致大量的出血，严重时可影响呼吸。胸膜顶的损伤可形成张力性气胸，患者无呼吸道的阻塞，但有呼吸困难存在，一侧呼吸音减弱或消失，需排除气胸存在的可能。对于头颈部活动受限，颈椎受压、畸形，严重时截瘫，相应部位感觉异常等情况应考虑颈椎的损伤，在救治中要注意颈椎的保护，以免高位截瘫或死亡。

二、颈部开放性损伤的救治

颈部开放性损伤面临出血、休克、窒息、截瘫、昏迷等多种危重情况，需及时正确予以救治，挽救患者的生命。

（1）首先，要对患者的全身状况、生命体征做出判定，并确定抢救的第一任务，如建立液路、扩容、抢救休克，活动性出血的止血，呼吸道的建立与维护，正确的体位与颈椎的保护等。

喉、气管的开放性损伤，常伴有不同程度的呼吸困难，但开放的伤口同时也为迅速建立及控制气道创造了条件。可经咽、喉及气管的破损处插入麻醉插管，打好气囊并固定，之后清理呼吸道，建立通畅的呼吸通道。同时也为颈部加压包扎止血创造条件。建立液路、扩容抢救休克，同时多科室联合救治明确诊断，并确定进一步的治疗。单一的颈部开放性损伤，未涉及口腔科、骨科及心胸外科病情时，颈部开放性损伤可由耳鼻咽喉头颈外科处理。

经上述救治后，待患者生命体征平稳后，根据伤情确定下一步的治疗方案。

对于有喉、气管开放性损伤患者以及严重咽、食管损伤患者，需行常规气管切开术，全麻下行颈部伤口的清创缝合术，对于气道未受到影响，创伤面积大，需全麻手术，患者可经口插管，全麻状态下行清创缝合术。松解颈部包扎物，术中需与麻醉医师密切配合，预防再次大出血的出现。迅速对明确的出血点进行结扎或临时阻断，为清创缝合创造条件，彻底清创、消毒，重新铺单后对伤口进行清创缝合术，基本原则与方法同常规清创缝合。

（2）针对不同的损伤做出正确的救治

①颈部血管损伤的处理：对于较小的知名动脉可予以结扎，颈外动脉无法保留也可结扎，颈内动脉及颈总动脉尽量予以保留，破损处应用 5-0 普利灵不可吸收缝线予以缝合或植入人工血管。部分病例可采用介入治疗的方法，尽可能避免因颈总动脉、颈内动脉血供受阻导致颅内缺血的发生。椎动脉的损伤可请骨科医师共同处理。

颈内静脉的损伤需注意预防空气栓塞的发生，对于一侧严重损伤无法缝合的颈内静脉，可在探明对侧颈内静脉可保留的情况下予以结扎。

②喉、气管的损伤处理：将在其他章节详细介绍。气管损伤的处理应尽可能预防远期气管狭窄的发生。

③颈椎损伤的处理：对于怀疑存在颈椎损伤的情况，在整个抢救过程都需注意保护颈椎，避免截瘫等严重后果的发生，并请骨科采取相应的抢救。

④神经的损伤：颈部分布有多组脑神经、臂丛等，术中应明确神经损伤的情况，尽可能地保留神经功能，如可行神经吻合、神经松解术等。双侧喉返神经的损伤，则需行气管切开术，防止喉梗阻的发生。

⑤咽、食管损伤的处理：术中修复创伤处黏膜，并留置胃管或空肠管，术后根据伤口愈合情况，决定肠内营养的时间，同时注意颈部及纵隔有无继发感染的发生。

⑥胸导管的损伤：左颈根部受损，经左侧颈根部有乳糜样物溢出，考虑有胸导管损伤存在。术中尽可能结扎胸导管破损处，如不能确定结扎效果，可取颈部游离肌肉块约 2cm×3cm 大小填塞于局部，生物胶黏附即可。术后注意清淡饮食，减少乳糜液的形成，并观察颈部的引流情况，确定有无乳糜漏形成。

⑦甲状腺损伤的处理：甲状腺的损伤常导致出血，甲状腺上动脉出血，出血量大，而单纯腺体的出血，则量较少，明确出血部位止血，同时缝合受损腺体，注意勿伤及喉

上及喉返神经。

（3）颈部异物处理：颈部爆炸伤、灾难或枪伤等可形成颈部穿入伤，进而形成颈部异物，根据异物的形成机制、异物的物理性状、停留的部位、时间，可形成不同的病理改变，对患者造成不同的影响，可伤及咽、喉、气管、食管、颈椎、血管、神经等，导致出血、呼吸、发音障碍、昏迷、休克、窒息、感染等，严重者危及生命。

对于颈部异物应尽可能取出，尤其异物位于重要器官附近，如颅底、椎管、颈总动脉、颈内动脉等，以免异物引起感染、功能障碍等，但手术的时机，需考虑到伤情的严重程度、异物取出的难易程度、手术的条件等因素，不可贸然手术，避免发生严重的并发症，需充分考虑手术的“曲折性”，而不应单纯依靠影像学资料简单设计手术方案，对于可显影异物，需在床旁X光引导下进行手术，对顺利取出异物有极大的帮助。

手术切口设计的选择应考虑距异物近、损伤小，便于操作，易于保护重要结构等因素。需行充分的术前准备，如备血、与患者及家属交代病情、设计手术方案、抗感染治疗、完善影像学检查、多科室会诊等，根据病情必要时可多科室合作完成手术。

颈部损伤是严重威胁生命的急诊，病情危重，正确的救治可挽救患者的生命，诊治过程中需对损伤情况做出正确的诊断，并针对出血、休克、呼吸困难、窒息、截瘫、昏迷等危重情况进行迅速、有效的救治。在抢救生命的基础上，尽可能保留患者的各项生理功能，提高患者的生存质量。

第三节　颈部淋巴结炎

颈部淋巴结丰富，接受头、面、颈部相应区域的淋巴回流，因而颈部淋巴结炎与头、面、颈部的感染密切相关。

一、感染来源

颈部淋巴结炎的病原菌主要是金黄色葡萄球菌及溶血性链球菌。不同部位的感染沿淋巴管侵入相应的区域淋巴结引起炎症，感染来源有牙源性及口腔感染，头、面、颈部皮肤的损伤、疖、痈、上呼吸道感染及扁桃体炎等。

二、临床表现

（一）急性化脓性淋巴结炎

初期局部淋巴结肿大变硬，自觉疼痛或压痛；淋巴结尚可移动，边界清楚，与周围组织无粘连。全身反应甚微或有低热，体温一般在38℃以下。化脓后局部疼痛加重，包膜溶解破溃后可侵及周围软组织而出现炎性浸润块；浅表皮肤充血、肿、硬，此时淋巴结与周围组织粘连，不能移动。脓肿形成时，局部皮肤有明显压痛点及凹陷性水肿，浅在的脓肿可查出明显波动感。此时全身反应加重、高热、寒战、头痛、全身无力、食欲减退，小儿可烦躁不安；白细胞总数急剧上升，可达（20～30）$\times10^9$/L 以上，如不及时治疗，可并发毒血症、败血症，甚至出现中毒性休克。

（二）慢性淋巴结炎

多发生在患者抵抗力强而细菌毒力较弱的情况下。临床常见于慢性牙源性及咽部感染或急性淋巴结炎控制不彻底，转变成慢性。病变常表现为慢性增殖性过程。临床特征是淋巴结内结缔组织增生形成微痛的硬结，淋巴结活动、有压痛，但全身无明显症状；如此可持续较长时间，但机体抵抗力下降，可反复急性发作。即使原发感染病灶清除，增生长大的淋巴结也不可能完全消退。

（三）组织细胞坏死性淋巴结炎（HNL）

组织细胞坏死性淋巴结炎又称坏死性淋巴结炎、亚急性坏死性淋巴结炎。好发于青少年女性，病因尚不十分清楚，多数认为与感染尤其是病毒性感染所致变态反应有关。首发症状多为不明原因的突发高热，热型为稽留热或弛张热，继之颈部表浅淋巴结肿大伴有压痛，质中偏硬，且常有触痛，周身其他部位淋巴结也可同时肿大，白细胞减少，红细胞沉降率加快，PPD 或 OT 试验阴性，免疫球蛋白增高，部分病例末梢血及骨髓象出现异型增生的网状细胞，一过性肝脾肿大，单用抗生素或抗结核治疗无效，皮质激素及免疫抑制剂治疗效果明显，一般不复发。

三、诊断与鉴别诊断

根据临床表现不难诊断，超声及实验室检查有助于鉴别诊断，必要时可行淋巴结活检或针吸细胞学检查以明确诊断。颈淋巴结炎需与颈淋巴结结核、恶性淋巴瘤、颈部转移癌等进行鉴别诊断。

四、治疗

急性淋巴结炎初期，患者需要安静休息，全身给抗菌药物，局部用物理疗法或用中药六合丹等外敷治疗。已化脓者应及时切开引流，同时进行原发病灶的处理。

慢性淋巴结炎一般不需治疗，但有反复急性发作者应寻找病灶，予以清除，如淋巴结肿大明显或需鉴别诊断，也可采用手术摘除。

组织细胞坏死性淋巴结炎主要用糖皮质激素治疗，如泼尼松口服，每日 1.0mg/kg，每周递减 2.5～5mg 至药量完全减完。有明显疼痛或触痛者给予吲哚美辛等对症处理。

第四节　颈部淋巴结结核

颈部淋巴结结核常见于儿童及青壮年。近年来由于非典型分枝杆菌的出现，其发病率有升高的趋势。

一、感染来源

空气中的结核分枝杆菌从口腔、鼻咽部侵入，在口、咽、鼻腔黏膜下淋巴结内形成病灶，通过淋巴管到达淋巴结，大多引起颌下及颈上淋巴结结核。肺部原发性结核灶可经淋巴或血行播散至两侧颈淋巴结；肺门淋巴结结核可经纵隔淋巴结上行感染，主要累及锁骨上或颈下淋巴结。

二、临床表现

轻者仅有淋巴结肿大而无全身症状，重者可伴有体质虚弱、营养不良或贫血、低热、盗汗、疲倦等症状，并可同时有肺、肾、肠、骨等器官的结核病病史。

局部临床表现，最初可在下颌下或颈侧发现单个或多个成串的淋巴结，缓慢肿大、较硬，无疼痛，与周围组织无粘连。病变继续发展，淋巴结中心因有干酪样坏死，组织溶解液化变软。炎症波及周围组织时，淋巴结可彼此粘连成团或与皮肤粘连，但皮肤表面无红、热及明显压痛，扪之有波动感，此种液化现象称为冷脓肿或寒性脓肿。脓肿破溃后形成经久不越的窦或瘘。

三、诊断与鉴别诊断

根据临床表现，过去有结核病史或与结核患者密切接触史，胸片示肺部或纵隔淋巴结有结核病灶者，应高度怀疑本病。淋巴结穿刺细胞学检查一般可确诊。诊断困难者，可摘除淋巴结做病理检查或有条件时取穿刺液或组织作 PCR，找结核分枝杆菌 DNA 即可确定诊断。应注意和慢性淋巴结炎，恶性淋巴瘤，转移癌、神经鞘瘤、鳃源性囊肿等鉴别。

四、治疗

结核性淋巴结炎的治疗原则以全身规则、联合、全程督导抗结核治疗为主，局部治疗为辅。

对于局限的、可移动的结核性淋巴结或虽属多个淋巴结但经药物治疗效果不明显者，可予手术摘除。诊断尚不确定，为了排除肿瘤，也可摘除淋巴结，送病理检查。

对已化脓的淋巴结结核或小型潜在的冷脓肿，皮肤未破溃者可以施行穿刺抽脓，同时注入抗结核药物。每次穿刺时应从脓肿周围的正常皮肤进针，以免造成脓肿破溃或感染扩散。

第五节　颈部坏死性筋膜炎

颈部坏死性筋膜炎（CNF）是以颈部筋膜和皮下组织广泛坏死为主的严重化脓性感染，

起病急，发展快，容易并发中毒性休克，死亡率高。

一、感染来源

坏死性筋膜炎为多种细菌混合感染，由需氧菌、厌氧菌或兼性厌氧菌协同致病。常见致病菌有溶血性链球菌、凝固性葡萄球菌、产气杆菌、变形杆菌、大肠埃希菌及消化链球菌等，绝大多数患者可以分离出两种以上的细菌。

颈部坏死性筋膜炎多发生于牙源性感染或拔牙后、外伤或手术后、扁桃体周围脓肿，此外，咽喉感染及异物、插管损伤、头皮耳郭感染、颞骨放疗后也可发生，但临床仍有部分患者无明显诱因，可能是细菌通过皮肤或黏膜的微小创面进入体内。

二、临床表现

早期主要有发热及局灶炎症，如牙痛、咽喉痛等。继之感染累及颈部皮肤，颈部肿痛明显，出现不规则红斑，而后色泽变暗，重者可出现水疱、血疱，溃破后糜烂，有渗血性水样物，皮肤坏死等。50% 的患者可触及捻发音，提示有产气厌氧菌感染。并可出现吞咽困难、呼吸困难、心动过速等。随即感染沿颈动脉鞘及咽后间隙扩散进入纵隔引起纵隔炎、破溃入胸腔引起脓胸，并可引起全身败血症、心包炎、DIC、中毒性休克和多器官功能衰竭等。

实验室检查示白细胞计数增高、血清钠、血清氯浓度降低，血清尿素氮水平升高，尿中可出现蛋白及管型。

颈部 X 线平片或 CT 影像学特征为颈部弥漫性肿胀伴组织间隙气肿。

三、诊断与鉴别诊断

根据起病急，发展快，颈部肿痛，皮肤色泽由红变暗或出现水疱、血疱、坏死等，皮下有捻发音，CT 检查或颈部摄片示软组织内气体征应高度怀疑本病。切开探查发现筋膜、皮下组织广泛坏死为最确切的诊断依据。

本病早期应注意与一般的软组织感染，如蜂窝织炎、丹毒、咽峡炎等进行鉴别。

四、治疗

坏死性筋膜炎一经诊断应及时进行广泛切开，反复彻底清创，建立通畅引流。如炎症向下蔓延至纵隔，应联合胸外科进行处理。早期彻底的手术清创是治疗的关键，并发症随广泛暴露原感染组织和充分引流而减少。手术切口常采用多个平行切口，相互贯通，可用手指或血管钳钝性分离脓腔之间的筋膜间隔，使其成为一个大腔。术中不能姑息，清除所有坏死组织，一直到健康组织不能用手指或器械分开为止。术后每日探查遇有坏死组织即行清创，以 3% 过氧化氢溶液及甲硝唑溶液冲洗，再以 3% 过氧化氢溶液纱布或碘伏纱布湿敷，以提高局部氧化还原电位，保持局部药物浓度。坏死组织脱落后放置碘仿纱条以刺激肉芽组织生长。术后予以双腔引流管持续冲洗及引流方便术后换药，同时也有利于炎性渗出及时清除，避免炎性渗出积聚。

早期果断地给予大剂量强力广谱抗生素协同治疗，然后根据细菌培养 + 药敏试验调整抗生素。在早期用一定量的激素，可改善全身中毒状态。加强全身支持疗法，保持水电解质平衡，纠正酸中毒、低血容量和低钙等。小剂量多次输血、血浆及清蛋白，有利于伤口愈合。

高压氧辅助治疗可改善局部组织缺氧，使厌氧菌生长环境受到破坏，抑制厌氧菌生长。

第六节　颈动脉肿瘤

一、概述

颈动脉体瘤亦称颈动脉体副神经节瘤，属化学感受器肿瘤。颈动脉体、颈静脉体、迷走神经体、睫状神经体及主动脉体等均属化学感受器。临床上起源于化学感受器的肿瘤比较少见，头颈部肿瘤大多数发生于颈动脉体。颈动脉体瘤仅占头颈部肿瘤的 0.22%，多数属良性肿瘤，偶见恶性。该肿瘤常缺乏典型的临床特征，且多包绕动脉生长、血运丰富，给临床诊断与治疗带来很大的困难。

二、病因

颈动脉体呈卵圆形，灰色或暗红色，最大直径 5mm，质实或韧，位于颈动脉分叉后壁外膜下。其借 Mayer 韧带与分歧部动脉外膜相连，两侧各一，血运主要来自颈外动脉，少数亦可来自颈内或颈总动脉，通过咽喉和舌静脉回流；神经主要来自舌咽神经降支及颈上交感神经节，少数来自迷走神经及舌下神经。通过感受血液成分如氧分压、二氧化碳分压和酸碱度改变来调节机体的呼吸、循环系统。颈动脉体瘤由其增生衍变而来，属化学感受器瘤或非嗜铬神经节瘤。组织学上除非嗜铬性外，与嗜铬细胞瘤相似。颈动脉体增生在高海拔地区的人群中几乎普遍存在，这可能是一种适应性机制。Saldana 等报道居住于高原的秘鲁人，颈动脉体瘤发病率为居住于海平面秘鲁人的 10 倍，而且观察到颈动脉体体积和重量的增加及主细胞内分泌颗粒的减少与高原慢性缺氧刺激有关。Lack 发现发绀性先天性心脏病大多有颈动脉体增大。提示慢性缺氧引起颈动脉体细胞增生，在增生基础上有可能发展成为颈动脉体瘤。颈动脉体瘤多数散发，亦可有家族性。有文献报道，颈动脉体瘤 10% ～ 50% 具有家族性，是一种外显率与年龄相关的常染色体疾病，非遗传性患者中，女性占绝大多数，而遗传性患者中性别差异无显著性。许多临床资料研究显示，颈动脉体瘤可合并 MEN Ⅱ A 和Ⅱ B、von-Hippel-Lindau、Caney 等多种具有家族遗传倾向内分泌综合征。近年来，许多学者围绕颈动脉体瘤的病因进行了许多有益的探索，研究结果表明，颈动脉体瘤与 SDH 基因的突变有关。SDH 是一种线粒体酶的复合体，在氧化磷酸化和细胞内氧的感知及传导过程中起重要作用。SDHB、SDHC、

SDHD 编码线粒体复合体Ⅱ的三种特异性亚单位，是线粒体电子传导链和三羧酸循环的重要成员。SDHB（1p35-36）和 SDHD（11q23）的突变可导致家族性颈动脉体瘤的发生。与家族性颈动脉体瘤相似，散发颈动脉体瘤亦与 11q13 和 11q22-23 染色体缺失有关。Bikhazi 等报道在 8 例散发颈动脉体瘤中，3 例有 11q 染色体缺失，其中 2 例 11q22-23 缺失及 1 例 11q13 缺失。因此推测，散发和家族性颈动脉体瘤具有相似的分子发病机制。

三、病理

副神经节由上皮样主细胞构成，排列成巢或细胞球，亦称“器官样结构”：主细胞又有亮、暗两种细胞之分，可能反映不同的功能状态。主细胞巢周边还有支持细胞，间质窦状扩张的毛细血管丰富，尚含神经纤维和 Schwann 细胞，有时也可见交感神经节细胞电镜下，主细胞胞浆内含有许多膜包颗粒，与传入神经末梢有突触联系，突触小泡内可含有去甲肾上腺素、肾上腺素等递质。

（一）大体形态

直径 2 ～ 12cm，多数直径约为 5cm，表面光滑，但与血管壁紧密相贴，包膜不甚完整，切面灰红色。

（二）镜检

典型者与副神经节的正常结构相仿，由上皮样主细胞排列成巢，由丰富而又扩张的血管及纤维所分隔，形成特征性网格状肿瘤性主细胞为椭圆形或多边形，胞浆少量至中等，多数胞浆浅染或透明，部分胞浆为嗜酸性细颗粒状。核圆形或椭圆形，中等大小，常呈现不同程度的多形性，出现多少不等的巨细胞，根据多形性由轻度到重度组织学分为Ⅰ、Ⅱ、Ⅲ级，Ⅰ级指多形性细胞＜ 10%，Ⅲ级＞ 30%，Ⅱ级介于二者之间：核分裂象常缺如或极少见，间质多少不等，由少量扩张血管及纤维分隔，至大片胶原化纤维组织填充钙化。

（三）组织学分型

1. 经典型

似正常副神经节组织，瘤细胞形成实性巢，由毛细血管及少量纤维围绕。

2. 腺样型

除含有经典型结构外，大部分形成腺泡样结构，细胞巢中央松散，状似腺泡，间质很少。

3. 血管瘤样型

除含有经典型成分外，大部分形似血管瘤或血管外皮瘤。

4. 实性型

上皮样细胞形成大片状，间质具有丰富的血管或血窦，似嗜铬细胞瘤。

5. 纤维硬化型

除含有经典型结构外，肿瘤以大片胶原化纤维组织为主，时有钙化形成。

颈动脉体瘤多为良性，恶性颈动脉体瘤少见，占 6% ～ 10%。在 5 种不同组织学类型中，腺样型恶性概率大一些（1/3 恶性），血管型较好，经典型、实性型及明显纤维硬化型也有恶性的可能性。目前，在颈动脉体瘤良、恶性诊断上存在一定的分歧，多数学者认为单纯依靠组织病理学上的细胞形态难以诊断恶性，颈动脉体瘤的病理形态与其生物学行为不一定相平行，形态学上分化良好的颈动脉体瘤亦可发生转移。有些学者从形态学角度，即以瘤体大小、核的多形性、有丝分裂象、坏死、DNA 指数核型分析等为指标来预测其临床进程。未有满意结果，目前，临床通常根据转移作为诊断恶性的可靠依据，恶性颈动脉体瘤以局部淋巴结转移为主，偶可经血流转移至肺、骨、肝脏等部位。Kuwaki 研究结果显示，MIB-1 可作为颈动脉体瘤恶性生物学行为的预测指标，其准确率和特异性有待进一步临床观察。

四、诊断

（一）临床检查

颈动脉体瘤通常表现为缓慢生长的上颈部肿物，多位于下颌角下方，少数向咽旁膨出肿物直径 2 ～ 12cm，平均 5cm，多呈圆形或卵圆形，质地中等或硬韧，少数较软，表面光滑，边界较清。肿物左右可推动，而上下不能推动，仔细触诊，有时具有压缩感及搏动感，部分病例有时可听到血管杂音。肿物压迫迷走神经，触压时可引起反射性咳嗽；少数舌下神经受压出现患侧舌肌萎缩及运动障碍。由于缺乏典型的临床表现，易于误诊，临床上需与神经鞘瘤、神经纤维瘤、转移瘤、鳃裂囊肿、淋巴结结核相鉴别。李树玲教授总结临床经验，提出诊断颈动脉体瘤的 3 个主征：①颈前三角区肿物，长期缓慢生长的肿物，部位恒定于下颌角下方。②颈动脉向浅层移位，颈动脉体位于颈动脉分歧部的后内侧，当肿物增大到一定体积，势必将颈动脉向浅层挤压而发生移位，因此，在肿瘤表面可触及搏动的动脉颈部的其他病变多在颈动脉检测（颈迷走及交感神经鞘瘤除外），一般不会产生此征。③颈内与颈外动脉分离，颈动脉体瘤可跨过分歧部向浅层生长，将颈内与颈外动脉推向两侧。临床仔细触诊，循其搏动可触到两个动脉的大致走向，但因瘤组织包绕动脉壁，故不能清楚触知动脉的轮廓，此点可与发生自颈部迷走或交感神经的神经鞘瘤鉴别，后者仅将动脉推向浅侧移位，但较少出现动脉分离，又因无瘤组织包绕，故可较清楚触及动脉轮廓，且可左右稍稍移动。

（二）影像学检查

如果临床初步诊断为颈动脉体瘤，应进一步行影像学检查以明确诊断。切忌盲目穿刺活检，以避免严重并发症的发生，影像学检查对颈动脉体瘤的诊断非常重要，彩色多普勒超声、CT、MRI/MRA 检查均可提供一定的诊断依据，数字减影血管造影（DSA）检查是诊断颈动脉体瘤的最佳手段。

1. 彩色多普勒超声检查

彩色多普勒超声检查诊断颈动脉体瘤的特异性和敏感性均较高，被认为是目前确诊颈动脉体瘤最好的非创伤性的检查措施。颈动脉体瘤典型的超声特征为颈动脉分叉处单侧或双侧低回声肿块，内部回声不均，边界清晰，边缘规则，肿物内丰富彩色血流信号，且多为搏动性动脉频谱，动脉波形呈低阻、快血流；颈内及颈外动脉间距增大，颈内动、静脉移位，报道应用超声特别是彩色多普勒观察瘤体及外周血管血流来诊断化学感受器瘤，准确率达到90%以上。超声检查具有准确率高、无创伤、价格低的优点，但不能提供多方位的图像以了解肿物与血管的关系，且易受下颌骨的影响。

2. CT检查

CT检查具有无创性、可重复性、多方位扫描的优点，通过强化CT的扫描可判断颈动脉与肿物的关系，有助于观察肿瘤向颅底的侵犯情况，对诊断有一定价值。

3. MRI/MRA检查

MRI/MRA检查显示化学感受器瘤所具有的特征性的“盐和胡椒征”，表现为瘤体内出现迂曲点、线状流空信号伴点状高信号所形成。MRI/MRA与CT相比，可多轴向成像及三维血管成像，立体、直观地显示肿物与血管的关系，准确率较高且无放射性损伤。

4. DSA

自20世纪80年代广泛应用于临床以来，颈动脉体瘤诊断的准确性得以有效提高，DSA诊断颈动脉体瘤的准确率可达100%。颈动脉体瘤的DSA特征性征象表现为：

（1）颈动脉分叉处多血管网状影，显像早，排空延长至静脉期。

（2）侧位片可见颈动脉分叉角度增大。

（3）颈外动脉前内移位或前外移位，颈内动脉后外移位。

（4）瘤体供血动脉主要来源于颈外动脉或颈内外动脉起始处发出的异常小动脉。

（5）肿瘤包绕颈动脉。

（6）肿瘤直接侵袭血管，管壁可不规则或管腔狭窄。

DSA检查对于诊断颈动脉体瘤、评估肿瘤累及血管的程度，尚可直接观测双侧脑动脉前后交通吻合及患侧大脑前、中动脉显影情况，对评估脑侧支循环建立有重要意义。

5. PET/CT检查

最新的研究表明，PET/CT检查可应用于颈动脉体瘤的诊断，且对＜10mm的肿瘤的诊断准确率优于其他的检查手段。

五、治疗

（一）手术治疗

手术切除是颈动脉体瘤最有效的治疗方法。诊断越早，肿瘤越小，越容易处理，手术并发症尤其是脑神经损伤的概率越低；病程越长，与动脉的粘连越紧密，从而增加手术切除的难度，损伤颈动脉的可能性也越大。

1. 术前准备

颈动脉体瘤的术前准备非常重要，应充分了解肿瘤累及颈动脉的程度，正确进行脑缺血耐受功能锻炼并综合评估脑侧支循环建立情况。

（1）Shamblin 分型：根据肿瘤累及颈动脉的程度，将颈动脉体瘤分为三种临床类型：Ⅰ型局限型，肿瘤位于颈总动脉分叉的外鞘内，有较完整的包膜，但与颈总动脉分叉部常有较紧密粘连；Ⅱ型包裹型，比较多见，肿瘤位于颈总动脉分叉部，围绕颈总、颈内及颈外动脉生长，将血管包裹，但不累及血管壁的中层和内膜；Ⅲ型巨块型，肿瘤生长已超出颈动脉分叉范围，可使颈内和颈外动脉向外移位或受压，甚至压迫气管和食管，引起呼吸和吞咽困难。Luna 报道 69 例颈动脉体瘤，Ⅰ型和Ⅱ型占 45%，Ⅲ型占 55%。天津医科大学附属肿瘤医院总结 85 例（87 个）颈动脉体瘤及迷走神经体瘤，根据肿瘤与动脉粘连情况分为Ⅰ型 29 例，Ⅱ敏 19 例，Ⅲ型 39 例。

（2）脑血流图检测（REG）：通过描记脑组织内血流时间－容量变化所引起的导电性波形改变，来反映脑血液循环机能状态，包括血流供应强度、血管紧张度、血管弹性及血管解剖状态等，已广泛应用于临床脑血管疾病的诊断。天津医科大学附属肿瘤医院将其应用于预测阻断颈总动脉后脑侧支循环的供血状况，通过比较阻断前后脑血流图的变化，可了解脑侧支循环的供血状况，具有较好的临床应用价值。

（3）颈动脉球囊临时阻断试验（TBO）：目前，TBO 是预测脑对颈动脉阻断耐受性的较合理方法。在局部麻醉下经股动脉穿刺行选择性全脑血管造影（患者保持清醒有利于临床神经系统检查），将双腔球囊阻断导管放置到阻断部位后，在其近端置一 4F 导管。在透视下向球囊内缓慢注入造影剂。球囊充盈后，经 4F 导管行同侧颈动脉造影，以证实颈动脉已完全阻断。整个过程中，只要临床神经系统检查有阳性发现，就立即排空球囊，停止试验，即认为该患者为 TBO 阳性。如无临床神经系统功能缺损表现，球囊将维持 45min。最初 15min 后，开始行椎动脉及对侧颈总动脉造影（了解 Willis 环沟通情况）。

（4）其他的评估方法：为提高预测脑侧支循环建立的可靠性，有学者建议在行 DSA 和临床神经系统评价的同时，进行经颅多普勒（TCD）和颈动脉残端压（SP）监测及单光子发射型计算机断层扫描（SPECT）脑显像。

（5）Mayas 法：如术前评估显示脑侧支循环未能有效建立，则需进行颈动脉压迫锻炼以促进脑侧支循环的有效建立。Mayas 法即患侧颈动脉压迫法，是术前脑缺血耐受功能锻炼的有效手段，方法是每次自 5min 开始，逐渐增至每次 20 ～ 30min，直至在压迫颈动脉全过程中患者无头晕、眼发黑等脑缺血症状。REG 检查可作为脑缺血耐受功能锻炼的监测手段。颈动脉压迫初期，REG 表现波幅下降，下降支搏动消失，两侧波幅差明显；颈动脉压迫至相应 REG 无明显缺血改变时即可择期手术。李树玲总结术前颈动脉压迫试验结合 REG 检查的临床经验，制定出双侧 REG 波幅差不大于 30% 的安全值，较客观地反映了脑侧支循环建立情况，对术中安全阻断颈内动脉有一定参考价值。

（6）术前栓塞治疗：为减少术中失血，达到彻底根除肿瘤的目的，有学者主张术前栓塞治疗，但有的学者认为术前栓塞对颈动脉体瘤的根除没有任何帮助，栓塞治疗除具有 DSA 一般危险性外，还有可能出现栓塞物反流到大脑或眼的微血管中，主张颈动脉体瘤的术前栓塞治疗应慎重考虑。

2. 手术方式

手术应根据肿瘤大小及累及颈动脉的程度及脑侧支循环建立情况选择不同术式：①颈动脉体瘤剥离术；②颈动脉体瘤及颈总动脉切除术；③颈动脉体瘤及颈总动脉切除重建术。

（1）颈动脉体瘤剥离术

①颈动脉体瘤剥离术是最理想的手术方式，适于：a.shambling Ⅰ型或肿瘤不大、血供不丰富的病例；b. 颈部 CT 或 MRI 检查，提示肿瘤部分包绕颈内、外动脉或颈总动脉，但与动脉分界尚清楚，且与颈椎分界清楚；c.DSA 检查，提示肿瘤压迫推移颈总动脉或颈内、外动脉，但动脉壁狭窄部明显。

②麻醉：一般采用全身麻醉，有些学者主张低温全身麻醉，以降低脑氧需要，便于术中延长阻断血运时间，减少脑损伤的发生。天津医科大学附属肿瘤医院早期使用复合针刺麻醉，术中患者始终清醒，阻断颈动脉血流后，患者可随时反应有无脑缺血的一些自觉症状，为决定手术的进行与否提供参考。

体位：肩部垫高，仰卧，头偏向健侧位。

③手术步骤

A. 切口：可采用斜行切口，即上方始自乳突下一横指，沿胸锁乳突肌前缘向下至环状软骨水平。必要时可由此向下延长切口，以扩大术野。

B. 分离并保护瘤体周围组织：由于肿瘤血运丰富，极易出血，一旦开始解离肿瘤，繁多的止血操作将使术者难以摆脱困境。为了保障手术的顺利实施，应先将周围的重要组织与肿瘤分离，如颈内静脉、迷走神经、舌下神经、交感神经、副神经等，然后集中精力进行肿瘤切除。如肿瘤与颈内静脉、迷走神经粘连紧密，无法分离，可一并予以切除。

C. 分离并切除瘤体。首先探查瘤体与颈总动脉或颈内、外动脉的关系，一部分患者（大多数是 shambling Ⅰ型）肿瘤与颈动脉各支均粘连较轻，瘤体与颈动脉壁之间存在解剖间隙，可沿解剖间隙分离、钳夹、缝扎，可逐渐将肿瘤切除，未损伤颈动脉各分支；部分患者瘤体与颈外动脉粘连较紧，无法将瘤体与颈外动脉分离，切除肿瘤时合并颈外动脉一并切除。颈动脉体瘤的血运主要来自颈外动脉，且与颈外动脉粘连最紧，为减少术中出血，应争取尽早将颈外动脉的远段及近段完全切断。首先在颈外动脉的瘤体远端进行切断，然后将肿瘤基底分离。此后，术者可将肿瘤握在手中，随时根据需要进行解离，有利于控制出血。然后在附着于颈总动脉的肿瘤边缘，切开颈动脉鞘，注意寻找肿瘤与动脉壁间的解剖间隙，以便循此进行分离。

分离瘤体应按以下步骤进行：分离颈外动脉远心端（无法分离则切断）→ 分离颈总动脉 → 分离颈外动脉近心端（无法分离则切断）→ 分离颈内动脉 → 分离分歧部。

④手术要点

A. 手术操作应尽量轻柔，避免粗暴的手术操作，控制出血保证清晰的手术视野以免动脉的损伤是手术成功的关键。

B. 掌握手术的先后顺序，首先分离并保护瘤体周围组织，切不可贸然进行瘤体的分离，造成难以控制的出血。瘤体的供血大多来自颈外动脉，分离瘤体应从颈外动脉开始，而将分歧部肿瘤的分离放在最后。

C. 注意寻找瘤体与动脉之间的解剖间隙，有学者认为，动脉体瘤与动脉壁之间存在解剖间隙，沿此间隙进行分离，可减少出血，避免动脉损伤。如分不出间隙，只有沿肿瘤内面慢慢进行分离，如分离顺利，能暴露出颈外动脉的起始部，可在分歧部稍上方（距分歧部约 1.0cm）切断颈外动脉，则肿瘤出血将可大为减少。

（2）颈动脉体瘤及颈总动脉切除术

①适于：a. 颈部 CT 或 MRI 检查提示，肿瘤已包绕颈内、外动脉或经总动脉且与动脉壁分界不清；b. 患侧颈动脉 DSA 检查提示肿瘤压迫推移颈总动脉或颈内、外动脉，动脉管腔狭窄甚至闭塞；c. 患侧颈动脉 TBO 阴性，且颈动脉脑血管造影显示大脑侧支循环已建立。

②麻醉、体位及手术步骤基本与颈动脉体瘤剥离术相同。不同之处在于：分离瘤体时，颈动脉破裂出血，已无法缝合，除非切除颈动脉否则无法切除肿瘤。首先血管夹住颈总动脉，然后进行脑血流图及残端动脉压的检测，如脑血流图正常、残端动脉压大于 9.33kPa（70mmHg），则可将瘤体及颈总动脉一并切除，否则只能行颈动脉体瘤及颈总动脉切除重建术。

③手术要点

A. 术前应充分评估大脑侧支循环的建立情况，如大脑侧支循环未充分建立，则需提前进行颈总动脉的体外压迫实验来促进侧支循环的建立，以确保手术的安全性。

B. 术中切除颈总动脉前要对大脑侧支循环的建立情况进行再次评估，如脑血流图及残端动脉压检测不能达标，则需考虑对颈总动脉进行切除重建。

（3）颈动脉体瘤及颈总动脉切除重建术

①适于：a. 颈部 CT 或 MRI 检查提示，肿瘤已包绕颈内、外动脉或经总动脉且与动脉壁分界不清；b. 患侧颈动脉 DSA 提示肿瘤压迫推移颈总动脉或颈内、外动脉，动脉管腔狭窄甚至闭塞或对侧颈总动脉、颈内动脉明显狭窄；c. 患侧颈动脉 TBO 阳性，且颈动脉脑血管造影显示大脑侧支循环未建立。

②麻醉、体位及手术步骤基本与颈动脉体瘤及颈总动脉切除术相同。不同之处在于：在切除颈总动脉前，要在瘤体下端的颈总动脉和瘤体上端的颈内动脉插入动脉分流管，分别在分流管两端的上方或下方用血管夹夹住动脉。切除瘤体及受累的颈总动脉，可采用自体的大隐静脉或人造血管与颈总动脉、颈内动脉断端用 6-0 的无损伤线行端端连续缝合，一般先吻合近心端，再吻合远心端。移去血管夹，观察吻合口有无渗血及血流通过情况，确定情况良好后，拔出分流管。

③手术要点

A. 术前要做好切取大隐静脉的准备，要选取管径相匹配的人造血管（一般为 6mm），当创面受到污染时，最好选用自体的大隐静脉。

B. 进行血管吻合前应静脉用肝素 5000U，吻合时肝素生理盐水冲洗吻合口，术后使用静脉抗凝剂，以防止血栓形成。

C. 放置分流管和进行血管吻合时需注意排空气体，以避免空气栓塞的发生。

3. 术后并发症及处理

脑损伤是主要的并发症，Arnmd 总结 1181 例手术切除的颈动脉体瘤，124 例重建颈内动脉，9.7% 脑损伤，2.4% 死亡；89 例结扎颈内动脉，66% 脑损伤、死亡。因此，围术期间应积极预防脑缺血引起的脑损伤的发生：

（1）术前用 Matas 法压迫患侧颈动脉，以促进脑侧支循环。

（2）术中可先分离出颈总动脉，在其近侧间断性地做 5 ～ 10min 的阻断，可减少术中出血，促进大脑 William 环。

（3）行血管移植阻断颈动脉前，应给予全身肝素化，可防止颈动脉及其分支血栓形成，必要时也可应用颈动脉内转流管。

（4）术中保持血压稳定，避免低血压，保证一定的脑灌注压。

（5）冰帽降温，甘露醇、类固醇激素减轻脑水肿，并在扩容的基础上给予尼莫地平、罂粟碱等解除脑血管痉挛、扩张脑血管的药物。

脑神经损伤亦较常见，主要发生于舌下神经及迷走神经，亦可引起面神经下颌缘支和交感神经的损伤，其发生率为 13% ～ 71%。脑神经损伤主要原因是脑神经被肿瘤累及所致，颈动脉出血导致术野不清，手术中过度牵拉、术后水肿及瘢痕粘连，也可引起脑神经损伤。汪忠镐强调熟悉肿瘤与邻近脑神经的解剖关系、掌握手术操作细节、保持术野的暴露清楚和注意肿瘤切除过程中脑神经的保护。

（二）放射治疗

长期以来多数学者认为化学感受器瘤对放射治疗不敏感，近年来，有许多学者致力于化学感受器瘤放射治疗的研究，随着放射技术的进步和放射方案的优化，放射治疗对头颈部化学感器瘤的局部控制率已达 95% 左右，Kawecki 等应用 60Co 对 6 例头颈部化学感受器瘤行放射治疗，3 例完全消退，3 例部分消退，经超过 5 年的随访肿瘤无复发或进一步生长放疗的不良反应，包括急性皮炎、脱发、外耳炎、中耳炎、味觉改变及口干等。Foote 等报道采用 GammaKnife 治疗 25 例化学感器瘤（靶周剂量 12 ～ 18Gy），随访 10 ～ 113 个月（平均 35 个月），所有肿瘤未见生长，17 例变化，8 例缩小，无严重并发症发生；Pollock 采用 GammaKnife 治疗 19 例原发及 23 例复发化学感器瘤（靶周剂量 14.9Gy），随访 6 ～ 149 个月（平均 44 个月），12 例（31%）缩小，26 例（67%）无变化，1 例（2%）生长，6 例（15%）出现听力减退、眩晕等轻度不良反应。Sheehan 等采用伽玛刀治疗 8 例术中残留或术后复发的化学感受器瘤（靶周剂量 15Gy），无明显并发症发生。因此，放射治疗仍不失为治疗颈动脉体瘤的有效手段，对不能耐受手术、术中残留、术后复发或病理证实恶性的病例应考虑行放射治疗。

（三）预后

天津医科大学附属肿瘤医院总结治疗的 85 例颈动脉体瘤及迷走神经体瘤患者，术后随诊 0.5 ～ 36 年，平均 11 年 87 个肿瘤（2 例为双侧，各行 2 次手术）共行手术 88 例次，肿瘤动脉外膜下切除 57 例中，完全切除的 48 例术后均未见复发；肿瘤大部切除的 9 例中 5 例术后未见病变增长，2 例肿瘤增大带瘤生存，1 例术后 9 年复发再次手术，行肿瘤合并颈动脉切除术，1 例为功能性颈动脉体瘤，术后 6 年复发，第 7 年死于儿茶酚胺分泌引起的高血压心脏病。肿瘤合并颈动脉切除术 31 例，29 例术后无复发，2 例全身转移死亡，为临床恶性者。85 例患者死亡 3 例，死亡率为 3.53%。

颈动脉体瘤是临床少见的肿瘤，多数为良性，恶性率不超过 10%。诊断恶性的标准为局部淋巴结或远处转移。10% ～ 15% 的病例可多中心发病且有家族遗传倾向。颈动脉体瘤的发生与 SDH 基因的突变有关。应根据详细的临床检查结果和特征性影像学表现做出诊断，DSA 检查可作为诊断颈动脉体瘤的金标准。一旦诊断为颈动脉体瘤，应积极采取手术治疗，术前应充分了解肿瘤累及颈动脉的程度、正确进行脑缺血耐受功能锻炼并综合评估脑侧支循环建立情况，术中要清楚暴露术野、保持正确的手术操作顺序，以减少并发症的发生。近年来，放射治疗对颈动脉体瘤的局部控制率已达到 95%，似可作为治疗颈动脉体瘤的有效手段。

第二章 垂体瘤及脊索瘤

第一节 垂体瘤

垂体腺瘤是仅次于胶质细胞瘤和脑膜瘤的颅内第三种最常见的肿瘤，约占颅内肿瘤的10%。主要位于鞍内，也可向鞍上、鞍旁、海绵窦和蝶窦内发展。患者多为成年人，男女性别无明显差异。

一、垂体腺瘤的分类

20世纪70年代以来，由于神经内分泌学、神经放射学、组织化学、放射免疫学和电子显微镜技术的发展，人们对垂体腺瘤的认识不断更新和深化。研究表明，垂体腺瘤可产生两种蛋白激素（生长素和催乳素）、两种多肽激素（促肾上腺皮质激素和黑素细胞刺激素）和三种糖蛋白激素（促甲状腺激素、卵泡刺激素和黄体生成激素）。

目前，将垂体腺瘤分为嗜酸性、嗜碱性、嫌色性和混合性的经典分类法已被淘汰，根据血液中的激素水平，结合组织化学、电子显微镜和免疫学检查结果的新分类法已为人们所接受。1974年和1975年，Trouillas、Landolt和Saeger先后提出各自的分类方法，虽略有差异，但基本上是将垂体腺瘤分为有内分泌活性和无内分泌活性两大类，每一类又分为数种。

（一）有分泌活性的垂体腺瘤

1. 促生长激素腺瘤

临床表现为肢端肥大症或巨人症。

2. 催乳素腺瘤

临床上特征性的表现为溢乳、闭经、血中催乳素升高和卵泡刺激素降低，称为Forbes综合征。

3. 促皮质激素腺瘤

临床上主要表现为库欣综合征，且好发于女青年。

4. 促甲状腺激素腺瘤

极少见。有两种情况：一是肿瘤分泌促甲状腺激素增加，患者表现为甲状腺功能亢进。另一种是临床表现为甲状腺功能减退（黏液水肿），只是在其垂体腺瘤的细胞中发现少量直径100～300nm的分泌颗粒和组织化学证明肿瘤细胞分泌促甲状腺激素后才得以确诊的。

5. 卵泡刺激素腺瘤

极少见。由膨大的卵圆形细胞组成，胞浆内颗粒的直径约 500nm，分泌卵泡刺激素。

（二）无分泌活性的垂体腺瘤

1. 瘤细胞瘤

瘤细胞瘤又称嗜酸性粒细胞瘤。光镜下可见到肿瘤由上皮和结缔组织组成，周围有毛细血管，胞浆嗜酸性，核多型。电镜下可见胞浆内有大量线粒体，有极少的分泌颗粒，直径 100 ～ 240nm。

2. 有分泌颗粒但无分泌活性的腺瘤

胞浆内有分泌颗粒，但无内分泌活性。有人认为，这类细胞可能分泌某些临床意义尚不清楚的激素或这些激素仅能使细胞增生，引起肿瘤迅速增长。

二、垂体腺瘤的诊断

（一）病史及体检

患者主诉有头部双颞侧或前额底部疼痛和性功能减退，毛发脱落稀少、肥胖、身体过高、手足增大增粗、下颌增大、口舌增厚、面容粗陋、面红多脂、多毛、怕冷、乏力、多汗、多饮多尿。腹部与大腿有色萎缩纹、视力下降或失明及视野缩小等症状。女性患者还可出现闭经泌乳综合征。体检时，应注意皮肤、毛发、口舌、牙齿、下颌、脸型、体型及血压变化。神经眼科检查，注意视力可呈进行性减退，视野可出现双颞侧偏盲，也可有少见的同向偏盲，眼底有原发性视神经萎缩等表现。

（二）神经内分泌检查

血内分泌检查，注意催乳素（PRI）、促卵泡刺激素（FSH）、生长激素（GH）、促肾上腺皮质激素（ACTH）、促甲状腺激素（TSH）、促黄体激素（LH）、三碘甲状腺原氨酸（T3）、甲状腺素（T4）及泼尼松等在血中的变化。检查尿中 17- 羟类固醇及 17 酮类固醇的变化。如已测定血中皮质醇含量者，则可免查 17- 羟类固醇及 17 酮类固醇。

（三）颅骨 X 线摄片

对诊断垂体腺瘤十分重要。大多有蝶鞍扩大，鞍底骨质吸收或破坏，后床突变小、鞍背变薄、直立或破坏，甚至出现游离的后床突，前床突和鞍结节也可有骨质吸收。肿瘤生长不对称时，出现“双鞍底”。小于 5mm 的垂体内微腺瘤，蝶鞍可完全正常。

（四）CT 扫描

垂体腺瘤多呈等密度或略高密度影。部分肿瘤内有低密度区，提示有坏死、囊变或陈旧出血。瘤内急性出血者可出现高密度区。注射对比剂后多有强化。垂体微腺瘤需用高分辨率 CT 冠状增强扫描，表现为垂体内局限性低密度区，垂体上界上突，垂体柄偏移。

（五）MRI 成像

实质性垂体腺瘤在 T1、T2 和质子密度加权像上均呈等信号，在 T2 加权像上为高信号；瘤内出血除急性期外在所有成像序列中呈高信号；注射 Gd-DTPA 后正常垂体比腺瘤增强明显。MRI 不仅能显示垂体腺瘤，还能清晰地显示肿瘤与视神经、视交叉、垂体柄、海绵窦、颈动脉的关系。

三、垂体腺瘤的治疗

（一）手术治疗

1893 年，Canton 和 Paul 首先施行垂体瘤切除术，此后手术入路向经颅和经蝶窦两个方向发展。百余年来，虽几经反复，但这两种入路依然被广泛采用。目前，多数人认为，应根据具体情况选用恰当的入路。当今垂体腺瘤的手术目的已不再仅为保存和恢复视功能，对许多患者，除切除垂体腺瘤外，希望能保存或恢复正常的内分泌功能。

（二）药物治疗

1. 溴隐亭

溴隐亭是一种半合成的麦角生物碱溴化物，具有持久刺激多巴胺受体的功能，能迅速抑制催乳素的分泌和降低肢端肥大症患者的血生长激素水平，且有使腺瘤缩小的作用，故临床上广泛用以治疗催乳素腺瘤和生长激素腺瘤。一旦停药，肿瘤的分泌功能又将恢复到用药前的水平，体积亦将再度增大。多数学者将之作为手术和放疗的补充。

2. 麦角苄酯

对催乳素腺瘤和功能性高催乳素血症的疗效与溴隐亭相仿。

3. 赛庚啶

系 5- 羟色胺拮抗剂，可抑制 ACTH 的分泌，对柯兴病患者有效，一般用于患者的术前准备或放疗尚未发挥作用前以缓解症状。

（三）放射治疗

早在 20 世纪初，就有关于垂体腺瘤放射治疗的报告。由于放疗效果肯定，迄今仍是垂体腺瘤的主要治疗方法之一。

据 Guiot 统计，术后加用放疗者复发率为 1.1%，未加放疗者复发率为 15% ～ 18%。放疗的方式包括常规高能放射（^{60}Co，深部 X 线）、重粒子放射（质子束、α 粒子、中子束等）、放射性核素（^{99}Y、^{198}Au）植入放射和立体定向放射（伽玛刀，γ 刀），可按具体情况选用。

四、内镜下鼻蝶入路垂体瘤切除术

鼻内镜下经蝶垂体腺瘤切除术是目前在传统经蝶手术的基础上广泛开展的一种新型手术，手术在全麻状态下，利用现代的鼻内镜外科技术在无须外表任何切口的条件下，直接显露蝶窦暴露垂体腺瘤，在监视系统监视下直接将肿瘤切除，术中可清楚显露肿瘤及正常腺体，可将肿瘤完整切除达到根治的效果。手术操作时间短、创伤小、术后恢复快（患者术后 12 小时可下床活动，术后一周出院）。明显优于传统的开颅手术和常规的经口－鼻－蝶手术，是鼻内镜外科技术在鼻颅底外科应用延伸的成果之一，严格掌握手术适应证是手术成功的关键。

（一）手术应用解剖

经蝶窦行蝶鞍肿瘤切除术，需经鼻腔、鼻中隔或鼻窦，开放蝶窦与鞍底，暴露肿瘤，在鞍膈下将肿瘤切除。蝶窦毗邻有许多重要结构，而且有很多解剖和气化的变异，因此详细了解蝶窦与蝶鞍及其周围的解剖关系，对于开展此手术具有重要的指导意义。

蝶窦为一位于蝶骨体内的空腔，蝶窦的形态及大小的变化较大，其前方有开口，左右各一，多为椭圆形呈“8”字形排列，内上缘靠近中线，外下缘离中线较远，分别与左右鼻腔相通。前壁正中以蝶骨嵴与筛骨垂直板接连，形成鼻中隔的一部分；蝶窦开口通入鼻腔之蝶筛隐窝后壁最厚，其后为颅后窝的脑桥及基底动脉。上壁是颅中窝的一部分，上有蝶鞍，撑托垂体。前为视交叉，视神经管位于上壁及外侧的交角处。下壁为鼻咽顶，与前壁交界处有蝶腭动脉的鼻后中隔动脉，经此至鼻中隔。与外侧壁交界处有颈外动脉的腭升动脉通过。在下鼻外侧部分有一骨管为翼管，翼管神经从此通过。外侧壁构成颅中窝的一部分，与海绵窦、颈内动脉、眼动脉及第Ⅱ、Ⅲ，Ⅳ、Ⅴ、Ⅵ对脑神经关系密切，有小静脉穿过此壁与海绵窦相通。

蝶窦侧壁即视神经管隆起在蝶窦侧壁的前上部。上颌神经隆起在蝶窦侧壁的中下部，颈动脉隆起的鞍后段、鞍下段及鞍前段分别位于蝶窦侧壁的后部、鞍底下部及与鞍前壁交界处。各隆起的长度与神经血管走行一致。内侧壁即骨形蝶窦中隔，蝶窦中隔的形状、大小、厚薄、所在部位及完整性均有很大的变异。

Hammer（1961）将蝶窦内的分隔分为：窦间隔、横隔、内侧隔和外侧隔四种。外侧隔又分为冠状外侧隔和矢状外侧隔，林尚泽等（1986）将蝶窦分为6型：

1. 枕鞍型（12.4%）

发育最好，窦腔不仅包绕整个鞍底，而且向后伸入枕骨内。

2. 全鞍型（46.0%）

窦腔包绕整个鞍底，其后缘达到或稍超过后床突的垂直线。

3. 半鞍型（22.6%）

发育尚好，窦腔后缘达到或稍超过通过鞍底中线的垂直线。

4. 鞍前型（13.8%）

窦发育差，其后缘与鞍结节垂直线相齐恰位于蝶鞍前方，鞍底的下方系疏松骨质，鞍底中点落在蝶窦腔后方。

5. 甲介型（4.4%）

蝶窦仅略有气化，窦腔与鞍底有厚10mm以上的疏松骨质。

6. 未发育型（0.8%）

蝶骨未气化，无窦腔者。

（二）手术适应证、禁忌证及并发证

1. 手术适应证

（1）垂体腺瘤及垂体卒中者无明显鞍上扩展，尤其是内分泌功能活跃的肿瘤。

（2）垂体腺瘤有明显向蝶窦内侵蚀者。

（3）垂体腺瘤伴有空蝶鞍或脑脊液漏。

（4）大型垂体腺瘤向鞍上生长者，影像学检查显示肿瘤有囊性变，出血或肿瘤质地较松软者。

（5）高龄、体弱难以支持开颅手术者。

（6）前置型视交叉无法开颅，经视交叉前部进入鞍内者。

（7）其他，如以鞍内生长占优势的颅咽管瘤，特别大型囊性颅咽管瘤，流经蝶窦的脑脊液鼻漏的修补，症状性空蝶鞍的治疗，为治疗乳腺癌、前列腺癌而行功能性全垂体切除术等。

2. 手术禁忌证

（1）蝶窦发育气化不良者（有作者认为“甲介型者”亦可手术）。

（2）鼻部感染或慢性鼻窦炎症者，黏膜充血水肿者。

（3）鞍膈裂孔狭小，肿瘤呈哑铃形生长者。

（4）影像学检查显示有巨大鞍上生长、质地坚韧、血循环丰富的肿瘤或明显向鞍旁、额、颞叶生长的大型肿瘤。

（5）蝶窦气化过度，视神经管、颈动脉管明显暴露在蝶窦黏膜下，术中易致损伤。

（6）肿瘤在鞍上与蝶窦内的肿块呈哑铃状，影像学检查示鞍膈口较小，鞍上瘤块不易在颅内加压下降至鞍内。

3. 手术并发症

（1）鼻中隔穿孔：剥离鼻中隔黏膜时，一定在黏骨膜下进行，否则容易发生鼻中隔穿孔。

（2）垂体损伤及垂体功能不全。

（3）颈动脉与视交叉的损伤：高度气化的蝶窦，其视神经管可有部分暴露在蝶窦内，在牵拉蝶窦黏膜时可致视神经损伤。

（4）尿崩症：由于术中垂体后叶或垂体柄损伤所致。

（5）脑膜炎：一般多由于术中鞍上池蛛网膜撕裂或术后脑脊液漏继发颅内感染所致。

（6）脑脊液鼻漏：多因术中撕破鞍上池蛛网膜囊所致。

（三）手术前准备

1. 术前影像学检查

术前影像学检查包括颅骨正侧位片、蝶窦体层片，了解蝶鞍大小，蝶窦气化情况，有无蝶、筛窦炎症。CT 或 MRI 检查肿瘤大小、位置及瘤内状态，有无鞍上或向鞍旁生长，肿瘤软硬度，有无囊变或出血等，肿瘤与视神经、颈内动脉、海绵窦关系，鼻窦发育情况、

骨质情况等与手术进路相关解剖进行评估。

2. 术前内分泌学及视力视野检查

术前对患者应进行详细的内分泌（生长激素、泌乳素、卵泡刺激素、黄体生成素、甲状腺激素、皮质腺激素等）检查，视力及视野检查。

3. 术前用药

术前用含有抗生素 1% 麻黄碱滴鼻以减轻鼻黏膜充血，术前应用抗生素 2 ～ 3 日。手术开始前半小时先在患者双侧鼻腔用含有 0.1% 肾上腺素棉条填入鼻腔，敷于鼻黏膜上，使鼻黏膜血管收缩，减少术中分离鼻黏膜时出血。

4. 手术区准备

术前 3 日起用口腔清洁液漱口，保持口腔清洁；手术前一日剪除鼻毛。

5. 患者手术体位及麻醉要点

患者于全麻下取仰卧位，全麻气管内插管，插管偏向左侧口角，引出接麻醉机，不致影响手术操作，在口咽部用纱布填充以避免血液及口腔分泌物流入气管内。床旁可安放导航手术装置，用以检测术中的进程及定位，这样可以提高手术的安全性。术者一般站在患者右侧，面对患者进行手术。

6. 术区无菌消毒及铺单

用碘伏消毒鼻面部皮肤、红汞消毒鼻腔和口腔黏膜，无菌巾包头后敷消毒大罩单开始手术。

（四）手术步骤

（1）先用 0° 或 30° 鼻内镜详细检查鼻腔，确定后鼻孔和中鼻甲后端，辨认蝶筛隐窝、蝶窦前壁和蝶窦开口。

（2）中鼻甲向外侧移位或切除部分中鼻甲，也可将鼻中隔自蝶嘴处向对侧骨折以清楚地观察蝶窦前壁。

（3）用蝶窦咬骨钳向下扩大蝶窦骨窗至蝶窦底；向外侧扩大至蝶筛隐窝（不应超过蝶窦口的外缘），向内扩大至蝶嘴。

（4）用 30° 和 70° 鼻内镜观察蝶窦内情况。

（5）用吸引管轻轻敲击蝶鞍底前下壁骨壁，使骨壁骨折或用长柄金刚石钻头开放鞍底，充分暴露硬脑膜

（6）双极电凝烧灼硬脑膜后用镰状刀将硬脑膜呈“十”字形切开。

（7） 0°、30° 和 70° 鼻内镜直视下，用吸引器、小刮匙、取瘤钳细心摘除垂体瘤。

（8）术腔填入捣碎的肌肉或脂肪，鞍底用吸收性明胶海绵配合 EC 耳脑胶进行修补，鼻腔填塞碘仿纱条。

（五）手术技术要点提示及术中需注意的问题

（1）手术可以从一侧鼻腔进行，也可以从两侧鼻腔进行，根据内镜和放射学检查结

果决定。

（2）开放蝶窦向外侧扩大至蝶筛隐窝时应注意不要损伤视神经和颈内动脉，一般不要向上扩大，以免损伤筛骨水平板。

（3）扩大后的蝶窦前壁开口至少应当允许同时插入一支鼻内镜和一件手术器械。

（4）0° 或 30° 鼻内镜观察蝶窦各壁时，应注意保护蝶窦外侧壁的颈内动脉管及视神经管等重要结构，颈内动脉隆起位于蝶窦外侧壁，视神经管位于颈内动脉隆起上方，有条件的情况下可结合计算机辅助导航系统进行术中定位，确定重要结构的术中位置。

（5）蝶窦前壁打开后，注意蝶窦黏膜的保护，切不可因手术操作方便，将蝶窦内所有黏膜剥离，这将影响蝶窦术腔术后的上皮化过程。

（6）鞍底硬脑膜暴露时，应根据术前影像学的判断进行，并非暴露得越大越好，以可手术操作为原则，以避免术后并发症的发生。

（7）硬脑膜切开时，常常遇到海绵间窦出血，可轻度压迫止血，必要时应用双极电凝。

（8）垂体瘤与周围组织无明显边界，对较大的肿瘤，可应用切割吸引钻将肿瘤的大部切除，进行瘤内切除减压，再对边缘的肿瘤组织进行分离，以减少手术操作的盲目性。

（9）对鞍上难以操作部分瘤体，可与麻醉师配合采用过度通气或颈内静脉压迫等方法增加脑脊液压力，促进瘤体下移后再进行手术。

（六）术式评价

经鼻内镜垂体瘤切除术是一项新的外科技术，据国外已有的报道和我们的经验证明这项技术切实可行。然而，并非所有的垂体腺瘤都适合鼻内镜下手术，恰当地选择适应证是该项手术成功的关键。经鼻内镜垂体腺瘤切除术与经蝶窦显微外科垂体腺瘤切除术相比较，既有优点也有缺点。

1. 优点

（1）可经鼻中隔后端直接进入蝶窦，方法简便，可大大缩短手术时间。

（2）免除鼻小柱和上唇下切口以及进路中对鼻中隔的破坏和重建过程，减少副损伤。

（3）使用 0°、30° 和 70° 鼻内镜清楚识别颈内动脉和视神经管等重要解剖标志及骨壁缺损。

（4）可于 0° 超广角镜引导的直视下完全切除肿瘤，并配合 30°、70° 鼻内镜观察术腔是否有瘤样组织残留。

（5）关闭进路的方法简单。

2. 缺点

（1）手术适应证选择范围较窄。

（2）单手操作不能边吸引边操作，不利于术中止血。

（3）术者需要有内镜鼻窦外科经验和严格的手术训练。

正确选择适应证是经鼻内镜垂体腺瘤切除手术成功的关键。垂体微腺瘤特别是促肾上腺皮质激素腺瘤，由于体积小，瘤组织质地硬韧，术中出血较多，常常需要电凝止血，且需在10倍以上显微镜下准确辨别腺瘤和正常垂体组织，故不宜采用内镜手术。侵犯鞍上和鞍旁的侵袭性腺瘤，由于病变常累及海绵窦，颈内动脉和视交叉而难以完整切除，也不宜采用这类手术方法。而蝶窦发育良好，鞍底下沉，特别是伴有鞍底骨质破坏者是内镜经鼻蝶窦切除垂体腺瘤的最佳适应证。虽然经鼻内镜垂体腺瘤切除手术并不能完全取代经颅内和经蝶窦的传统手术。但是，只要正确掌握此类手术的适应证，多数垂体腺瘤患者可以通过这一新的外科技术获得满意的治疗效果。

（七）经蝶垂体瘤切除术术中注意事项及并发症的防治

（1）经蝶窦入路垂体腺瘤切除术的关键在于保持正确的手术方向进行手术，手术方向应对准蝶鞍严格在中线进行，如偏离中线则可能损伤颈内动脉、海绵窦或颅内重要结构，如有困难可充分利用带电视的X线机或计算机导航系统进行定位，监测手术进程。

（2）出血问题。进入蝶鞍内，有时切开硬脑膜时易出血，但多为静脉性，常是环窦的一些分支，电灼后用绵条压迫均可止血，如损伤动脉则可造成动脉性出血。因此手术应在蝶鞍内进行，向两侧刮除肿瘤时应注意切勿损伤海绵窦及颈内动脉。

（3）经蝶手术后主要并发症为脑脊液鼻漏，多因术中撕破蛛网膜所致，因而术中操作应轻巧，勿用力牵拉肿瘤或垂体柄，术中已发现有脑脊液流出者，肿瘤切除后勿使用无水酒精处理瘤床，以免酒精浸润扩散至颅内引起脑神经等重要颅内结构损伤，并用脂肪或肌肉填充蝶鞍瘤床，直至脑脊液不再流出为止。术后如出现脑脊液鼻漏，可嘱患者头高静卧数日，如仍不停止，可经腰穿置管行脑脊液闭式外引流，多数患者经2～3天后鼻漏停止后拔除引流管，如脑脊液鼻漏持续1周以上，经以上各种方法治疗无效时，应打开伤口，重新修补鞍底。

（八）经蝶窦垂体瘤切除术的效果

（1）对视神经、视交叉的减压效果：根据文献报道，对术前有视力、视野障碍的患者，术后视力、视野恢复正常或明显改善者在80%～90%，并常在术后1～2天即得到改善。

（2）术后内分泌学结果：根据文献报道，对分泌性垂体腺瘤，多数患者高激素分泌术后可降至正常水平或有明显的下降，而术后引起垂体功能低下者不超过10%。

（3）泌乳素分泌腺瘤：33%～88%患者术后血浆泌乳素水平恢复正常，并可恢复月经，约半数要求妊娠者可怀孕及生产，大型腺瘤仅为40%左右。生长激素分泌腺瘤患者术后80%～85%生长激素恢复正常。库欣病多为垂体前叶垂体微腺瘤，术后80%～95.5%血皮质醇恢复至正常水平，大型腺瘤为45%～50%。

（九）经蝶窦垂体腺瘤的复发问题

根据Laws和Thaper2254例经蝶窦垂体腺瘤切除术的报道，经术后10年的随访观察，泌乳素分泌微腺瘤的复发率为24%，生长激素分泌腺瘤为8%，库欣病为12%，非功能性腺瘤为16%。

第二节　垂体瘤的外科治疗

一、概述

垂体位于蝶鞍之上的垂体窝内，垂体的前方是鞍结节和前海绵间窦，后方紧贴鞍背，两侧为海绵窦，此窦内有颈内动脉通过，且紧贴窦内侧壁。垂体与蝶鞍之间的蛛网膜下隙很窄，仅 0.3mm，海绵窦上端的高度超出垂体 2.5mm，部分覆盖在垂体上面。颈内动脉海绵窦段水平部位于垂体两侧稍下方，距垂体 3.5mm。在蝶鞍区正中矢状面上，可见在鞍结节和垂体之间有前海绵间窦，垂体后方与鞍背紧贴，垂体后叶的高度几乎与鞍背平齐。在垂体前、后叶交界处与蝶鞍之间，可见下海绵间窦。垂体前方隔鞍结节与蝶窦相邻，后方与鞍背紧贴。

垂体两侧被海绵窦包绕，位居垂体两侧。海绵窦段颈内动脉及其脑膜垂体干等分支、动眼神经、展神经、滑车神经及三叉神经分支穿过海绵窦，颈内动脉海绵窦段水平部呈“0”形。颈内动脉床突段与垂体关系亦较密切，二者相贴无间隙者占 5%，有间隙者占 95%，间隙为 0.5 ～ 9.0mm。

垂体上方为鞍膈，鞍膈孔圆形者孔径平均为 7.0mm，椭圆形者前后径平均为 7.2mm，左右径 9.5mm，有 95% 的孔径超过 5mm。这一解剖特点造成蛛网膜很容易通过鞍膈孔进入垂体窝。垂体腺瘤也极易通过鞍膈孔向鞍膈上发展。经蝶鞍进路行垂体瘤手术时，由于鞍膈孔存在较大的变异个体，鞍膈并不能作为屏障，且由于蛛网膜垂于鞍膈之下，故手术操作时易损伤蛛网膜，而引起脑脊液漏。另外，操作时刮匙及取瘤钳使用不当，可以损伤脑血管或下丘脑等。

视交叉位于鞍膈前的上方，借鞍膈或孔与垂体相邻，并构成第三脑室隐窝的底。垂体瘤向上生长可压迫视交叉，典型症状为双颞侧视野缺损。由于垂体和视交叉不是直接相对应，如肿物偏向生长，可压迫视交叉不同区域、视神经颅内段或视束近端，而出现不同类型、不同象限的视野改变。

垂体腺瘤是一组从垂体前叶和后叶细胞发生的常见良性肿瘤，是鞍区最常见的肿瘤，起源于前叶者占多数，来自后叶者较少。肿瘤在鞍内生长时常引起骨破坏，蝶鞍扩大，鞍底下陷。向两侧生长可侵犯海绵窦，并常突破鞍膈向鞍上生长。占所有颅内肿瘤的 15%，肿瘤人群发生率为 1/10 万，尸检中发现率为 10% ～ 25%，且近年有逐渐增多趋势。

（一）分类和分期

根据垂体腺瘤的大小，将其分为微腺瘤（＜ 10mm）、大腺瘤（10 ～ 30mm）及巨大腺瘤（＞ 30mm）；垂体肿瘤可按组织特异性和功能活性来分类，垂体腺瘤按组织特异性分为嫌色细胞、嗜酸性细胞和嗜碱性细胞肿瘤；按功能分为有功能肿瘤和无功能肿瘤，前者包括催乳素细胞、生长激素细胞，ACTH 细胞、ACTH-LPH 细胞、gnTSH 细胞、RH 细胞等肿瘤，以及上述各种细胞混合的肿瘤。根据术前影像学分析和术中所见，垂体瘤可分为 5 个分期。Ⅰ期肿瘤直径在 10mm 以下，且限于鞍内。蝶鞍可以有扩大，但结构完整未见破坏；Ⅱ期肿瘤直径为 10mm 或 10mm 以上，蝶鞍扩大，但鞍底无骨质破坏；Ⅲ期肿瘤局限性穿破硬脑膜和鞍底，少部分瘤组织侵入蝶窦；Ⅳ期肿瘤弥漫性破坏鞍底及蝶窦结构；Ⅴ期为侵犯鞍上或鞍旁结构及生长入第三脑室的侵袭性腺瘤。

垂体腺瘤主要危害是：

（1）内分泌功能紊乱，包括垂体激素过量分泌及肿瘤压迫使其他垂体激素低下。

（2）压迫视交叉、视神经、海绵窦、脑底动脉、下丘脑、第三脑室，甚至累及额叶、颞叶、脑干等，导致相应功能的严重阻碍。

（3）颅内高压。

垂体腺瘤治疗的目的在于缓解视力下降等周围结构受压的临床症状；纠正内分泌功能紊乱；恢复正常垂体的功能；预防肿瘤复发。

（二）临床表现

1. 分泌功能变化

（1）泌乳素腺瘤：主要以泌乳素增高、雌激素减少所致闭经、溢乳、不育为临床特征。

（2）生长激素腺瘤：在青春期前，骨骺尚未融合起病者，表现为巨人症，成年人骨骺融合者，则表现为肢端肥大症。

（3）促肾上腺皮质激素腺瘤：由于垂体腺瘤持续分泌过多 ACTH，引起肾上腺皮质增生促使皮质醇分泌过多，即皮质醇增多症，导致一系列物质代谢紊乱和病理变化，并出现许多临床症状和体征。

（4）甲状腺刺激素细胞腺瘤：罕见。由于 TSH 分泌过多，T3、T4 增高，临床表现甲亢症状。

（5）促性腺激素细胞腺瘤：罕见。由于 FSH、LH 分泌过多，早期可无症状，晚期有性功能减低、闭经、不育、阳痿、睾丸萎缩、精子数目减少。

（6）无分泌功能肿瘤：多见于中年男性和绝经后女性，以往称垂体嫌色细胞腺瘤，缺乏血浆激素水平而临床症状不显著。当腺瘤增大，压迫视交叉和垂体组织则出现头疼、视功能障碍和垂体功能低下（一般依次导致性腺、甲状腺和肾上腺功能减低或混合性的症状体征）。

（7）头痛：早期约 2/3 患者有头痛，主要位于眶后、前额和双颞部，程度轻，间歇性发作。当肿瘤突破鞍膈，鞍内压降低，疼痛则可减轻或消失。晚期头痛可因肿瘤向鞍旁发展侵及颅底硬膜及血管和压迫三叉神经而引起。少数巨大腺瘤鞍上发展突入第三脑室，造成室间孔或导水管梗阻，出现颅内压增高时头痛较剧。或肿瘤坏死、出血，瘤内压力急剧增高。如瘤壁破裂致垂体卒中性蛛网膜下腔出血者为突发剧烈头痛，并伴其他神经系统症状。

2. 视力视野障碍

在垂体腺瘤尚未压迫视神经视交叉前，多无视力视野障碍。随着肿瘤增大，60%～80%病例可因压迫视通路不同部位，而致不同视功能障碍，典型者多为双颞侧偏盲。根据视通路纤维排列典型的为颞上象限先受累，初呈束状缺损，后连成片，先影响红视野，后影响白视野。随着肿瘤增大，依次出现颞下、鼻下、鼻上象限受累，以致全盲。如肿瘤偏向一侧，出现单眼偏盲或全盲。少数视交叉前置者，肿瘤向鞍后上方发展累及第三脑室，亦可无视力视野障碍。视力障碍严重者多系晚期肿瘤视神经萎缩所致。

3. 其他神经和脑损害

如肿瘤向后上发展压迫垂体柄和下丘脑可出现尿崩症和下丘脑功能障碍，累及第三脑室、室间孔、导水管，可致颅内压增高。向前方伸展至额叶，可引起精神症状、癫痫、嗅觉障碍。向侧方侵入海绵窦，可发生第Ⅲ、Ⅳ、Ⅴ、Ⅵ脑神经麻痹，突向中颅窝可引起颞叶癫痫。向后长入脚间池、斜坡压迫脑干，可出现交叉性麻痹、昏迷等。向下突入蝶窦、鼻腔和鼻咽部，可出现鼻出血，脑脊液漏，并发颅内感染。

二、临床检查

（一）影像学检查

1. CT

CT平扫主要依靠冠状面扫描，肿瘤多为等或稍高密度圆形或类圆形肿块，边缘清楚，可见垂体高度增加、上缘膨隆、垂体柄偏移、垂体密度改变、血管丛征等表现，轻至中度均匀性强化，有一定诊断价值。CT冠状面呈“束腰征”改变，该征象具有特征性。垂体瘤坏死囊变较少见，垂体微腺瘤的直接征象为垂体内的低密度灶，增强后即刻扫描，肿瘤为低密度，延迟30min后扫描，肿瘤为高密度；间接征象为局部膨隆、垂体柄偏移、鞍底骨质变薄或受侵蚀等。

2. MRI

鞍区周围骨质较多，CT检查由于骨质伪影影响了图像的清晰度，降低了病变诊断的准确性。而MRI由于无骨质伪影及较高的软组织分辨力，能精确地显示病变与周围结构的关系，提高了鞍区病变的诊断准确率。MRI不仅能清楚地确定肿瘤的大小、形态和范围，而且能很好地显示肿瘤向上、向两侧、向下生长产生的各种影像学表现，肿瘤多表现为圆形或类圆形肿块，边缘光滑锐利，有时由于突破鞍膈向上生长而呈“哑铃”型表现。较大的肿瘤内部可发生出血、坏死、囊变。MRI典型表现为垂体腺增大，高度大于9mm，其内信号不均，T1加权像呈低信号，T2加权像呈高信号，但也可能表现为垂体大小形态正常，仅见垂体内信号不均。亚急性出血MRI由于T1、T2均为高信号可准确诊断囊变时由于液性成分不一，可出现两种信号强度形成的界面。较大的肿瘤向上生长时还可突入第三脑室前部引起梗阻性脑积水。MRI还可以准确地描述视交叉的情况，为术前制定手术方案提供帮助。

近年来国内外开展的垂体动态增强扫描，大大提高了垂体微腺瘤的检出率。MRI 增强扫描应于注射造影剂后立刻进行，正常腺体较肿瘤增强显著，肿瘤呈相对低信号。但时间太迟，瘤体与正常腺体可呈等信号或瘤体比正常腺体增强显著。这是由于垂体微腺瘤大部分由垂体门脉系统供血，大概由于肿瘤内血流缓慢的缘故。微腺瘤强化的高峰要比正常垂体慢，表现为低信号，因此强化早期的MRI影像对垂体微腺瘤的诊断是最有效的。

（二）视力和视野检查

视力和视野检查是一个非常有用的筛选操作，其重复性和敏感性较高，这对随访患者很有帮助。

（三）内分泌功能检查

可以直接测定垂体和下丘脑多种内分泌激素，以及垂体功能试验，有助于了解垂体及靶腺功能亢进、正常或不足等情况，对垂体瘤的早期诊断，治疗前后的变化，疗效评价，随诊观察和预后，均有重要意义，包括以下几项内容：

1. 生长激素

GH 增高可见于垂体生长激素腺瘤。

2. 泌乳素

PRL 增高可见于垂体泌乳素腺瘤。

3. 甲状腺刺激素

TSH 增高可见于垂体 TSH 腺瘤、下丘脑性甲亢、原发性甲低、甲状腺炎和甲状腺肿瘤等病例。

4. 促肾上腺皮质激素

ACTH 增高可见于垂体促肾上腺皮质激素腺瘤。

5. 促性腺激素

垂体前叶 FSH 和 LH 细胞分泌 FSH 和 LH。垂体 FSH/LH 腺瘤时，FSH/LH 水平增高，垂体功能低下时，FSH 和 LH 低。

6. 黑色素刺激素

MSH 增高可见于垂体功能减低患者，增生型皮质醇增多症。

三、诊断

垂体腺瘤的诊断主要依据不同类型腺瘤的临床表现，视功能障碍及其他脑神经和脑损害，以及内分泌检查和放射学检查，典型病例不难作出垂体腺瘤的分类诊断。但对早期的微腺瘤，临床症状不明显，神经症状轻微，内分泌学检查不典型，又无影像学发现的病例则诊断不易。所以，需要全面了解病情，做多方面的检查，获得资料，综合分析，作出诊断和鉴别诊断。

四、治疗

垂体瘤几乎均为良性，罕见恶性。目前的治疗方法有外科治疗与保守治疗，但以手术治疗为首选治疗方法。

（一）非手术治疗

1. 放射治疗

对术后残留的垂体瘤，以及全身条件差不能耐受手术者可行放射治疗。

2. γ 刀和 X 刀治疗

此法存在对视交叉、视神经、海绵窦、下丘脑等结构的损害，对于年老体弱不能耐受手术，肿瘤位于鞍内或向鞍上生长，患者不愿手术者可尝试，但目前疗效有待进一步探讨。

3. 药物治疗

针对垂体瘤患者，药物治疗可作为手术前的准备治疗，亦可作为手术后或放射治疗后的辅助治疗。治疗药物有溴隐亭、生长抑素激动剂（SMS）及赛庚啶。药物治疗有一定的延缓肿瘤生长的作用，但停药后症状易复发。

（二）手术治疗

对于鞍结节脑膜瘤手术是最佳的治疗手段，一般采用右额开颅前颅凹入路；对于巨大肿瘤也可采用双额开颅。对于垂体瘤及颅咽管瘤较大者，尤其是突破鞍膈，伴有视力、视野障碍及多种神经结构受压者，手术治疗为首选。下面以垂体瘤为例简单介绍。

1. 传统手术入路

垂体瘤手术入路有经蝶窦入路（Schloffer，1907），经前颅窝入路（Frazier，1913）及经蝶窦显微外科入路（Hardy，1969）等，经蝶入路适合鞍内和鞍上垂直生长者，肿瘤向蝶窦内生长，蝶窦气化良好者。而经前颅窝入路适合巨型垂体腺瘤向鞍上发展而蝶窦不扩大，肿瘤位于鞍内但有鼻腔感染或蝶窦气化不良，肿瘤向颅内生长者手术创伤相对较大，时间较长。

（1）适应证：内镜经鼻鞍区疾病外科治疗的适应证一直是临床医生广泛关注和尚有争议的问题。人们对内镜经鼻颅底外科适应证的争议源于这是一个新的领域，尚处于探索阶段，人们的直接和间接经验均不足。人们在谈到内镜外科技术时首先想到的是微创，但随着我们对内镜颅底外科理解的逐渐加深和经验的不断积累，渐渐认识到这一技术绝不仅仅是微创，更重要的是利于对颅底深部解剖结构的辨认和广泛显露，利于病变的彻底清除，优越的视觉效果提高了手术的精确度和安全性。

适应证应从两个方面来考虑：一是患者的身体状况必须适合外科手术，病变的性质和范围能够经内镜下切除。二是术者的内镜经鼻颅底外科能力和处理不同病变的经验。2000 年以前我们曾认为垂体微腺瘤，特别是促肾上腺皮质激素腺瘤，由于体积小，瘤组织质地硬韧，术中出血较多，常常需要电凝止血，且需在 10 倍以上显微镜下准确辨别腺瘤和正常垂体组织，故不宜采用内镜手术方法；侵犯鞍上和鞍旁的侵袭性腺瘤，由于病变常累及海绵窦、颈内动脉和视交叉而难以彻底切除，不是内镜经鼻手术的适应证。而现在我们不仅可在内镜下切除，甚至包括鞍内颅咽管瘤经内镜切除也是可能的。我们也曾认为鞍内和颅底脑膜瘤不是内镜经鼻手术的适应证，现在内镜经鼻入路已经发展成为外科处理鞍区、嗅沟以及鞍结节脑膜瘤可供选择的成熟的手术入路。

然而，对于病变累及下丘脑区或包绕前交通动脉的鞍区病变应慎重或不适宜选择内镜入路。事实上，此类病例即便是选择传统的经颅显微外科入路也会有很大风险。

（2）术前处理

①药物准备：有明显垂体功能低下者，术前应给予适量替代治疗，一般给予甲强龙、地塞米松或泼尼松 2 ～ 3 日。甲状腺功能减退者应给予甲状腺素片。

②术前 2 ～ 3 日进行鼻腔清理及冲洗，术前剪除鼻毛。

③术前可给予 3 或 4 代头孢类抗生素预防用药。因为经鼻入路不是洁净的外科通道。

（3）手术步骤

①麻醉与体位：患者取仰卧位，头抬高 15°，稍偏向右侧（术者）。无须使用有创头颅固定架。经口气管插管，全身麻醉。使用 1% 丁卡因（或生理盐水）20ml 加 1 ：1000 肾上腺素 3.0mL 浸湿的棉片行双侧鼻腔黏膜表面收缩麻醉，5 ～ 10min 后取出。

②开放蝶窦、显露鞍区：使用 0°、30° 和 70° 广角硬性内镜，直径 4mm，长度 18mm（KarlStorz，Tuttlingen，Germany）。根据需要（出血多、大或巨大腺瘤、侵袭性腺瘤）可采用经双侧鼻腔入路（双人 3 或 4 只手技术），即术者手持内镜和专用手术器械如吸引器、剥离指、电凝镊、硬膜切开刀、刮匙、取瘤钳、高速电钻或骨凿等经右侧鼻腔操作，助手使用吸引器经左侧鼻腔协助持续保持术腔及术野清洁，必要时可使用其他器械协助显露和切除肿瘤。使用电刀电凝右侧鼻中隔后动脉，弧形切开鼻中隔后端黏膜（距蝶窦前壁约 1cm），显露蝶窦右前壁及蝶骨鹰嘴。用电钻（或骨凿）、咬骨钳根据肿瘤大小、范围和蝶窦发育情况适当开放蝶窦前壁，显露鞍底、斜坡凹陷和蝶骨平台。对于侵犯蝶窦、斜坡、海绵窦的侵袭性腺瘤，应扩大开放蝶窦，需显露双侧视神经管、视神经 - 颈内动脉窝及斜坡旁颈内动脉隆起。

③开放鞍底：使用高速电钻磨除鞍底骨质或用骨凿凿开鞍底骨质，再用咬骨钳扩大至骨窗直径 1.0 ～ 1.5cm，显露鞍底硬脑膜。在肿瘤所致鞍底下陷的病例，鞍底骨质常常很薄，使用剥离指即可剔除。在切开硬脑膜之前，通常术腔使用碘伏灌洗消毒、电凝（一般采用双极电凝）鞍底硬脑膜表面静脉。用 1mL 注射器 9 号长针头多点试穿拟切开的硬脑膜区域，回抽为负压，提示为瘤体。如回抽为脑脊液、动脉或静脉血，则应慎重，需再确认。用硬脑膜切开刀（小镰状刀）十字形切开鞍底硬脑膜，于内镜直视下用取瘤钳或刮匙小心谨慎地取部分瘤样组织送病理检查。然后，使用不同角度和规格的垂体刮匙沿前下、后下、两侧，最后向上至鞍膈依次搔刮切除肿瘤组织，也可以使用吸引器吸除残留的肿瘤组织。肿瘤组织去除后，鞍膈下陷，可见鞍膈搏动。术腔用脑棉片压迫止血后，可用吸引器推动脑棉片轻轻顶起下陷的鞍膈，于 30° 和 70° 广角镜下显露鞍内并确认无瘤样组织残留。

④关闭术腔：查鞍内无瘤样组织残留及活动性出血后，抗生素盐水冲洗术腔，适量的吸收性明胶海绵填塞鞍内，鞍底硬脑膜表面覆盖可吸收的人工硬脑膜，蝶窦腔填塞碘仿纱条，复位中鼻甲，中鼻道填塞碘仿纱条，防止中甲与鼻腔外侧壁粘连。术毕。蝶底骨性结构无须重建。如遇术中有鞍膈缺损和脑脊液漏，则应即刻行硬膜软组织重建，通常用捣碎的肌浆（或脂肪组织）和筋膜修补鞍底硬膜缺损。如鞍底硬脑膜缺损不大，也可单纯使用鼻中隔黏膜瓣修补鞍底硬膜。鞍膈无缺损及脑脊液漏可不必行鞍底软组织重建。

（4）术后处理

①密切观察患者术后意识情况及视力变化。

②给予足够剂量的3或4代头孢类抗生素，持续10～12天。

③术后给予适当的激素治疗，甲强龙500mg/d，3～5天。

④术后记24小时尿量，出现尿崩者（24小时尿量4000mL）可给予垂体后叶素治疗3天。停药后仍持续尿崩者可改用口服去氨加压素。

⑤糖尿病患者术后应注意血糖变化，必要时给予药物治疗。

⑥巨大鞍内肿瘤患者，术后应适当给予镇静剂预防可能出现的癫痫。

⑦术后5～7天抽出鼻腔和蝶窦填塞之碘仿纱条。

⑧可给予鼻用糖皮质激素喷鼻1～3个月和口服黏液促排剂。

（5）典型病例

①病例1

男性，73岁。主诉头痛、头晕6个月。MRI显示鞍内一T1W等信号，T2W高信号，T1W增强后较均匀强化的肿瘤。垂体功能检查未见明显异常。诊断为垂体腺瘤。

采用内镜经鼻入路全切肿瘤，手术时间30分钟，术中出血100mL，无术中及术后并发症。术后一周出院。随访至今7年，无复发。

②病例2

女性，53岁。主诉头痛2年伴鼻塞，右侧动眼神经麻痹2个月。MRI显示鞍区一个增强信号的肿瘤侵犯前颅底及双侧斜坡旁，查右侧眼睑下垂、眼球固定。垂体激素仅泌乳素高于正常，为34.43ng/mL。术前诊断为侵袭性垂体腺瘤。

采用单纯内镜经鼻入路全切肿瘤，手术时间90分钟，术中出血2500mL，无术中及术后并发症，术后病理诊断为垂体腺瘤。术后一周复查MRI显示侵袭性垂体腺瘤被完全切除，PRL降至正常（9.50ng/mL）。患者于术后2周出院，术后10天头痛症状消失，术后3个月动眼神经功能完全恢复，随访4年未见复发征象。

（6）术后并发症的处理

①尿崩症：内镜经鼻入路鞍区手术，操作空间小，对周围结构的机械性刺激大，容易引起术后尿崩症，术后尿崩症十分常见，发病率高达17%～70%，术后应密切监视患者的尿量、尿的颜色变化，必要时行尿常规检查。正常人平均尿量为50～80mL/h，在无过多补液情况下，若尿量大于160mL/h，尿比重低于1.005，应视为尿崩发生多尿是最

重要的症状，24h 尿量超过 2L，可以高达 15L/d 以上在鞍区肿瘤术后出现的尿崩症中，50% ～ 70% 的患者为一过性尿崩症，即手术当日出现多尿，术后数天自行缓解。如术中垂体柄、下丘脑受到损伤则可引起持续数周、数月，甚至是永久性尿崩症。

处理：轻型者，可鼓励饮水，动态观察病情变化，包括计算 24h 出入水量，测尿比重，测神志、血压、脉搏 Q4h，每日测电解质等。如无好转，甚至恶化，出现高张综合征的患者应积极补水。同时给予迷凝或垂体后叶素，随时测电解质、尿量、尿比重等，以便及时指导补水、补钠以维持水电解质、酸碱平衡。长期尿崩者可口服双氢克尿噻 25mg，每日 3 次，卡马西平 0.1 ～ 0.2，每日 3 次，或去氨加压素 0.1mg，每日 2 次。

预防：在经蝶手术切除肿瘤时必须区分肿瘤与正常垂体组织，应该尽量轻柔，不宜过重地搔刮、牵拉或者因吸引器吸力过大而使垂体柄、视丘下部等重要结构遭受牵拉或直接损伤。

②脑脊液鼻漏：头位变化时如从仰卧位变为侧卧或坐位时，从鼻孔漏出淡红色或无色不凝固液体，其糖定性试验阳性，即可考虑有脑脊液鼻漏的问题。

处理：术后出现脑脊液漏，需严格卧床休息，头部抬高 30° 卧位，避免剧烈活动、咳嗽及用力大便等一切增加颅内压的因素。同时运用抗生素防止颅内感染。多数能在 1 ～ 3 日内好转；若无改善可行腰椎穿刺引流，患者可能在 3 ～ 7 日内治愈。约 3 周内无好转，则考虑行脑脊液漏修补术。

预防：如术中出现脑脊液鼻漏，先用明胶海绵堵塞破裂的蛛网膜下腔，然后用自体脂肪或肌肉填入鞍内，鞍底用自体筋膜或人工硬脑膜覆盖，用碘仿填塞术腔。

③颅内感染：颅内感染往往发生在脑脊液漏的患者。临床表现：除脑脊液漏外，还出现发热、头痛、颈强、呕吐等症状。腰穿检查脑脊液浑浊，白细胞增加，以中性为主。

处理：应使用大剂量能透过血脑屏障的抗生素。当脑脊液培养明确菌种后，改用敏感的药物，剂量要足够，必要时腰穿鞘内给药。腰大池引流动态观察脑脊液变化。

预防：术中应严格无菌操作并避免形成脑脊液鼻漏；术后使用能透过血 - 脑屏障的抗生素。

④出血：包括海绵窦出血、蝶窦黏膜出血、鞍底硬膜出血、颈内动脉及其分支出血，肿瘤出血。

处理：首先要判断出血的具体部位，如由于分支动脉破裂引起，可用电凝电灼止血；如黏膜出血、海绵窦出血可将干吸收性明胶海绵、干棉片或含肾上腺素棉片压迫，多在 3 ～ 5 分钟内活动性出血停止，也可用棉片压至不影响术野的部位，继续手术操作；如颈内动脉出血，用碘仿纱条行鼻腔填塞，终止手术。

预防：熟悉鞍区解剖；需要有熟练的内镜外科经验。

⑤垂体功能低下：术后如出现内分泌功能低下者，可以通过定期复查内分泌激素水平来诊断及指导用药。

⑥其他：包括视神经损伤，蛛网膜下腔出血，额叶底面及丘脑下部缺血、梗死，心

肌缺血、高血糖、库欣综合征等。

2. 内镜经鼻入路

自 Jankowski 于 1992 年报道经鼻内镜蝶窦入路切除垂体腺瘤以来，经鼻内镜鞍内肿瘤切除作为一项新的微侵袭外科技术已广泛地开展，并已证实此方法微创、安全、有效。下面简单介绍一下此外科手术方法。

（1）适应证：对于垂体腺瘤适应证，人们的认识随着内镜颅底外科经验积累不断发生变化。10 年前我们曾在文章中提出微腺瘤和累及鞍旁、第三脑室的侵袭性垂体腺瘤不是内镜经鼻手术的适应证，现在看来，我们不仅可以经内镜下切除，甚至包括鞍内颅咽管瘤经内镜切除也是可能的。6 年前我们也曾在文章中提到鞍内和颅底脑膜瘤不是内镜经鼻手术的适应证，现在看来也是可能的另外，鞍内型囊实性颅咽管瘤亦可选用此方法，而对于鞍内累及鞍上的脑膜瘤因为出血较多、瘤体与视神经、颈内动脉等重要结构粘连密切，故不宜选此方法。

（2）手术操作要点

①结合影像学检查结果选择肿瘤主要部位和蝶窦发育好的一侧进入。

②观察蝶窦内各壁，认清并注意保护颈内动脉管及视神经管。

③开放鞍底骨质后需仔细辨认硬脑膜有无异常静脉窦分面，并在切开硬脑膜之前先穿刺，确认无出血时再切开硬脑膜。

④切除肿瘤时需于内镜直视下小心谨慎，不能粗暴。多数瘤体质地较软，可用取瘤钳、小刮匙和吸引器完全切除肿瘤，暴露鞍膈，查鞍内有无瘤样组织残留。

⑤抗生素冲洗术腔，用抗生素吸收性明胶海绵填塞鞍内，用骨片封闭鞍底，恢复蝶窦黏膜，窦腔及中鼻道填塞碘仿纱条，术毕。

（3）术后处理

①半卧位，低盐饮食。

②给予较大剂量的抗生素治疗持续 2 周左右。

③给予适当的激素治疗一周。

④糖尿病患者术后应注意血糖改变，必要时给予药物治疗。

⑤术后记 24 小时尿量，出现暂时性尿崩可不予特殊处理，对于持续性尿崩者，需给予垂体后叶抗利尿激素治疗。

⑥肿瘤较大的患者，术后应适当给予镇静剂预防可能出现的癫痫。

第三节 头颈脊索瘤

脊索瘤是一种临床上少见的、起源于脊索胚胎残余组织的原发性低度恶性骨肿瘤，可发生在中线骨骼的任何部位，以骶尾部及颅底斜坡部多见。发生在鼻咽部，喉部少见。发生率占原发恶性肿瘤的 3% ～ 4%，占原发恶性骨肿瘤的第 4 位。可发生于任何年龄，发病高峰在 40 ～ 50 岁。男性略多于女性。

一、病因

Lushka 于 1856 年首先将本病描述为空泡细胞性软骨瘤。1858 年，Muller 确认本病起源于胚胎脊索结构的残余组织，称为脊索瘤。人类胚胎发育第 3 周脊索形成，起源于外胚层细胞，在胚胎大小 10 ～ 11cm 时成熟，胚胎 3 个月时脊索开始逐渐退化，在正常人仅椎间盘的髓核为残余的脊索组织。如其他部位出现未退化的先天性脊索残存物，即迷走脊索，它不具生长特性，不是肿瘤；其生长特性发展为脊索瘤，近年一些学者研究提出脊索瘤由骨内良性脊索细胞肿块发展而来，证实了这一点。因此，肿瘤主要发生在中轴骨骼，50% 发生于骶尾部，35% 发生于颅底蝶枕软骨接合部，15% 发生于椎骨区域。

二、病理

脊索瘤包括经典脊索瘤、软骨样脊索瘤、未分化型脊索瘤和周围型脊索瘤。按瘤组织形成软骨与否，脊索瘤可分为典型脊索瘤和软骨型脊索瘤，软骨型脊索瘤比典型脊索瘤预后佳。

大体标本：肿瘤多呈结节状，软硬不等。组织切面呈灰白色或灰褐色，可见大小不等的囊腔，内含胶冻样或黏液样物质；瘤中可有坏死和钙化区，可有局灶性软骨。复发病灶多发结节状。

组织病理学：镜下可见典型的分叶状结构，之间被纤维性条带分隔瘤细胞形态多样，以多边形、圆形细胞为主，其次为梭形、星状和印戒细胞。液滴状细胞特点：细胞的体积较大，胞浆中含有大小不等的空泡，较大囊泡常使细胞呈现液滴状，是典型脊索瘤的标志，星形细胞细胞体积小，胞浆内无空泡，部分胞核呈星芒状，称为星形细胞。这两种细胞之间存在过渡，认为这两种细胞是同一种细胞的不同分化阶段，液滴状细胞较多者预后较好。

免疫组化：脊索细胞具有一些软骨和上皮细胞的特征，对 S-100 蛋白、细胞角质蛋白（CK）和上皮细胞膜抗原（E-MA）反应呈强阳性。S-100 蛋白和 EMA 同时表达是脊索组织的标志，脊索瘤也保持此特征。

三、临床表现

肿瘤生长缓慢，病程较长。头痛、复视为其主要症状。肿瘤侵袭部位不同临床表现有所不同：

（一）鞍区肿瘤

肿物压迫视神经视交叉出现复视、视野改变、视物模糊、视野缺损、视力下降及失明等，影响垂体，出现内分泌功能障碍症状：阳痿、闭经、身体发胖等。

（二）斜坡肿瘤

表现为第Ⅴ、Ⅵ、Ⅶ对脑神经损害症状：眼球外展受限、复视、面部麻木、疼痛等，常有对侧锥体束征及感觉障碍。

（三）鼻咽喉部肿瘤

鼻塞、鼻出血及鼻分泌物，耳闷、耳鸣及听力下降等，喉部可出现声音嘶哑。检查：鼻咽部及后鼻腔，见白色、鱼肉样新生物或粉红色新生物，呈分叶状或块状型、质韧、基底广，表面光滑，触之不易出血。肿物大者可将软腭向前推移或突入鼻腔。

（四）中颅窝肿瘤

动眼神经和展神经麻痹，视神经受压，视力下降，视野改变，对侧偏盲也可出现三叉神经症状，步态不稳或四肢无力、轻瘫。

四、临床分型及分期

（1）Al-Mefty 等根据肿瘤范围分三型。

Ⅰ型：肿瘤局限在颅底的一个部位，一个孤立的解剖区，如蝶窦、下斜坡、蝶骨髁结节。

Ⅱ型：肿物扩展到颅底两个或两个以上邻近解剖区，通过单一颅底进路根治性切除还可以实施。

Ⅲ型：肿瘤扩展到颅底数个解剖区，需要两个或多个颅底进路才能获得根治性切除。

（2）Thodou 等分为蝶鞍型、鞍旁型及斜坡型。

（3）黄德亮等分为四型：蝶鞍型、斜坡型、枕颞型、广泛型，这一分型被国内部分学者接受。

（4）吴彦桥等分为鞍区型、斜坡型、广泛型。各型分期如下：

①鞍区型（原发于鞍区，肿瘤主体位于鞍区）

Ⅰ期：肿瘤局限于蝶鞍或鞍底，位于硬膜外，无鞍上及鞍旁累及。

Ⅱ期：肿瘤位于鞍区硬膜外，累及以下任何部位：超出蝶鞍向前到蝶窦以前，向上到鞍上池，位于硬膜外。

Ⅲ期：肿瘤位于鞍区硬膜外，累及以下任何部位：向上至视束、视交叉、第三脑室受压抬高；向前侵犯一侧眶尖、眶内，一侧翼腭窝、颞下窝；向后累及鞍背；向旁边侵犯一侧鞍旁海绵窦或颈内动脉、中颅窝。

Ⅳ期：肿瘤主体位于鞍区硬膜外，累及以下任何部位：向上进入第三脑室及脑组织；向前达两侧眶尖或眶内、翼腭窝或颞下窝；向后穿透硬膜包绕基底动脉进入脑干或脑组织；向两侧海绵窦、颈内动脉、岩尖；肿瘤累及硬膜内包绕颅内重要神经血管，全身或局部转移病例或原发脊索瘤已切除但发现转移灶。

②斜坡型（原发于斜坡，肿瘤主体位于斜坡）

Ⅰ期：肿瘤局限于斜坡硬膜外，无明显脑干受压现象。

Ⅱ期：肿瘤位于斜坡硬膜外并伴以下结构累及：向前累及鼻咽部或蝶窦；向后致桥前池消失、脑干腹侧轻度受压变形。

Ⅲ期：肿瘤位于斜坡硬膜外并伴以下结构累及：向上压迫第三脑室或脚间池；向前超过蝶窦范围；向后脑干明显受压，侵犯枕骨大孔前沿等；向两侧达一侧岩尖、颞骨，一侧后组脑神经，一侧翼腭窝、颞下窝。

Ⅳ期：肿瘤主体位于斜坡硬膜外，并伴以下结构累及：向双侧岩尖、颅中窝、双侧中后组脑神经受累；向后脑干明显受压（直径大于 4 ～ 5cm）穿透硬膜包绕基底动脉或椎动脉、脑室导水管受压、侧脑室扩大、脑疝形成；向下侵犯枕骨大孔、颅颈交界区及上位颈椎；全身或局部转移病例；原发脊索瘤已切除但发现转移灶。

③广泛型：具有鞍区型及斜坡型Ⅳ期的特点，无法分辨肿瘤的起源，范围广泛。

五、辅助检查

（一） CT

高分辨 CT：脊索瘤表现为广泛性骨质破坏，局部可见软组织肿块，为混杂密度，边界模糊，其内可见散在的斑片状钙化，还可见死骨，脊索瘤的钙化率明显低于软骨肉瘤。极少数脊索瘤可出现骨硬化。颅底脊索瘤常破坏斜坡、蝶鞍普通 CT 扫描脊索瘤多与脑组织等密度，在增强 CT 扫描，肿瘤呈轻度至重度强化，可观察肿瘤与脑组织及其周围组织之间的关系。

（二） MRI

在 T1WI 表现为与脑组织等信号或低信号，在 T2WI 为中度或高信号，肿块内信号常强度不均。在 T2WI，低信号可能为：血液的降解物，死骨，纤维间隔，钙化。MRI 较 CT 更能显示颅内肿瘤的边界。增强后 MRI，瘤组织绝大多数中度至重度强化。

（三）数字减影血管造影

用于肿瘤累及颈内动脉或海绵窦以评估侧支循环是否充足。

（四）经颅多普勒超声

用于肿瘤累及颈内动脉或海绵窦。

六、诊断及鉴别诊断

颅底脊索瘤早期无特异性临床表现，潜伏期长，因此没有 CT 及 MRI 之前，早期诊断很困难，MRI 问世之后诊断相对较易，但因症状不典型仍有误诊及漏诊现象。

（一）诊断

（1）临床表现：早期无特异性。

（2）CT 及 MRI。

（3）确诊需病理及免疫组化诊断。

（二）鉴别诊断

鼻咽癌：病程较短，肿物表面常溃烂，肿瘤活检可明确诊断。斜坡部肿瘤应与听神经瘤、脑膜瘤鉴别，鞍区肿瘤与垂体瘤、颅咽管瘤等鉴别。有眼科症状与眼肌麻痹、斜视、球后视神经炎等眼科疾病鉴别。

七、治疗

治疗以手术切除为主，辅助放射治疗的综合治疗，包括手术、再手术、分期放射治疗、伽玛刀或质子束治疗。

（一）肿瘤部位与手术进路

脊索瘤的治疗首选手术切除，位于颅底或颅内肿瘤很难根治性切除。头颈脊索瘤根据肿瘤部位以及侵犯范围不同，所选手术进路有别。按照 Al-Mefty 等的分内类，Ⅲ型需选择两个或两个以上入路。

1. 颅底肿瘤

鼻蝶入路，鼻侧切开入路，上颌骨（窦）入路，额下或前方颅底入路，经口腔进路，额－眶－颧进路，经髁进路。

2. 颅内肿瘤

鞍旁－经鼻入路或经鼻和翼点入路，颅中窝－颞下入路，蝶－岩－斜区－翼点入路，岩斜－枕基底区－枕下外侧入路。

3. 手术进路的选择

有关手术进路的选择，Tamaki 等经验分为以下几种：

①经基底进路：适用于肿瘤位于中线的病例，即肿瘤侵及蝶筛骨区域和斜坡的中上部，扩大的前额进路是经基底进路的改良方式，其额外增加了双侧眶额部或眶额筛骨切除术，以暴露枕骨大孔。

②额－眶－颧进路：适用于肿瘤位于斜坡的上部并向外侧扩展到海绵窦和硬脑膜内。其优点是脑组织回缩程度最小，到达病变的距离短，能多方位观察并且没有污染。缺点是视野受限，需要切除位于颅底骨质内肿瘤，需要两种手术进路，如扩展的前额进路。

③颞下进路：适用于中颅窝肿瘤。

④经髁进路：适用于肿瘤位于斜坡的下部和 CCJ（颅颈连接），优点视野短宽无污染，尤其适宜肿瘤位于 CCJ。

⑤经上颌骨进路：特别适宜延伸到蝶骨斜坡上中部，但外侧浸润最小的硬膜外病变。

关于手术切除范围，Tamaki 等提出由手术报告和术后放射学研究决定：完全切除是指手术进行中和术后放射学显示可疑又可观察到的残余肿瘤，次全切除是指至少切除 90% 的肿瘤，部分切除是指切除 90% 以下的肿瘤，为了获得完全肿物切除达到 50% 的比例，16% ～ 50% 的患者需要做联合进路或多期颅底手术。

诸多作者主张积极广泛切除颅底或颅内脊索瘤，59% ～ 67% 获得根治性切除，但有较高的并发症发生率：28% 展神经麻痹，15% 听力损失，8% 永久性面瘫，8% 视力下降，脑脊液漏，血管损伤等。

SamiiA 等认为选择个体化手术进路，经筛进路适宜于蝶窦侵犯，此进路比较安全，乙状窦后进路适宜于肿瘤侵犯桥小脑角，肿物位于上斜坡区域并扩散到颞区，选择翼点进路。主张手术的目的不仅要根治性切除肿瘤，而且要保留神经功能，其发现次全切除配合术后放射治疗获得同样的生存率，并且保护了脑神经，提高了生活质量。

近些年，对于肿物位于斜坡、蝶鞍旁，可应用显微镜下或鼻内镜下切除，FatemiN 等经鼻内蝶窦进路显微镜下切除 14 例（均未行术前放射治疗）斜坡脊索瘤，4 例使用鼻内镜，8 例使用导航系统，肿物平均直径（32±17）mm；50% 患者有硬膜内侵犯，术后 MRI 显示近全切除＞ 90%。证实鼻内显微镜下斜坡脊索瘤切除安全有效，获得 86% 近全切除，80% 的患者改善了脑神经症状。鼻内镜和导航系统对手术有很大帮助。FrankG 等鼻内镜下经蝶窦进路处理斜坡脊索瘤，鼻内镜下经筛 - 翼 - 蝶骨进路处理原发斜坡、扩展到蝶鞍旁、岩尖和海绵窦的脊索瘤。提出与传统显微镜下经蝶进路比较，鼻内镜下切除颅底脊索瘤更灵活，并更拓宽切除颅底脊索瘤的范围。术中应用导航系统对保证手术切除彻底和安全性有很大帮助。

（二）放射治疗

头颈脊索瘤尤其是发生在颅底或颅内，手术难以切除彻底，对传统放射治疗不太敏感且放射治疗对周围脑组织损伤，因此关于放射治疗有争议。传统的分期放射治疗，只有应用适中剂量（40 ～ 55Gy），否则会损伤视神经或脑组织，因此残余肿瘤控制不佳。高剂量（照射剂量 64 ～ 79Gy）的质子束照射可达到持久的肿瘤控制，有报道术后质子束照射治疗或加质 - 光子放疗，5 年生存率 59% ～ 78%，带电离子放疗能够在肿瘤区释放较高的放射剂量（增加 20% ～ 35%），与传统的放疗相比有更大的剂量下降以致不伤害邻近的重要结构。

近几年认为伽玛刀是颅底脊索瘤手术后辅助治疗的重要选择，伽玛刀手术的特征是剂量分布不均匀，在肿瘤中心放射剂量最高，越靠近肿瘤边缘放射剂量越低，HasegawaT 等认为伽玛刀作为颅底脊索瘤术后的一个辅助治疗是合理的选择，要求残余肿物体积小于 20mL，平均最大剂量 28Gy，边缘剂量至少 15Gy，才能获得较长时间肿瘤控制。5 年存活率 80%，10 年存活率 53%；治疗 27 例，除 1 例面神经麻痹加重外，没有不良放射反应。

MartinJJ 等报道应用定向放射手术（SRS）作为脊索瘤手术后辅助治疗，平均肿瘤体积 9.8cm^3，中间到边缘放射剂量 16Gy，5 年存活率（62.9±10.4）%。KrishnanS 等应用定向放射手术治疗 25 例颅底脊索瘤，平均肿瘤容积 14.4cm^3，应用肿瘤边缘照射平均剂量 15Gy，肿瘤中心平均剂量 30Gy，2 年和 5 年肿瘤控制率分别为 89% 和 32%，报道出现脑神经损伤，放射性坏死和垂体功能紊乱。放射治疗的效果与肿瘤残留的大小和位置密切相关，AustinJP 等发现如果因为肿瘤邻近重要神经结构，如视神经和脑干，而给予低剂量放射治疗，复发时间缩短。

肿瘤大小超过 20mL 或残余肿瘤不规则，如条件允许应当考虑反复手术切除或者选择质子束治疗。

八、预后

虽然外科技术有了很大进步，但发生在颅底、颅内或鼻咽的脊索瘤不能完全切除。手术配合放射（伽玛刀、定向放射手术和质子束等）综合治疗大大提高了 5 年生存率，诸多学者报道 5 年生存率为 59% ～ 80%。影响治疗效果及预后的因素主要有：

（1）肿瘤发生部位，邻近脑干或神经血管。

（2）肿瘤的大小。

兰斌尚等就病理资料及有关文献，提出以下几点可预示脊索瘤预后不良：

（1）瘤组织以小型细胞为主，密集或巢状排列，液滴状细胞及黏液较少。

（2）瘤细胞有明显异型性，核深染，有核分裂或畸形核。

（3）瘤组织内无明显炎性细胞浸润，特别是淋巴细胞浸润。

（4）瘤细胞中无软骨化生。

（5）病程短，较早出现严重并发症。X 线片示骨质破坏迅速，呈虫咬状或穿凿状。

（6）早期发现转移。

第三章　贲门癌

第一节　贲门癌的应用解剖及生理

解剖学上的贲门为食管与胃的交界部位，而从组织学角度则以食管胃黏膜线（Z 线）作为食管与胃的分界线。该处发生的恶性肿瘤常或多或少地累及食管下端和（或）胃底；贲门部位恶性肿瘤的细胞类型也较为多样。目前贲门癌尚无公认的定义，很多关于贲门癌的研究也缺乏统一的标准。由于原发于贲门附近的食管下端、贲门及贲门下方近端胃的恶性肿瘤均可浸润食管 - 胃交界部，因此，临床上习惯性地将食管胃交界部的腺癌泛称为贲门癌（GCA）。世界上不同的国家对贲门癌的概念有着不同的规定：日本学者将食管下端及胃上端各 2cm 之内的范围定为贲门区；美国学者将病灶中心位于食管胃黏膜交界线上 1cm、下 2cm 区域内的癌定义为贲门癌；我国则将原发于或主要占据食管胃黏膜交界线下 2cm 范围内的癌定为贲门癌。1998 年国际胃癌协会和食管疾病协会协作会议将解剖学上贲门的上、下各 5cm 范围的食管和胃发生的癌定义为食管胃交界癌（AEG），亦即贲门区域癌，并将其按解剖部位进一步分为 3 型：

1. AEG Ⅰ型

发生于远端食管黏膜的腺癌，通常起源于食管的特异性肠上皮化生区（即 Barrett 食管），能够从上方浸润食管 - 胃交界部。

2. AEGH 型

真正意义的贲门癌，发生于解剖学贲门或食管 - 胃交界部的肠上皮化生区。

3. AEGD Ⅰ型

贲门下胃癌，从下方浸润食管 - 胃交界部及食管的下端。发生 AEG Ⅰ型癌的患者常常有食管裂孔疝和胃酸食管反流病史，绝大部分患者合并食管下端特异性肠上皮化生。该病变可发生进行性异形性增生，并已被确认为癌前期病变。在 AEG Ⅱ和 AEGH Ⅰ型癌中，肠上皮化生较为少见，可能与肥胖及高糖、高脂摄入有关。低分化癌在 AEGn 和 AEGE Ⅰ型中多见。在临床上，3 种不同类型癌的淋巴转移模式也有所不同。这种分型有助于进一步研究该区域腺癌的发病机制、病理生物学行为和选择最佳的手术治疗方案。

作为一个位于食管与胃之间的解剖学意义上的括约肌，关于食管下括约肌的存在与否，目前仍存在两种不同的观点。早在 20 世纪 30 年代以前国外学者就报道观察到食管下端有一肌肉增厚部位，就是食管下括约肌。此后一些学者陆续报道从尸体解剖标本中发现食管胃连接部的肌层较邻近的食管或胃肌层厚 3 ～ 5mm。这与本观测结果是一致的。但是作为一个解剖学意义上的括约肌，仅仅根据肌层厚度这一点来确定是不够的，而应具备以下特点：

（1）有一个很清楚的环形肌环。

（2）借结缔组织间隔与其他邻近的肌肉分开。

（3）并由纵行肌纤维形成一个扩张肌。这些条件在食管胃接合部之间显然不存在。但在发现食管胃连接部存在一个高压带这一点上是一致的，因此在食管下段存在着生理性括约肌已成为国内外学者的共识。而这一生理性括约肌功能的实现是通过食管胃连接部的多种解剖学因素作用下共同完成的。主要包括：

（1）膈食管裂孔的钳夹作用。在裂孔处食管左侧壁常见一凹陷性压迹，此压迹随呼吸而改变，呼气时压迹变浅；吸气时，膈肌收缩，压迹变深，深吸气并屏住呼吸时，可使食管完全闭锁。这种钳闭作用在防止胃食管反流中起着相当重要的作用。

（2）食管下端增厚的环形肌即食管下括约肌的收缩。

（3）食管胃连接部胃大弯侧的套索纤维和胃小弯侧的卡环纤维。目前用流体力学压力计测到的食管下括约肌的部位与这两种纤维相关。

（4）贲门切迹（His 角）的抗反流功能，其机制是通过卡环纤维和套索纤维的收缩使 His 角变小，食管下端闭合。近年来，文献报道食管下括约肌平均长度为 3.16cm，其在呼气中期的腔内压力平均为 18.17mmHg，食管下括约肌长度在抗反流中起到重要作用，其在正常人群中不随年龄而变化。

食管下端在第 11 胸椎水平与胃的贲门相连接，在距离贲门约 5cm 处，食管肌层开始增厚，并可在食管表面观察到一个浅的环形切迹（称 A 环），由此环向下，大约在第 10 胸椎水平与膈食管裂孔相对处可见环形切迹，称膈切迹，A 环与膈切迹之间的部分又称膈壶腹，在膈切迹以下食管腹部弯向左侧连贲门，此段又称隐没段。在膈食管裂孔的边缘，膈上、下面的筋膜（膈胸膜筋膜和膈下筋膜）汇合成膈食管筋膜（又称 Laimer 韧带），该膜分为两层，向上、下附于食管壁上，向上可达膈食管裂孔以上 2 ～ 4cm，向下达贲门，将食管胃连接部包围在一个衣领状膜性结构内。

在食管腹段管腔内观察，可见食管黏膜的复层鳞状上皮与胃黏膜的柱状上皮的交界线呈“Z”字形（称 Z 线），与在外部见到的食管胃交界处的贲门并不处于同一平面，而高出贲门平面 1 ～ 2cm。这是从组织学角度的胃与食管的分界线，该平面又称 B 环。

在食管胃连接部，食管外层的纵行肌与胃壁的外纵肌层相连续。食管的环形肌层在与胃连接部以上 3cm 左右纤维数量增加，呈现向下逐渐增厚的趋势，在胃小弯侧的纤维维持着以前的状态，变成了不完整的半环状卡环纤维，胃底一侧的环形肌一部分连接到胃壁的中层肌纤维（即环层）。另一部分连续于胃的内层肌（即斜肌层），此层肌纤维又称套索纤维，此层肌纤维较薄且不完整，与胃小弯平行，并呈“U”形跨越贲门切迹，分布于胃前后壁，末梢呈扇形分散趋向胃大弯。

第二节　贲门癌的临床病理分型

一、大体分型

（一）早期

早期贲门癌大体形态与胃其他部位和食管的早期癌相似。1962年，日本内镜学会根据胃癌的分型方法提出了分型方案：

Ⅰ型隆起型：癌变处形成一乳头状隆起，在切面上肿瘤明显高出周围正常黏膜，肿瘤一般侵及黏膜或黏膜下层。

Ⅱ型浅表型：癌灶比较平坦，不形成明显的隆起或凹陷。此型又分为3个亚型。

Ⅱa型浅表隆起型：癌变处黏膜不规则地增厚，缺乏光泽，形成突出表面的小颗粒状斑块，切面呈灰白色。

Ⅱb型浅表平坦型：肉眼下很难发现异常，镜下可见癌变处黏膜染色略深，质地略粗，轻度充血，该处黏膜增粗，呈粗颗粒状，切面基本正常。

Ⅱc型浅表凹陷型：癌变处黏膜表浅呈糜烂样改变，表面粗糙或轻微凹陷，呈灰褐色。癌变区可见地图状改变，边界不规则，大小不一，与周围黏膜分界较清楚，癌变区之间可见正常黏膜。切面为灰白色细颗粒状。

Ⅲ型（凹陷型）：癌变处较周围黏膜明显凹陷，边界清楚，颜色灰褐，切面上癌组织不超过黏膜下层。

我国学者根据贲门癌的形态特点将其简单分为三型。

（1）凹陷型：肿瘤病变部位黏膜呈不规则的轻度凹陷，有少数为浅溃疡，与周围正常黏膜分界不明确，镜下分化常较差。

（2）隆起型：癌变部黏膜增厚粗糙，部分表现为斑块、结节或息肉状隆起，以高分化腺癌占多数。

（3）隐伏型：病变部黏膜多表现为颜色略深、质地稍粗，经组织学检查才能确诊。

（二）进展期

国际贲门癌分型一般沿用胃癌的Borrmann分型，根据肉眼表现分为：Ⅰ局限的孤立肿块及息肉样型，Ⅱ溃疡型，Ⅲ浸润溃疡型，Ⅳ弥漫型。我国学者据此对贲门癌分为4型。

1. 隆起型

肿瘤为向腔内隆起的肿块，呈菜花、结节巨块或息肉状，边缘多较清晰，表面可有浅溃疡。

2. 局限溃疡型

肿瘤为深溃疡，边缘组织隆起，如围堤状，向周围浸润不明显，切面与周围正常组织境界清晰。

3. 浸润溃疡性

肿瘤向贲门内浸润生长而形成较深的溃疡，溃疡边缘不清晰，切面与周围组织分界不清。

4. 浸润型

肿瘤在贲门壁内浸润生长，受累处均匀增厚，皱襞消失，黏膜变平，周围黏膜常呈放射状收缩，切面与周围组织无界限。贲门癌的大体类型与预后有关，外科治疗预后以隆起型最好，局限溃疡型第二，浸润溃疡型较差，浸润型最差。

二、贲门癌的组织学

（一）组织发生

既往的研究认为胃溃疡、胃息肉（腺瘤）及慢性萎缩性胃炎皆被认为是胃癌的癌前病变。近年的研究发现上述几种情况发生癌变的机会都很小。特别是在贲门部，这三种情况比胃的其他部位更少发生，所以它们与贲门癌的组织发生关系不大。

目前被大多学者承认的观点是贲门癌起源于贲门腺的颈部干细胞，因其有多方向分化的潜能，可以形成具有贲门或腺上皮特点的腺癌。多数贲门癌的光镜、电镜和组化研究均表现为混合型是该观点的有力证据。不典型增生是贲门癌的癌前病变，它也是与贲门癌发病有关的溃疡、息肉、萎缩性胃炎共有的重要病理过程。当这些病变发生不典型增生的改变时才可能癌变。

（二）组织类型

国内部分学者将贲门癌的组织学类型分为两类：一是普通型的腺癌，其中包括乳头状腺癌、管状腺癌、黏液腺癌、印戒细胞癌及低分化腺癌。这与其他部位的胃癌相似。二是其他一些特殊的组织学类型，如腺鳞癌、类癌（嗜银细胞癌）以及癌肉瘤等。

中国医学科学院肿瘤研究所将进展期贲门癌的组织学类型分为：

1. 分化型腺癌

大部分癌细胞呈柱状，腺管结构排列较规则，分化较好。包括乳头状腺癌、形成明显黏液湖的黏液癌。

2. 低分化型腺癌

大部分癌细胞呈低柱状、立方、扁平或不规则形，常较小，胞浆较少，排列成小管状、筛状或条索状。

3. 弥漫型腺癌

癌细胞三五成群或单个散在的弥漫浸润，癌细胞较小，胞浆较少，偶可见腺管排列结构。癌细胞多呈不规则形或以印戒细胞为主。

4. 未分化癌

癌组织呈未分化状态，异形性明显，镜下无法判断向鳞癌或腺癌分化。

5. 鳞状细胞癌

癌组织有明显的向鳞状上皮分化的特征。一般认为大多数并非原发于贲门，应排除食管微小癌灶向贲门部的扩散或转移。当食管下段本身没有鳞癌而在交界线（Z 型线）以下贲门部发生的鳞癌才能认定是贲门鳞癌。

第三节 贲门癌的扩散和转移

贲门癌的扩散和转移主要有四种方式：

一、直接侵犯

贲门癌常直接浸润食管下端和胃上部（C 区），术后标本多已侵及肌层，甚至浸透浆膜层。肿瘤也可沿黏膜或黏膜下直接向上侵犯食管壁而形成向腔内凸起的肿块阻塞食管，此时往往不易与累及贲门的食管下段癌或侵及贲门的高位胃癌相鉴别。贲门癌发展到中晚期时常外侵明显，多累及膈肌裂孔区、胰腺、肝左叶、肝胃韧带、脾门以及其他腹膜后结构，使手术十分困难，甚至不能切除。

二、淋巴道转移

贲门壁各层均有丰富的淋巴引流网，并与食管的淋巴网交通。这些淋巴网汇集成许多壁外淋巴管，向下引流至腹腔丛或向上进入纵隔，最后都进入胸导管。日本学者通过淋巴造影证明贲门部存在三条淋巴引流系统：

（1）升干，沿食管壁的淋巴上行至纵隔淋巴管。

（2）右干，从小弯沿胃左动脉和贲门食管支至腹腔动脉旁淋巴管。

（3）左干，从后壁沿大弯和胰的上缘至腹膜后淋巴系统。左干又分为三条径路：一是大弯支，从大弯沿胃短动脉、脾门和脾动脉到腹腔动脉旁淋巴管。二是后胃支，从胃后壁沿食管胃后升支在胰腺上缘加入脾动脉系统淋巴管。三是膈支，从贲门左沿左膈下动脉贲门食管支直接注入主动脉旁淋巴管。

三、血行转移

贲门癌的血行转移常发生于肝、肺、脑、肾上腺、子宫、卵巢、脊柱以及皮肤等器官。其转移途径有两种：

（1）癌细胞通过胃的静脉回流到门静脉入肝，再经过肝静脉、下腔静脉、右心入肺，然后进入体循环。此为常见的血液转移途径。

（2）通过贲门或食管与其他器官间的静脉侧支不经过肝直接进入肺或体循环。

四、种植性转移

贲门癌发展到晚期浸透浆膜时有癌细胞脱落，常种植在周围腹膜、网膜、肠系膜、盆腔等处，严重者可出现腹腔积液，甚至是血性积液。

第四节　贲门癌的分期

贲门癌本身无分期，通常按胃癌的分期标准进行分期。

一、贲门癌的 TNM 标准和分期

国际抗癌联盟（UICC）胃癌 TNM 分期（1997 年）。

（一）原发肿瘤（T）分期

Tx 原发肿瘤不能评估

T_0 无原发肿瘤证据

Tis 原位癌

T_1 肿瘤浸润至黏膜层或黏膜下层

T_2 肿瘤浸润肌层或浆膜下层

T_3 肿瘤浸润至浆膜（脏腹膜），但未浸润周围结构

T_4 肿瘤浸润至周围结构

说明：

（1）肿瘤可穿透肌层并扩展至胃－结肠韧带和小网膜内而不穿破覆盖于这些结构的脏腹膜。在这种情况下，肿瘤被归为 T_2。如果肿瘤穿破覆盖于胃韧带或网膜的腹膜，则归为 T_3。

（2）胃的周围结构包括脾、横结肠、肝、膈肌、胰腺、腹壁、肾上腺、肾、小肠和腹膜后。

（3）十二指肠或食管壁内扩展的 T 分期以这些部位（包括胃）的最深病变为准。

（二）区域淋巴结（N）分期

Nx 区域淋巴结不能评估

N_0 无区域淋巴结转移

$N_{11\sim6}$ 组区域淋巴结转移

$N_{27\sim15}$ 组区域淋巴结转移

N_{315} 组以上区域淋巴结转移

（三）远处转移（M）分期

Mx 远处转移，不能评估

M_0 无远处转移

M_1 有远处转移

（四）临床分期

0 期 TiSNoMo

Ⅰ a 期 TiNoMo

Ⅰ b 期 TiNiMo，T2NcM。

Ⅱ期 TiNzMo，TNMo，T3NoMo

Ⅲ a 期 T2N2Mo，TsNMo，T4NoMo

Ⅲ b 期 T2N2Mo

Ⅳ期 INhMo，TwNsMo，任何 T 任何 NMi 这是目前最新也是应用最广泛的胃癌分期方法。

二、日本 PHNS 分期

（一）腹膜转移（P）分期

P_0 无腹膜、系膜、网膜或内脏浆膜转移

P_1 临近肿瘤腹膜的转移

P_2 远离肿瘤腹膜的散在性转移

P_3 远离肿瘤腹膜的弥漫性转移

（二）肝转移（H）分期

H_0 无肝转移

H_1 转移局限于肝的一叶

H_2 转移至肝两叶

H_3 弥漫性转移

（三）淋巴结转移（N）分期

N_0 无淋巴结转移

Nx 转移至第一站淋巴结

N_2 转移至第二站淋巴结

N_3 转移至第三站淋巴结

N_4 转移超过第三站淋巴结

（四）浆膜层侵犯（S）分期

S_0 肿瘤未累及浆膜层

S_1 高度怀疑累及浆膜层

S_2 肿瘤穿透浆膜层

S_3 肿瘤穿透浆膜层并累及邻近组织

（五）PHNS 分期

Ⅰ期 PqNoNoSo

Ⅱ期 PoHoNhSo

第五节　贲门癌的症状与体征

早期贲门癌患者缺乏明确的特征性症状。上腹部不适、轻度食后饱胀、消化不良、心窝部隐痛等症状，都易与消化性溃疡症状相混淆。吞咽不适或吞咽困难是贲门癌出现较晚的主要症状；还常有嗳气、呕吐、剑突下不适或疼痛、体重减轻等。贲门癌另一始发症状是上消化道出血，表现为呕血或是柏油便。根据出血的严重程度或伴随虚脱休克或表现重度贫血。此种情况的发生率约占患者的5%。由于缺乏哽噎症状，此种患者易被误诊为消化性溃疡出血。晚期病例除了吞咽困难，还可出现上腹和腰背的持续隐痛，表明癌瘤已累及胰腺等腹膜后组织，是为手术的禁忌证。

贲门癌早期无明显体征，随着病情的发展，可见消瘦、贫血貌甚至脱水。如果腹部出现包块、肝大、腹水征、盆腔肿物（肛门指诊），都系晚期征象。

第六节　贲门癌的影像学

一、贲门癌的 X 线诊断

（一）检查前准备

被检者于检查日清晨禁食水。如在下午检查，则早餐后禁食水。向患者说明检查方法及注意事项，以得到患者的密切配合。了解患者吞咽情况，以便选择适宜的钡剂。一般采用 1kg/L 以上浓度的、双重造影的硫酸钡混悬液。

（二）检查方法

1. 胸腹常规透视

除观察肺部、心脏等情况外，重点观察胃泡的大小形态，有无胃液潴留等情况。转动患者，观察贲门区有无软组织肿块影。

2. 双重对比造影方法

该方法在显示贲门部早期癌瘤及其范围等方面，明显优于常规钡餐造影法。肌肉注射 654-2 注射液 29mg，然后服产气粉 3g，于注射低张药物后 6～8 分钟开始检查。

3. 立位右前斜位

将患者转成右前斜位，在透视下开始吞服钡剂，仔细观察食管下端及贲门扩张开放情况，有无黏膜破坏，管腔有无狭窄和梗阻，轮廓是否光整等情况。

4. 侧卧位（左侧向上）

为贲门区的正面观，应作为诊断贲门癌的必照位置。此位置使贲门胃底部充分展开，形成良好双重对比，黏膜表面结构显示清楚，跟踪钡剂流动情况，透视下仔细观察，对发现早期微小病变十分有益。对于瀑布型胃，平卧转动体位，胃底钡剂不能流动而掩盖贲门部位时，患者应转至俯卧位，头侧床面抬高 15° ～ 30°，同样可清楚显示贲门正面观的双重对比。

5. 俯卧左后斜位

床置水平位，患者服钡后转体 2 ～ 3 周，转至俯卧左后斜位，重点观察贲门区黏膜皱襞形态及胃底轮廓、扩张情况及柔软度。此外，还应观察胃小弯及附近前后壁轮廓、蠕动情况。

6. 近似贲门的轴位观

可显示贲门及其周围情况，在贲门癌可显示贲门的全貌，也能较好地显示胃小弯的病变。这是发现和诊断贲门部病变不可缺少的体位。

7. 立位前后位显示

贲门胃底双重对比影像，让患者大口吞钡，观察贲门通过情况，明确胃体小弯侧及附近前后壁的侵及范围。同时观察胃的其他部位是否受侵。

（三）贲门癌的 X 线征象

1. 早期贲门癌的 X 线征象

（1）贲门区黏膜失去正常形态，表现为黏膜皱襞增粗、扭曲、紊乱、中断或消失。这是贲门癌最早和最普遍的 X 线征象。

（2）在增粗的黏膜皱襞中出现小的龛影或存钡区，如尖刺状或斑点状。

（3）因肿瘤突出黏膜面，在紊乱的黏膜皱襞中出现小的单发或多发的充盈缺损。

（4）贲门痉挛性狭窄，表现为贲门管僵硬，舒张受限，但若大口吞浓钡时仍能开放，是早期癌的一种表现。

2. 中晚期贲门癌的 X 线征象

（1）贲门区软组织块影：可呈结节状、分叶状或长带蒂状软组织影，向胃腔内突出。双重对比造影检查，肿瘤表面涂布钡剂，与胃泡中的空气对比可勾画出贲门肿块的全貌。

（2）贲门区龛影：龛影大小不一，形态不规则，深浅不等。龛影周围有黏膜破坏和充盈缺损。

（3）贲门狭窄、梗阻：贲门部癌组织浸润或生长引起贲门部狭窄和僵硬，钡剂通过时呈喷射状进入胃内。由于贲门癌的肿块常突入贲门下方，钡剂通过时常出现分流及绕流现象。

（4）食管下段受侵：贲门癌常累及食管下端，表现为食管下端黏膜破坏，管腔狭窄僵硬或充盈缺损，钡剂通过受阻。

（5）胃底受侵：胃底不规则增厚，使胃底与左侧膈肌之间距离加大。充气扩张时，胃泡缩小变形，失去其完整的半圆形轮廓。

（6）胃体小弯侧受侵：贲门癌累及胃小弯时，表现胃小弯轮廓不规则、僵硬或出现充盈缺损、龛影、黏膜破坏、消失等改变。

二、贲门癌的 CT 扫描

CT 扫描可显示肿瘤的大小、侵犯胃或食管的范围、肿瘤向外扩展的程度、是否侵及邻近器官以及腹腔内有无淋巴结或器官转移。对评估肿瘤能否切除及制订治疗方案有一定帮助，但不能仅据 CT 扫描结果决定是否施行外科手术治疗。

（一）扫描方法

患者常规空腹，扫描前口服 1%Gastrografin 或 1.2% 泛影葡胺 800 ～ 1000ml，使胃肠道显影；静脉注射 Busopan20ml 或 654 ～ 210ml，以抑制胃肠蠕动。患者取仰卧位，必要时加做左侧位或俯卧位。扫描时嘱患者屏气。扫描范围从食管的胸中段至腹部脐水平。

（二）贲门癌的 CT 表现

贲门胃底部边缘不整，左侧卧位时胃腔中可见不规则软组织肿块影。还可显示肿块的大小，与周围器官（如肝、脾、膈肌及胰腺等）的关系以及有无下纵隔、腹腔、腹膜后淋巴结肿大及肝转移和腹水等。

三、贲门癌的超声诊断

超声检查无创伤、无痛苦。能显示肿瘤的大小、形态、内部结构、生长方式、癌变范围、肿瘤在壁内浸润的深度、向壁外浸润以及转移等，弥补了 X 线和内镜的不足。同时，对保守治疗患者疗效的追踪观察及术后患者复发、转移的评估极有意义。其缺点是当探头较大时，有时难以通过贲门肿瘤狭窄处；探头较小时，由于超声频率高，组织穿透力小，对大体积肿瘤整体范围完整显像欠佳。

（一）检查前准备

检查前 3 日内未行含钡剂的 X 线造影，检查当日禁食，检查中饮用 300ml 经稀释的胃造影剂或 500 ～ 700ml 温开水。

（二）检查方法

患者采用左侧卧位或半侧卧位进行扫描。探头沿胸骨左旁、左肋弓方向朝肝左叶膈面滑动，可显示贲门－胃底部。

（三）贲门癌的超声表现

1. 正常贲门的声像特征

正常贲门呈鸟嘴状，内腔呈双带状强回声。贲门壁多显示为三层结构，从内腔开始第一层强回声为内膜界面，最外层强回声为浆膜层，中间低回声区主要为肌层。管壁厚度为 3 ～ 5mm，厚薄均匀。贲门管正常前后径为 9 ～ 19mm。

2. 贲门癌的声像特征

贲门部正常的三层结构消失，壁增厚，呈低回声或等回声，挤压内腔；横切面可见一侧壁增厚，使中心腔强回声偏移；饮水后可见贲门壁呈块状、结节蕈伞状、条带状增厚，并向腔内隆起，黏膜层不平整或增粗。肿瘤侵犯管壁全周则可见前后壁增厚，内腔狭窄，横断面呈靶环征。

3. 腹部转移淋巴结的声像特征

超声对上腹部淋巴结的显示率与部位、大小有关。通常能显示贲门旁、胃小弯侧、幽门上、肝动脉、腹腔动脉、脾门、脾动脉、肝十二指肠韧带、胰后及腹主动脉周围淋巴结。直径 0.5cm 以上的淋巴结一般均可显示，通常淋巴结的直径越大，转移的可能性越大。转移淋巴结多呈低回声或与癌瘤的回声一致，边界较清楚，呈单发或多发融合状。较大的淋巴结可呈不规则形状，内部见强而不均匀的回声多为转移淋巴结内变性、坏死的表现；炎性淋巴结多呈圆形或椭圆形，内部为均匀但较原发灶稍强，边缘欠清楚。有时鉴别较难。

第七节　贲门癌的内镜诊断

一、纤维内镜诊断

（一）适应证

（1）细胞学阳性，钡餐造影阴性或可疑，定性和定位有困难者。

（2）经钡餐检查病变位置已定，但病变性质难定者。

（3）原属贲门良性病变（如贲门失弛缓症），随诊过程中疑有恶变者。

（4）中晚期患者治疗前对病变定位并确定组织类型时。

（5）各种疗法治疗后进行疗效判定，除外复发时。

（6）贲门狭窄或术后吻合口狭窄的扩张或记忆合金支架治疗。

（二）禁忌证

（1）恶液体质。

（2）严重心血管疾病。

（3）急性呼吸道炎症。

（4）严重的出血性疾病或当日有大量的上消化道出血。

（5）癌已穿孔或有穿孔先兆者（必须镜检时可慎重进行或做好抢救、紧急手术准备）。

（三）术前准备

（1）术者应详细了解病史，复习其他检查资料，全面检查患者，以排除手术禁忌证。

（2）向受检患者解释清楚检查的意义和必要性，以及检查中可能感到的痛苦和不适以及需要配合的事项，尽量消除患者的恐惧心理。

（3）受检者术前 6 小时禁食水，清洁口腔。

（4）不必常规给予术前用药。一般采用 1% ～ 2% 的利多卡因先做口咽部黏膜麻醉，然后含咽 2 ～ 3 次即可，总量不超过 10ml（即 200mg）。

（5）检查时，受检者摘除义齿，解开上衣领口。受检者取左侧自由卧位，左嘴角下方预置一弯盘以便接取流出的口腔分泌液。

（6）术者检查内镜各部件的完好性，活检钳、细胞刷、吸引器等必须处于良好状态，保证检查顺利完成。

（四）操作方法

患者体位摆好后，置牙垫，先将镜端穿过牙垫圈送到口咽部，在直视下看清食管入口，嘱患者做吞咽动作，随食管口开放将镜端轻轻送入食管腔内。直视下将镜身缓慢推进并仔细观察。当镜端接近齿状线时稍作停顿，待贲门口开放时，进一步将镜端送入胃腔，以便于进行全面的观察。在置镜的过程中，切忌盲目、强力或快速插入，以防导致食管损伤或穿孔。

（五）镜下所见

1. 早期贲门癌的镜下所见

早期贲门癌镜下主要表现为黏膜的表浅的病变，形式多种多样，一般分为充血型、糜烂型、粗糙型和结节型 4 种类型。

（1）充血型：黏膜局限性充血，病变边界不清，黏膜微血管消失，触之易出血，但管壁柔软，蠕动良好。

（2）糜烂型：黏膜局部糜烂，呈深红色，失去光泽，病变周边界限清楚。糜烂区呈粗颗粒状，可有浅溃疡或小结节，触之易出血。管壁柔软，蠕动正常。此型最常见。

（3）粗糙型：病变区黏膜粗糙，微隆起，局部增厚，不规则，失去正常的色泽。局部管壁较僵硬。

（4）结节型：病变呈单发或多发小结节，表面易碎裂出血。有时呈息肉样，其周围的黏膜正常。

2. 中、晚期贲门癌的镜下所见

可见蕈伞状、肉芽状、菜花状、桑葚状或息肉状肿物。颜色可为淡红、暗红或灰白色不等。瘤体表面可有深浅不等的溃疡，被覆坏死组织，质脆，易出血。也可见肿瘤向腔内生长，内部隆起或带蒂与管壁相连。贲门部管腔狭窄，严重时镜端难以通过，其上方食管腔明显扩张。

在行镜检的过程中，应多方位观察病变的范围，尤其是胃底部更应注意。观察完毕之后，应进行摄影、录像，并于肿瘤与正常组织交界处进行咬检或加刷检。部分边界不清的病变，必要时可先行活体染色，然后在阳性区咬取活检。当管腔高度狭窄而肿瘤无法看清或肿瘤为深溃疡时，应避免盲目咬取活检，以免发生穿孔或大出血等并发症。

（六）术后处理

（1）患者在镜检术后 2 小时，咽部表面麻醉作用完全消失后，即可进食，以免误吸。

（2）术后注意口腔卫生，给予喉含片或 Dobell 溶液含漱。

（3）密切观察患者术后有无并发症发生。嘱患者如有颈部皮下气肿、胸痛、气短、发热等症状，应按急诊进一步诊治。

二、超声内镜诊断

超声内镜（EUS）具有内镜和超声双重功能，用于贲门癌的检查，不仅能直接显示肿瘤的部位和范围，还能了解肿瘤侵犯的深度、与周围结构的关系以及淋巴结转移的情况，为肿瘤的术前分期和评估肿瘤的可切除性提供重要证据。

（一）适应证

1. 评估

肿瘤侵犯的范围、浸润的深度、与周围组织器官的关系以及周围淋巴结转移的情况。这是最主要的适应证。

2. 其他适应证

同普通纤维食管镜。

（二）禁忌证

同普通纤维食管镜。

（三）术前准备

基本上同普通纤维食管镜。术前 5 分钟向患者口腔内滴入润滑止痛胶 5 ～ 6 滴，嘱其缓慢咽下，以利于镜身的进入和减少患者的痛苦。

（四）检查方法

患者取左侧卧位，放置牙垫，将超声探头经牙垫圈送到口咽部，在直视下看清食管入口，随患者做吞咽动作，将其逐渐轻轻送入食管腔内，缓慢推进并仔细观察。直至将探头进一步送入胃腔，进行全面的观察。记录仪记录或随机录像。

（五）声像学表现

1. 正常声像学表现

食管（胃）壁在声像图上显示五层结构：即第一层强回声带为黏膜层；第二层弱回声带为黏膜肌层；第三层强回声带为黏膜下层；第四层弱回声带为固有肌层；第五层强回声带为胃浆膜层（食管纤维膜）。

2. 肿瘤的声像学表现

食管（胃）壁增厚、膨隆，正常层次结构消失，癌灶边缘不规则。对比相邻的正常食管（胃）壁，可判断肿瘤浸润的深度。早期癌与中晚期癌的鉴别主要基于固有肌层回声带是否受累和中断。

肿瘤低回声区深入大血管壁内或二者的界限模糊，并对大血管壁产生明显的压迹，这是癌组织侵犯大血管壁的征象；如多个切面上肿块低回声区贯穿食管壁，与主动脉、下肺静脉、左心房、心包及奇静脉无间隙，该部血管壁搏动僵硬、消失，提示肿瘤与这些结构紧密粘连，EUS 可显示食管周围直径 2 ～ 3mm 的淋巴结，表现为椭圆形或圆形的较均匀的低回声区，边界清或欠清。淋巴结与肿块的关系有三种类型：淋巴结位于肿块附近，单独存在，二者之间有间隙相隔；淋巴结相互粘连成串或呈分叶状团块，与肿瘤相连或不相连；淋巴结与肿块紧密相连或与肿块相融合。判断淋巴结有无转移主要依据淋巴结的大小、短长径（S/L）比值及其边缘声像表现。通常认为淋巴结直径小于 5mm 则无转移；直径 5 ～ 10mm，同时 S/L ＞ 0.5 者视为可疑转移；直径大于 10mm 者则列为转移。直接的转移征象是淋巴结相互粘连成团或与肿块融合。当淋巴结内部回声欠均匀，与癌肿的回声一致或降低，同时伴有锐利的边缘，强烈提示有转移，而内部回声均匀但回声较原发灶稍强，同时边缘不清晰的淋巴结多为炎性改变。实际上肿大淋巴结并非都是转移，易出现假阳性。

对于管腔高度狭窄者，EUS 难以通过，检查效果受到一定限制。

（六）术后处理

同普通纤维食管镜。

第四章　甲状腺疾病

第一节　甲状腺功能亢进症

甲状腺功能亢进症（简称甲亢）是指产生和分泌甲状腺激素（TH）过多引起的一组临床综合征，主要以神经、循环、消化等系统兴奋性增高和代谢亢进为主要表现。引起甲亢的病因众多，以 Graves 病（GD）最常见，约占所有甲亢患者的 85%，多见于成年女性，男性与女性比为 1 ∶ 4 ～ 1 ∶ 6。所以，本章主要介绍 GD 所致的甲亢。

一、GD 的发病机制

（一）自身免疫

1. 体液免疫

甲状腺自身组织抗原主要有 TSH、TSHR、Tg、TPO、NIS 等。相应地，Graves 病患者血清中存在多种抗甲状腺自身抗原的抗体，如甲状腺球蛋白抗体（TGAB），甲状腺过氧化物酶抗体（TPOAB）和促甲状腺素受体抗体（TRAb），其中，TRAb 是引起甲状腺功能亢进症最主要的抗体，在 GD 患者血清中检出率达 80% ～ 100%。

TSH 受体是甲状腺细胞的一种特异性蛋白质，存在于甲状腺滤泡细胞膜上，TSH 通过 TSHR 控制甲状腺的生长及功能。TSHR 属于 G 蛋白耦联的受体超家族，主要存在于甲状腺细胞膜、豚鼠白色和褐色脂肪组织以及小鼠的眶后组织和脂肪组织中，也可存在于人外周血淋巴细胞、眶后及皮下纤维细胞中。

TRAb 是淋巴细胞分泌的一组多克隆抗体，可与 TSH 受体的不同位点相结合。TRAL 至少可分为三类。甲状腺刺激性（兴奋性）抗体（TSAb）是自身抗体的主要成分，它可与 TSH 受体结合，促进 TH 合成与释放，同时促进甲状腺细胞增生。甲状腺生长刺激免疫球蛋白（TGI）与 TSH 受体结合后，仅促进甲状腺细胞肿大，不促进 TH 的合成与释放。二者同属于兴奋型抗体。另有称作甲状腺功能抑制抗体（TFIA）或甲状腺生长封闭性抗体（TGBAb），其与 TSHR 结合后起到阻断及抑制甲状腺功能的作用。

TRAb 激活受体的方式与 TSH 相似，它通过与受体表面抗原决定簇反应而激活受体，被激活的受体通过腺苷酸环化酶（AC）-cAMP 级联反应、磷酸肌醇 -Ca^{2+} 级联反应、磷脂酶 A_2 途径产生生物学效应。

2. 细胞免疫

细胞免疫在 Graves 病中的作用越来越受到重视，Graves 病患者甲状腺及眼球后组织中有淋巴细胞和浆细胞的浸润，甚至形成淋巴滤泡。Graves 病患者淋巴细胞在体外可产生移动抑制因子阳性反应及 PHA 超常反应，在 Graves 病得到治疗后反应下降，这均提示 Graves 发病和细胞免疫有关。

另外，T 淋巴细胞的 TS 亚群和 Th 亚群均能通过调节 B 淋巴细胞的功能参与 Graves 的发生发展。故免疫调节功能紊乱也是细胞免疫导致 Graves 发病的一个重要机制。

3. 免疫监视功能

有研究认为，TRAb 主要由 B 淋巴细胞在受到持续刺激的情况下，增生分化为 TRAb 选择性 B 细胞之后大量产生。正常情况下，这一过程受到 T 抑制细胞（Ts）的抑制，而 Graves 病患者体内 Ts 细胞数目和功能下降，造成其与 T 辅助细胞（Th）之间平衡的失调，从而导致 B 细胞自身抗体产生过程的失控，最终造成 GD 的发生。一般认为，上述过程在 GD 的发病机制中具有重要的作用，但抗原特异性 Ts 细胞数目、功能下降的确切证据尚未被发现。

（二）遗传因素

与一般人群患病率相比，同卵双生者共同患病的概率达 30% ～ 60%，异卵双生者患病率为 3% ～ 9%。GD 患者一级亲属共同患病的概率也显著增高。而且 GD 患者的家族成员更易罹患慢性自身免疫性甲状腺炎等自身免疫性甲状腺疾病（AITD），其体内甲状腺自身抗体的检出率也显著高于一般人群。GD 的具体遗传方式尚不清楚，但其遗传模式应该是多基因的。

多种 HLA 相关抗原已被证明与 GD 的发病有关。HLA-DR3、HLA-B8 及 HLA-BW3 已被认为与白种人的易感性呈正相关。高加索人中的 HLA-B8、日本人中的 HLA-B35、中国人的 HLA-BW46 阳性者患病的相对危险性也增高。

细胞毒性 T 淋巴细胞抗原 4（CTLA4）基因被认为是影响 GD 遗传易感性的主要非 HLA 候选基因之一。其启动子与编码区的多个位点被认为与 GD、甲状腺相关眼病（TAO）的易患性有关。CTM 与 HLA 基因位点的共同作用可能占 GD 遗传易感性的 50% 以上。除此之外，尚有 TSHR 基因、干扰素 -γ 基因、肿瘤坏死因子 -β 基因、白介素 -1 受体拮抗剂基因等非 HLA 相关基因被认为与 GD 发病相关，但目前尚无一种遗传标志能够准确预测 GD 的发生。

（三）性别

未成年人中男女患病率无显著差别，成年女性的发病率是男性的 4 ～ 6 倍。

（四）感染

细菌感染主要通过分子模拟导致 AITD 的发生。如耶尔森杆菌的某些亚型具有 TSH 结构相似的膜结合位点，引起抗体对自身 TSH 受体的交叉反应，但 GD 患者伴随耶尔森杆菌感染的直接证据不足。

病毒感染一方面可引起 IL-1 非特异性分泌或诱导甲状腺细胞表达Ⅱ类抗原，向 T 淋巴细胞提供自身抗原作为免疫反应对象，另一方面可以直接作用于自身组织细胞，导致其破坏或凋亡，导致一些蛋白质抗原的释放，激活自身免疫反应过程。

（五）精神因素

不少GD患者发病前有精神应激史，但并无证据表明精神因素是GD发病的直接原因。针对二者的关系有人认为是精神刺激使中枢神经系统去甲肾上腺素分泌降低，CRH、ACTH、皮质醇分泌增多，免疫监视作用减弱，B细胞分泌自身抗体增多而致病，也有人认为精神因素只是起到了使原有的GD突然加重的作用。

（六）其他因素

有人认为甲状腺组织损伤可引起TSH受体胞外区结构改变而启动抗体的产生，但确切依据不足。吸烟以及过高或过低的碘摄入均可增加GD的患病风险。

（七）甲亢相关眼病（TAO）的发病机制

甲亢相关眼病（TAO）的发病与多种因素有关。目前，针对GD发病遗传因素的研究已提出至少50个相关基因，其中可能以HLA-2型、CTLA-4、PTPN22、CD40等最为重要，但目前尚未发现引起GD眼病遗传易感性的特异性基因。

另外，一些环境因素如吸烟、药物（如GH、胰岛素、^{131}I等）、眼部手术等也与TAO的发病密切相关。TAO的发生涉及体液免疫与细胞免疫的共同作用。研究认为，早期眼球后组织以细胞免疫为主，局部存在针对眼肌细胞的抗体依赖性细胞介导的细胞毒（ADCC）作用。随着病情的发展，转为体液免疫起主导作用，患者血清中抗眼外肌抗体阳性。

（八）局部黏液性水肿机制

GD患者黏液性水肿多发生在小腿下段胫骨前处，有时可伸展至足背部或膝部。其病理特征是表皮肿胀，皮肤和皮下组织黏多糖聚集、胶原增多、结缔组织纤维损害，与GD眼病球后组织的病理变化十分相似。目前已证实黏液性水肿患者皮肤和成纤维细胞中具有与TSH受体结构相似的抗原，其同样可以致敏特异型T细胞，产生多种炎症因子，导致局部皮下黏多糖聚集以及水潴留，进而导致局部皮肤的特征性病变。

（九）其他原因导致甲亢

1. 甲状腺炎

甲状腺炎属暂时性甲亢。可因各种原因所致的甲状腺炎导致滤泡破坏，T_3、T_4释放，引起暂时的甲状腺功能亢进表现，可因储存的甲状腺激素释放殆尽而逐渐发展为甲状腺功能减退。

2. 外源性因素所致甲亢

因治疗甲状腺功能减退、甲状腺肿瘤或结节性甲状腺肿而服用甲状腺素剂量偏大、因某些原因（减肥、治疗月经紊乱等）自行服用过量甲状腺素或误食等，造成一过性甲状腺功能亢进症，但外源性甲亢一般无甲状腺肿大，甲状腺摄碘率与血清 TSH 水平、甲状腺球蛋白水平常降低。

3. 毒性甲状腺腺瘤

毒性甲状腺腺瘤引起的甲亢多为持久性，血清 T_3、T_4 升高，TSH 受抑制而降低。其治疗应首选 ^{131}I，也可通过手术切除而治愈。

4. 毒性多结节性甲状腺肿

结节性甲状腺肿伴甲亢又称为毒性多结节性甲状腺肿。其发病原因不明，多为单纯性甲状腺肿久病后的常见结果。多见于 50 岁以上女性，甲状腺可触及多个肿大结节。甲亢表现多轻微，或为淡漠型甲亢。血清 TT_3 升高、TT_4 升高或正常。甲状腺摄碘率仅中度升高，故用 ^{131}I 治疗时剂量宜大，放射治疗无效时可行甲状腺次全切除术，可快速改善症状，缩小甲状腺体积，但易致甲减。

5. 异位甲状腺毒症

卵巢畸胎瘤是目前唯一引起异位甲状腺功能亢进的疾病。因患者畸胎瘤中含有大量甲状腺组织，而导致甲状腺激素含量过高，引起甲亢临床表现。

6. TSH 依赖性甲亢

TSH 依赖性甲亢多因垂体 TSH 分泌瘤所致，多为垂体大腺瘤或微腺瘤。血清中 T_3、T_4 及 TSH 水平均升高。常可有生长激素、催乳素等其他垂体激素的升高。对本病手术治疗效果好，无法找到腺瘤或肿瘤无法切除者可以溴隐亭或奥曲肽治疗。

二、病理生理与临床表现

甲亢的起病可缓可急。多数患者因数周或数月内出现性情急躁、怕热多汗、乏力、心悸、食量增加但体重减轻，或因发现颈部增粗、眼球突出而就诊。也有少数患者在受到重大精神刺激或感染、创伤之后，在数日之内出现严重的临床症状，呈“暴发性”起病。另有部分病例起病隐匿，进展缓慢，在起病数年之后方才就诊。心力衰竭和甲亢危象是引起患者死亡的重要原因。

不同患者的临床表现受到年龄、起病情况、甲状腺激素增高水平以及自身各个组织器官对激素敏感性差异的影响。儿童及青少年患者可出现生长发育加速、体重增加，逐渐可呈“肢端肥大”表现。起病缓慢的年轻患者临床症状一般较轻，且耐受性较好。老年患者可无典型的神经兴奋性增高的症状与体征，较易表现为神志淡漠、消瘦、乏力甚至恶病质。

（一）高代谢表现

甲亢患者维持基本生理功能及体力活动的效率降低，患者营养消耗增加，表现为食物摄入、对储存能量的利用和氧气的消耗增加，能量多以热能形式消耗。患者多表现为怕热、多汗、皮肤湿润、多食易饥、体重减轻。值得注意的是，部分年轻患者可因摄食增加明显而导致体重增加。

TH 主要通过对中枢神经、自主神经和周围组织的影响，起到增加基础代谢率，加速营养物质消耗的作用。TH 可以结合于靶细胞 DNA 调节序列的受体结构，调控靶基因的转录和表达，也可以不依赖于核内受体，而是作用于细胞质、细胞膜，调节靶细胞的功能和活性，例如 TH 可通过刺激细胞膜的钠 - 钾 ATP 酶，增加氧耗和产热。

TH 可促进蛋白质的合成与分解，而以促进分解为主，可致负氮平衡，血清总蛋白、清蛋白水平下降，尿肌酸排出增多；能诱导脂肪代谢过程中许多酶的生成，促进脂肪的合成、氧化及分解，但总体作用结果常致血中总胆固醇降低，三酰甘油降低或正常，游离脂肪酸和甘油升高，脂肪酸代谢产物酮体的水平也相应增高；TH 还可加速糖的氧化利用和肝糖原的分解，同时可能通过减少胰岛素受体数目、降低胰岛素与受体的亲和力等机制导致糖耐量异常，或进一步增大糖尿病患者外源性胰岛素的需要量。

（二）甲状腺弥散性肿大、胫前黏液性水肿可为 GD 的特征性临床表现

GD 患者甲状腺多呈弥散性、对称性肿大，体积为正常甲状腺组织的 2 ～ 4 倍，也有部分患者可伴结节或呈局限性甲状腺肿，亦可无甲状腺组织的肿大。肿大的甲状腺质软、表面光滑、无压痛，可随吞咽活动上下移动。由于腺体内血管增生，常可闻及连续性或收缩期为主的吹风样血管杂音，上、下级明显，杂音较强时常可扪及细震颤。而亚急性甲状腺炎者甲状腺质硬，常伴压痛；毒性多结节性甲状腺肿者，甲状腺组织质地不均匀，肿大而不对称；引起甲亢症状的甲状腺腺瘤，瘤外组织萎缩，触诊时甲状腺组织并不肿大。

约 5% 的患者有典型对称性胫前黏液性水肿，多见于小腿胫前下 1/3 处，也可见于足背、膝部，甚至头面部和四肢。初期呈紫红色皮损，随后逐渐呈斑块结节状突出于皮肤表面，最终可呈树皮样叠起，可伴感染和色素沉着。一些患者可伴有甲亢肢端病。表现为指端软组织肿胀，外形似杵状指，可伴疼痛及活动受限。X 线检查示指（趾）骨骨膜有不规则骨质增生，局部皮肤活检可见典型黏液性水肿改变。该病病程可达数月或数年，反复发作者治疗困难，但有部分患者可自行痊愈。

（三）甲状腺眼征

Graves 眼病是由多种自身免疫性甲状腺疾病引起的眼部病变。浸润性突眼和非浸润性突眼是甲亢患者眼部异常的两种主要类型。有 43% 的 GD 患者可同时伴有突眼，44% 的患者可于 GD 发病后出现突眼，另有 5% 的 GD 患者仅有突眼症状而显示甲状腺功能正常。

浸润性眼征与 TH 增多所致的交感神经兴奋性和眼肌紧张性增高有关，主要表现为：

（1）瞬目减少（Stellwag 征）。

（2）上睑移动滞缓（vonGraefe 征），眼球下移时角膜上缘可暴露白色巩膜。

（3）向上看时，前额皮肤不能皱起（Joffroy 征）。

（4）双眼辐辏不良（Mobius 征）。

（5）上眼睑痉挛。

（6）眼裂增宽（Dalrymple 征）。其中，后两者几乎可见于所有原因引起的甲状腺功

能亢进者。

浸润性突眼则为眶后组织自身免疫炎症的一种表现。患者多有畏光、流泪、复视、视力减退、眼部肿痛、异物感等症状，可并发青光眼。由于患者眼球明显突出，眼睑不能闭合，故常出现结膜、角膜的充血、水肿、溃疡，甚至出现全眼炎而致失明。大部分患者眼部炎症活动可持续 6 ～ 12 个月，之后可进入稳定期，部分病例可反复发作。因有少数患者突眼症状并不明显，但畏光、流泪、复视及眼球活动障碍等症状明显，因此，仅以眼球突出程度来判断浸润性突眼的严重程度是不合适的。目前常用NOSPECS 分级和 ACS 活动度评分来评价眼病的严重程度和活动度。

（四）心血管系统

甲状腺激素可以引起外周血管阻力下降，从而增加心脏、肾脏、皮肤、肌肉等多个组织器官的血液灌流，以适应甲亢状态下机体高代谢的需求。其中涉及的机制包括：

（1）甲状腺素作为一种血管扩张因子，可直接作用于血管平滑肌细胞引起血管扩张。

（2）甲状腺素作用于血管内皮细胞，使其产生 NO 等活性因子引起血管的扩张。

（3）机体代谢产生大量乳酸，同样可以刺激外周血管的扩张。

另外，甲状腺激素可以增加心肌收缩力和舒张功能，造成久病者心脏负荷长期增大，从而导致心肌肥厚、心脏扩大甚至心力衰竭。其中的机制包括：

（1）甲状腺激素能在细胞水平增加 α- 肌球蛋白基因的表达，从而增加其固有的 ATP 酶活性，为心肌细胞的收缩提供更多的能量，增加心肌纤维缩短率。

（2）甲状腺激素可通过激活促进内质网摄取钙离子的 ATP 酶，抑制内质网摄钙的负性调节因子，起到增加舒张期内质网对钙离子摄取率的作用。

（3）甲状腺素与儿茶酚胺结构相似，并可能增加心肌细胞中 β 肾上腺素能受体的数量，起到了拟交感神经兴奋的作用。

由于上述机制的作用，甲亢患者可表现为多种心血管系统症状。

（1）绝大多数甲亢患者有窦性心动过速表现，多在 90 ～ 120 次 / 分。活动或静息状态下心动过速持续存在，睡眠状态仍可达 85 次 / 分以上，常可闻及心尖部第一心音亢进及收缩期杂音。心率可随甲亢病情的控制而减慢。

（2）甲亢患者心律失常以心房颤动最为常见，也可见阵发性房性期前收缩、心房扑动、阵发性室上性心动过速和房室传导阻滞等。其中，心房颤动可为部分老年甲亢患者的主要临床表现，甲状腺药物治疗后，大部分心房颤动患者可恢复窦性心律。

（3）甲亢引起的心脏扩大和心力衰竭称为甲亢性心脏病，多发生于病程较长，年龄较大，甲亢未得到适当治疗者。在 TH 的长期作用下，患者多出现心肌肥厚，导致高排血量性心脏病。甲亢症状控制后，心功能可得到明显改善甚至完全缓解。

（五）呼吸系统

甲亢患者代谢率升高，造成氧耗量与二氧化碳生成量增加，作为代偿，患者可有气促、活动后呼吸困难表现。另外，呼吸肌无力，心功能不全所致肺毛细血管充血，肺顺应性降低，呼吸道阻力增加，二氧化碳弥散能力降低或肿大的甲状腺压迫气管等均是导致呼吸困难的原因。

（六）神经系统

甲亢患者多有神经系统兴奋性增高的表现。如多言多动、失眠紧张、焦虑、烦躁、易激惹、记忆力下降等。伸舌或平伸双手后可有细震颤，腱反射增强。老年患者则可表现为淡漠、寡言、抑郁，甚至神志模糊。

（七）肌肉

1. 甲亢肌病

甲亢患者体内大量甲状腺激素使线粒体氧化过程加速，能量以热能形式消耗，而维持肌张力和肌收缩力的 ATP、磷酸肌酸不足。患者多有肌无力症状，并可见肌肉萎缩，易累及上下肢近端肌，肩、骨盆带肌表现最明显。远端肌、呼吸肌、口咽肌也可被累及，可有肌萎缩，应注意甲亢肌病和一般情况下乏力、消瘦症状的区别。肌病患者尿肌酸排量可增多，但抗肌肉细胞的各种自身抗体阴性，血钾正常。肌肉活检示肌萎缩、脂肪细胞及淋巴细胞浸润，肌电图提示肌源性损害。甲亢肌病和甲亢的严重程度呈正相关，新斯的明无效，甲亢控制后肌病可好转。甲亢肌病少有急性发作，患者可合并甲亢危象，可在数周内出现言语及吞咽困难，发音不准，也可合并甲亢危象。另外，有研究认为特发性炎性肌病的发生也与甲亢相关。

2. 甲亢伴发周期瘫痪

临床表现以一过性或反复发作性肌无力和瘫痪为特征。夜间或劳累后发作多见。每次发作时间数分钟甚至数日不等，发作频率可一年或一日数次。发作时表现为下肢和骨盆带肌对称性迟缓性麻痹。严重者可有四肢麻痹甚至累及呼吸肌。发作时腱反射减弱或消失，神志清楚，可伴心悸、气短、言语困难、腹胀、恶心、烦躁不安等症状。甲亢症状控制后，麻痹发作可随之减少或消失。

患者发作时多有血清钾水平的降低，研究表明，这与钾离子在细胞膜内外分布不均有关。胰岛素注射可诱发麻痹，这被认为与其能够激活钠－钾 ATP 酶，促进钾离子向细胞内转运有关。此外，大量进食碳水化合物、劳累、剧烈运动、酗酒等也被认为是麻痹产生的诱因。麻痹症状可通过补充钾而得到纠正，普萘洛尔可预防麻痹发作。

3. 甲亢伴发重症肌无力

重症肌无力者中 3% ～ 5% 为 GD 患者，GD 患者中有 1% 合并重症肌无力。二者同为自身免疫性疾病，肌细胞中均可检出自身抗体。本病以面部肌肉受累多见，咀嚼、吞咽、言语困难为主要临床表现，严重者可有呼吸肌麻痹衰竭，甚至危及生命。甲亢性肌病与本病伴发时常可加重患者症状。面部肌肉受累、肌萎缩不明显、用新斯的明有效为本病与甲亢性肌病的主要鉴别点。

（八）消化系统

患者往往表现为多食易饥，但体重降低。这与甲状腺激素加速胃肠道蠕动、减少食糜与肠黏膜接触的时间造成消化、吸收不良有关。患者还可表现为食欲下降、恶心、呕吐，腹泻或脂肪泻，这多提示疾病已发展到严重阶段，有发生甲亢危象的可能。部分甲亢患者甲状腺明显肿大压迫食管，可出现吞咽困难症状。甲亢患者还易伴发溃疡性结肠炎、急性腹痛等，应注意鉴别，以免忽略伴发的疾病。

部分甲亢患者可有肝功能异常，但一般情况下肝损害较轻微，表现为肝酶、胆红素的升高，少数甲亢特别严重者，特别是伴有感染、危象或原有肝脏疾病者可有黄疸和肝大，提示预后差。

（九）血液系统

甲亢患者可有红细胞数目增多、血细胞比容及血红蛋白水平的降低，因甲亢患者代谢亢进，相对缺氧的外周环境可刺激肾脏促红细胞生成素的分泌，进而导致骨髓造血活动增强。部分甲亢患者可有轻度淋巴细胞增多与粒细胞减少，血清中黏附分子、内介素、白介素受体、可溶性Fas的浓度增高，患者可有血小板减少，血小板聚集率下降，寿命缩短。这与患者体内存在抗血小板自身抗体（IgG）有关。脾大、肠腺和淋巴结肿大多与自身免疫有关。

（十）内分泌系统

1. 肾上腺功能

甲亢患者皮质醇的代谢率增加，表现为尿皮质醇及尿17-羟皮质类固醇的排泄量轻度升高，但血浆皮质醇正常。ACTH的分泌量增多，使患者的肾上腺皮质长期处于高负荷状态，故遇到急性刺激时可有皮质功能不足的表现。

2. 性腺功能

儿童患者可有性发育延迟，妇女则常表现为月经稀少、月经周期不规律甚至发生闭经。某些患者表现为无排卵性月经周期，无生育能力。这可能与甲状腺激素影响GnRH的信号转导，干扰LH/FSH脉冲的频率和振幅有关。甲亢患者怀孕后的流产率升高，自身抗体的存在常被认为是流产的易感标志。10%的男性患者可有勃起障碍或乳腺发育，这与性激素结合蛋白（SHBG）水平升高（其可能机制是甲亢时过量的甲状腺激素使雌二醇生成增多，清除减少，过量的雌二醇使肝脏合成SHBG的量增多），雄激素、性雌激素转化率增加有关患者甲亢控制后，性腺障碍可完全恢复。

3. 其他

甲亢患者可有GH释放增加、骨代谢增强以及糖耐量的异常。

三、诊断

凡有高代谢临床表现，如不明原因的消瘦、乏力、怕热、心悸、腹泻、手抖、月经紊乱者，尤其是伴有甲状腺组织增大或突眼者，应高度怀疑甲亢的可能。某些患者无典型甲亢的临床症状，但其他疾病如糖尿病、结核、心衰、冠心病、肝病等治疗不满意，或仅有 TSH 降低这一化验指标的异常，也应警惕甲亢的可能。

典型甲亢的生化检查特点为血清总和及游离的 T_3、T_4 水平升高，而 TSH 水平降低。但不能以激素水平来判断患者疾病的严重程度。

（一）测定血液中激素水平

1. 血 TSH 的测定

现对 TSH 测定的敏感性已大大提高，用 IRMA 测定 sTSH 的血浓度为 0.4 ～ 3.0mU/L，其最低检出值可达 0.04mU/L，约 96% 的患者 TSH 水平低于正常低值。更有超敏 TSH（uTSH），正常范围为 0.5 ～ 5.0mU/L。在大多数情况下，若患者有典型临床表现，则只需血 uTSH ＜ 0.5mU/L 即可诊断为甲亢。TSH 的测定已被广泛应用于甲亢的筛选、诊断、病情追踪、药效评价和预后判断。

2. FT_3、FT_4 的测定

FT_3、FT_4 指未与血清蛋白相结合的 T_3、T_4，也是直接发挥生物学作用的形式，可直接反映甲状腺的功能状态。与 T_3、T_4 相比，其敏感、特异性均较高。RIA 法测定 FT_3 为 3 ～ 9pmol/L，FT_4 为 9 ～ 25pmol/L。但 FT_3、FT_4 水平也受到某些因素的影响，如家族性异常清蛋白血症所致高甲状腺素血症、全身甲状腺素抵抗或一些非甲状腺疾病均可导致 FT_3、FT_4 值的偏差。

3. TT_3、TT_4 的测定

血中 T_3 与蛋白结合达 99.5% 以上，T_4 的蛋白结合率则达到 99.95% 以上，故能够影响血清蛋白水平，尤其是 TBG 水平的因素均可引起 TT_3、TT_4 测定的偏差。如其常受到妊娠、雌激素、病毒性肝炎、淋巴瘤、遗传性 TBG 增多症等因素的影响而升高，受到雄激素、低蛋白血症、生长激素或 IGF-1、泼尼松龙等的影响而下降。二者的参考值，TT_3：1.8 ～ 2.9nmol/L，TT_4：65 ～ 156nmol/L。二者变化呈平行趋势，但在轻型甲亢、亚临床甲亢、甲亢初期与复发早期，TT_3 上升速度较快，幅度较大，故其为早期 GD、治疗中疗效观察、停药后复发的敏感指标。大多数甲亢患者 TT_4 水平升高，故其为判断甲状腺功能的最基本筛选指标。

（二）甲状腺自身抗体的测定

TRAb 测定具有重要的临床意义，未经治疗的 GD 患者，TRAb 的检出率可达 90% 以上，且甲亢患者，只要出现 TRAb 阳性，则可诊断为 Graves 病。TRAb 阳性则提示自身免疫为致病原因，可用于病因的鉴别。TRAb 是甲亢复发的重要预测指标。抗甲状腺过氧化物酶抗体 TPO 的测定同样具有重要意义，也是提示甲状腺自身免疫性病因的一项敏感指标。

（三）TRH 兴奋试验

现已逐渐被 TSH 浓度测定所取代。原理：甲亢患者因长期血清 T_3、T_4 水平高，可致

垂体TSH分泌受到抑制，此时，即使使用TRH进行刺激，血清TSH分泌也不会具有正常的高峰，而呈反应低下或无反应。此实验已很少使用。

（四）甲状腺摄碘率

本试验用放射性碘作为示踪物，测定碘在体内的移动速度和量，计算甲状腺摄碘的相关指标，能够发现甲状腺的自主高功能状态。正常甲状腺的吸 ^{131}I 率在 20 ～ 30 分钟已有一定数量，24 小时达高峰，甲亢者吸 ^{131}I 率高于正常范围和（或）高峰时间提早出现，甲状腺功能减退者则吸 ^{131}I 率降低，高峰时间延迟。

受检者空腹口服 2μCi 的 Na^{131}I 溶液或胶囊后，2 小时、3 小时和 24 小时分别以甲状腺功能仪测定计数率，计算吸 ^{131}I 百分率：甲状腺吸 ^{131}I 百分率=[（甲状腺部位计数率）-（本底计数率）]+[（标准源计数率）-（本底计数率）]×100%。可以时间为横坐标，吸 ^{131}I 为纵坐标，绘制动态曲线，可以直观地反映甲状腺摄碘功能状态，正常人甲状腺摄 ^{131}I 率在 20 ～ 30 分钟即可出现一定量，2 ～ 3 小时为 10% ～ 20%，24 小时为 25% ～ 40%，达高峰，为 2 ～ 3 小时摄碘率的 2 倍。甲亢患者各时期的 ^{131}I 摄取率均增加，高峰值可仍为 24 小时或有所提前，表现为早期 ^{131}I 摄取率增加，而 24 小时摄碘率下降。

本试验敏感性高，特别对早期甲亢的诊断有重要的临床意义，但并非所有摄碘率增高者都为甲亢。如缺碘性甲状腺肿、单纯性甲状腺肿、青春期时均可有摄碘率的增加，但无高峰的提前，可以甲状腺 ^{131}I 抑制试验来鉴别。

（五）影像学检查

首选超声检查。GD时，甲状腺呈弥散性、对称性、均匀型肿大，边缘多规则，内部回声多呈密集、增强光点，分布不均匀，部分有低回声、小结节状改变。甲状腺肿大明显时，常有周围组织受压和血管移位改变。多普勒彩色血流成像显示甲状腺组织血流呈弥散性分布，血流量大，流速快，呈“火海征”。超声检查可用于鉴别GD和无痛性甲状腺炎所致的甲亢。

X线、MR检查无显著优势，故不作为首选。

四、治疗

确诊甲亢后应注意低碘饮食，并补充营养物质，以适应机体高代谢的需求同时注意休息，放松心情，避免过量的体力活动。

目前GD的主要治疗方式有药物、手术、^{131}I 三种。其目的在于减少甲状腺激素的合成，改善临床症状与体征。三种方案各有其适应证和禁忌证，但多数患者在治疗方式的选择上并无绝对的界限，应综合多方面因素选择适当的治疗方案。

（一）抗甲状腺药物治疗

根据 2011 版 ATA/AACE《甲亢和其他病因甲状腺毒症诊治指南》的推荐，下列患者应优先考虑 ATD 治疗：女性、病情轻度、甲状腺轻度肿大、TRAb 阴性或滴度低下的甲亢患者，此类患者通过 ATD 治疗出现缓解的可能性较大。以下患者也应考虑 ATD 治疗：老年或存在增加手术风险的合并症或生存期有限的患者，无法遵守辐射安全规定的患者，有手术或颈部外照射史的患者，缺乏经验的甲状腺外科医生，有中、重度活动性 GD 患者。ATD 治疗的禁忌证主要是粒细胞缺乏或肝功能损害者。选择该治疗手段的患者较为关注 ATD 治疗后 GD 的缓解，并可避免甲状腺素替代、手术和辐射，但对 ATD 的潜在不良反应、治疗后需持续监测甲状腺各指标以及 GD 复发等顾虑较少。

抗甲状腺药物治疗甲亢已有 60 年的历史，常用的抗甲状腺药物有丙硫氧嘧啶（PTU）、甲巯咪唑（MMI）。

1. 抗甲状腺药物

硫脲类药物主要有丙硫氧嘧啶（PTU）和甲硫氧嘧啶（MTU）。咪唑类药物主要有甲巯咪唑（MMI），二者抗甲状腺机制相似，皆主要通过抑制甲状腺内碘的氧化及氨酸残基的碘化来阻断甲状腺激素的合成。而 PTU 还具有阻断 T_3 向 T_4 转化的作用，故可用于严重病例、甲亢危象等情况下的治疗。但两类药物是否具有免疫抑制作用尚不能肯定。二者均可被胃肠道迅速吸收，1～2 小时达峰浓度，PTU 的血浆半衰期为 1～2 小时，每天需给药 2～3 次，而 MMI 的血浆半衰期则为 4～6 小时，一般每日给药 1 次即可。目前除甲亢危象或合并妊娠以外，都首选 MMI 药物治疗。

2. 应用范围和指征

（1）药物治疗甲亢的优点

①疗效较肯定，对大多数患者有效。

②不损害甲状腺及其周围组织，不引起永久性甲减。

③某些特殊情况，如妊娠时可以使用。

④严重并发症的发生率不高，且可以监测并发症的发生情况。

⑤方便、廉价。

（2）其缺点主要为

①疗程长，通常需半年至两年。

②停药后复发率较高。

③某些并发症如粒细胞减少、肝损害、ANCA 相关血管炎较严重。

（3）应用范围

①青少年及儿童甲亢患者。

②病情较轻，病程较短，甲状腺肿大程度较轻者。

③患甲亢的孕妇（妊娠第一阶段宜使用 PTU 而非 MMI）。

④甲状腺次全切除术的术前准备，常与碘剂合用。

⑤甲状腺次全切除术后复发且不适合放射性碘治疗者。

⑥甲亢伴严重突眼者，可先试用小剂量抗甲状腺药物。

⑦甲亢伴心脏病、出血性疾病，不适于放射性碘治疗者。

⑧作为放射性碘治疗的辅助治疗。

（4）不宜使用抗甲状腺药物治疗的情况

①对药物有过敏反应者。

②甲状腺肿大特别明显，尤其是有结节者，使用药物往往难以得到持久缓解，有时还可造成结节增大，加重压迫症状。

③患者条件难以长期服药、随诊观察者。

④单一毒性腺瘤引起的甲亢。

3. 剂量和疗程

药物治疗甲亢一般分三个阶段：初治阶段、减量阶段、维持阶段

（1）初治阶段：甲巯咪唑的一般起始剂量为每日 15 ～ 30mg，丙硫氧嘧啶的一般起始剂量为 200 ～ 300mg。最新指南推荐剂量为：甲巯咪唑每日 10 ～ 20mg，丙硫氧嘧啶每日 150 ～ 450mg，分 3 次服用。

抗甲状腺药物主要通过部分抑制甲状腺激素的合成而起到作用，初治阶段，甲状腺中尚存留的大量甲状腺素仍能不断释放入血，故药物起效一般需要 2 ～ 4 周，症状控制往往需要 4 ～ 8 周甚至更久。用药治疗之后应每 4 ～ 6 周随访检查甲状腺功能。一般患者会在 4 ～ 12 周后，甲状腺功能得到相当程度的改善或恢复正常。此后应逐渐减少用药量。

影响由开始治疗到症状得到控制所需时间的因素包括原有甲亢的严重程度及甲状腺激素的存储量、抗甲状腺药物的剂量、TSH 受体兴奋性抗体的水平。TSH 兴奋性抗体水平高者往往提示预后不良，需加大抗甲状腺药物的剂量。PTU 可加至每日 600mg 或更多，MMI 则可加至 40mg/d。

（2）减量、维持期：每 2 ～ 4 周减量 1 次，PTU 每次减 50 ～ 100mg，MMI 每次减 5 ～ 10mg。待症状完全消除、体征明显好转后再进入维持期最新指南推荐，PTU 的维持剂量为 50mg，每天 2 ～ 3 次，MM 则为每日 5 ～ 10mg。

维持治疗期间，如无严重并发症，应持续治疗，不应随意停药。治疗期间应注意观察患者甲状腺的变化，相当一部分患者甲状腺经过一段时间治疗后可逐渐缩小，血管杂音逐渐减轻，症状逐渐控制。对于部分甲状腺持续增大的患者，应注意判断原因。其中一部分患者可因用药剂量过大导致甲减，TSH 分泌增多从而引起甲状腺的增大，对此类患者应酌情减少抗甲状腺药物的剂量，必要时可合用甲状腺素制剂。另一部分患者因甲亢控制不佳，而致甲状腺未能缩小甚至持续增大，对于此类患者应当加大抗甲状腺药物的剂量。

维持治疗 6 ～ 12 个月后，可根据患者对治疗的反应，判断其在长期服药后能否得到持久缓解。提示患者预后好的指标有：①疗效好，奏效快，6 个月已完全缓解，且小剂量药物维持治疗效果满意；②甲状腺缩小，血管杂音消失；③突眼逐渐减轻；④ TSH 水平恢复正常；⑤ TSH 受体抗体水平逐渐降低。抗甲状腺药物治疗满 1.5 ～ 2 年后，如符合

上述情况，可实行停药，之后每 6 ～ 8 周复查，若不复发，则可降低随访频率。复发多发生在停药后的 3 ～ 6 个月，此时患者有使用 ^{131}I 或手术治疗的指征。对长期随诊提示病情缓解的患者仍需终身随访，因部分患者可在数十年后发生自发性甲状腺功能减退症。

相反，若在服药 6 ～ 12 个月后，患者对抗甲状腺药物的需要量仍然较大，甲状腺体积变小不明显，TSH 持续低下或 TSH 受体抗体水平仍然高于正常则提示预后不良，停药后复发的可能性大。此时可给予 ^{131}I 或手术治疗。

4. 药物治疗的不良反应

抗甲状腺药物治疗的常见不良反应有粒细胞减少和药物性甲减，多较轻微。但少数患者可发生粒细胞缺乏或 ANCA 相关血管炎，此为抗甲状腺药物治疗的严重并发症，预后较差。

（1）粒细胞减少：粒细胞减少是指粒细胞计数低于 1.5×10^9/L，MTU 多见，MMI 次之，PTU 最少，多发生在用药后的 2 ～ 3 个月。但应注意的是，未经治疗的 GD 患者同样可出现粒细胞计数的减少，故在使用抗甲状腺药物治疗之前应测定粒细胞的基线值，以判断细胞减少的原因。粒细胞缺乏则指其绝对计数低于 0.5×10^9/L，是抗甲状腺药物治疗的最严重不良反应，发生率为 0.3% ～ 0.7%。多于用药后的最初 90 天发生，但也可发生在用药治疗的任何时间，抗甲状腺治疗的初期要密切监测血细胞计数，并警惕发热、咽痛等粒细胞减少的最常见症状。

一旦有粒细胞减少的发生，应使用升白细胞药物，如鲨肝醇、利血生等，必要时可使用粒细胞集落刺激因子。白细胞正常后停用。若粒细胞减少合并药疹，可加用抗组胺类药物治疗，但若皮疹加重应停用抗甲状腺药物，以免产生剥脱性皮炎等严重并发症。若粒细胞缺乏并继发感染、脓毒血症，则应立即停用 ATD，并静脉使用广谱抗生素。若粒细胞减少合并中毒性肝炎则应立即停药抢救。

（2）药物性肝损伤：PTU 诱发肝脏损伤较为多见，多发生在治疗 3 个月内，30% 患者可表现为血清转氨酶水平升高，可达正常值上限的 1.1 ～ 6 倍。PTU 相关的急性肝衰竭表现为痒疹、黄疸、白陶土样便、腹痛、乏力等。肝衰竭的发生率儿童较成人高，肝移植是急性肝衰竭患者的主要治疗措施。故使用 PTU 治疗者应定期复查肝功能，血清转氨酶升高 2～3 倍，经复查 1 周不见好转者应停用 PTU。MMI 所致的肝损伤多为淤胆性改变，停药后患者可缓慢完全恢复。

（3）ANCA 相关性小血管炎是抗甲状腺药物治疗的又一严重不良反应：为 PTU 特异性，多见于中青年女性。一般表现为间质性肺炎、肺出血、干咳和呼吸困难，急性肾衰竭如血尿、蛋白尿，另可有发热、关节炎、皮肤溃疡等。一些患者血清中红斑狼疮相关抗体阳性。该不良反应的临床表现可在停药后缓解，但严重病例可能需要大剂量糖皮质激素和免疫抑制剂的治疗。建议有条件的患者在 PTU 治疗前测定 ANCA 抗体，在治疗过程中监测尿常规及 ANCA 抗体，以预防本并发症。

（4）其他不良反应：药物性甲减，最早表现为治疗过程中甲状腺肿大与 TSH 的升高，应减低抗甲状腺药物用量或暂停用药。另外，约 5% 的患者可发生轻微的不良反应，如皮肤斑疹、发热、关节痛、腹部不适等。反应轻微时不必停药，可给予抗组胺药物对症处理，但关节疼痛可为暂时性多关节炎的前兆，应立即停止药物治疗。

（二）^{131}I 治疗

美国甲状腺协会和临床内分泌医师协会 2011 年甲亢诊疗指南认为，^{131}I 治疗是可以治愈甲亢的一种方法，治疗后出现甲减是 ^{131}I 治疗的目的，此时甲亢才算彻底治愈。

^{131}I 治疗甲亢的原理基于以下几个方面：①甲状腺组织对碘的摄取能力极强，尤其是甲亢患者，甲状腺摄碘率达 80% ～ 90%。故内服的 ^{131}I 可浓集于甲状腺组织内发挥效应。② ^{131}I 在衰变过程中能够释放出 β 射线，经其照射后的甲状腺滤泡细胞发生空泡化、核固缩，同时甲状腺组织发生炎症、萎缩、纤维化等改变。③ ^{131}I 的射程只有 2mm，这能够保证其释放的射线仅作用于甲状腺组织而不会对其周边组织产生破坏作用。这使得 ^{131}I 成为治疗甲亢的一种方便、安全、有效的措施。

1. 适应证与禁忌证

（1）适应证

①年龄＞ 25 岁，甲亢病情中度者。

②对抗甲状腺药物过敏，或治疗无效、治疗后复发者。

③因合并心、肾、肝等疾病不宜手术治疗或手术治疗后复发者。

④部分甲状腺高功能结节手术后有残余聚碘组织者应用 ^{131}I 放射治疗。

（2）禁忌证

①妊娠、哺乳期妇女，因 ^{131}I 可通过胎盘进入胎儿甲状腺组织，造成胎儿或婴儿呆小症。

②年龄在 25 岁以下者不宜作为首选。

③一般情况差者，如伴有严重的心、肝、肾脏疾病者。

④结节性甲状腺肿患者，若为热结节，则首选 ^{131}I 治疗，若为冷结节，或结节较大者，应首选手术治疗。

⑤重度甲亢，或有甲状腺危象者，应首先使用药物控制高甲状腺素血症，病情控制后再使用 ^{131}I 治疗。

⑥甲状腺摄碘率低下者。

⑦重症突眼者。

⑧周围血白细胞计数在（2 ～ 2.5）$\times 10^9$/L 以下者。

2. 剂量与疗效

照射剂量的大小关乎治疗的效果，以及治疗后甲减的发生率。故应使用合适剂量的 ^{131}I 治疗。使用 ^{131}I 的剂量由甲状腺组织的质量及甲状腺摄碘率为基础计算而来。

美国最新指南认为，固定剂量法采用一次给予 330 ～ 555MBq（lmCi=37MBq）的 ^{131}I 是有效的方案，可使多数 Graves 病患者治愈并出现甲减。国内目前多采用 1 次服药法，服药剂量计算公式：^{131}I 毫居里数（mCi）=（甲状腺质量 g）×0.08。经此方法计算得出的 ^{131}I 剂量并非适用于所有患者，以下情况可酌情减量（一般给予计算剂量的 1/3 ～ 2/3）：

（1）甲亢病情较轻，血中 T_3、T_4 和 TSH 均基本正常。

（2）血中 TgAb 和 TPOAb 阳性。

（3）经 SPECT 证实为多结节甲状腺肿。

（4）患者年龄小。

（5）甲亢伴肝病或甲亢性心脏病者。而甲状腺吸碘率接近正常，或甲状腺肿大较严重时，应适当增加剂量。

另外，使用 ^{131}I 治疗时有以下方面值得注意：

（1）甲亢病情严重者，使用 ^{131}I 治疗易致甲状腺危象，应先用抗甲状腺药物治疗 3 个月左右，待临床症状减轻后，再改用 ^{131}I 治疗。另外，此类患者宜使用 ^{131}I 分次治疗，首次给予总剂量的 1/2 ～ 2/3，1 周后再给予剩余剂量。

（2）一些药物，如含碘造影剂、丙硫氧嘧啶等，可降低甲状腺的摄碘率，影响治疗效果，故应于 ^{131}I 治疗前停药 3 ～ 7 天。

（3）自主功能性甲状腺结节在治疗时可在投以放射性碘后 2 ～ 4 天给予碘剂，可使半数以上患者放射性碘治疗的有效半衰期延长。

治疗有效的表现为临床症状的缓解、甲状腺组织的缩小、突眼的减轻、血生化指标趋于正常，多于治疗后 3 周以上才可见效。治疗 2 个月后测定甲状腺摄碘率正常，表示疗效较为稳定。一些患者首次治疗效果不理想，应分析原因，如碘剂量不足、患者本身对碘剂欠敏感、未适当应用碘剂辅助治疗等。根据国内报道，^{131}I 治疗甲亢的有效率可达 85% ～ 90%。

3. 并发症

（1）近期并发症

①一过性甲亢：可使用碘剂治疗，如 6 ～ 12 个月仍不能缓解，则考虑甲亢复发，应采用其他方法治疗。严重者经放射治疗后大剂量甲状腺素释放入血，可致甲亢危象，应及时处理。

②放射性甲状腺炎：见于治疗后 7 ～ 10 天，患者可感颈部膨胀及压迫感，吞咽时疼痛，多持续数日或一周后消失。早起给予对症处理，如给予止痛剂、非类固醇类消炎药有助于症状的缓解。

③一过性甲减，较少见，可表现为亚临床或临床甲减，部分患者使用 L-T4 治疗后可好转，部分患者可演变为永久性甲减。

④另有全身症状如恶心、呕吐、皮肤瘙痒、皮疹等，经治疗后 2 ～ 3 天可消失。

（2）远期并发症

①甲减：甲减是 ^{131}I 治疗最主要的远期并发症。发生早晚不同，有些为早期一过性甲减，经 L-T4 治疗后可好转，而大多数患者可有永久性甲减的产生，这与放射性物质剂量

大小并无必然关联，考虑晚期甲减的发生与甲状腺滤泡细胞的修复能力及甲状腺免疫损伤有关。随访调查显示，^{131}I 治疗 10 年后甲减的发生率可达 70%，患者需终身服用甲状腺外科终身服用甲状腺素治疗。甲状腺组织较小、新发甲亢、术后复发患者采用放射治疗的剂量应酌情减少，可有效降低甲减的发生率。

② ^{131}I 治疗后，大部分患者的突眼症状有不同程度的改善，但也有部分患者无明显缓解甚至出现症状加重，造成这种现象的具体原因不详。

③罕见的远期并发症为损伤甲状腺旁组织、致癌、染色体畸形、原发性甲状旁腺功能亢进症、周期性瘫痪、胫前黏液性水肿等。

（三）手术治疗

甲亢的手术治疗和 ^{131}I 治疗一样，试图通过减少有功能的甲状腺组织而减少甲状腺激素的合成及释放。甲状腺次全切除术多采用 Hartley-Dunhill 术式（一侧全切，另一侧次全切），经妥善的术前准备和细致手术，可使 70% 的患者达到治愈，且不需终身服药治疗。手术的病死率低，严重并发症少，但并发症种类较多，且仍有部分患者会在术后多年复发。

1. 手术适应证

（1）甲状腺明显肿大，伴压迫症状，或为异位（如胸骨后）甲状腺肿。

（2）结节性毒性甲状腺肿。

（3）疑为恶性病变者。

（4）病变中等严重程度，长期抗甲状腺药物治疗困难、治疗无效、之后复发而不欲行 ^{131}I 治疗者。

2. 手术禁忌证

（1）合并严重的心、肾、脑疾病，一般情况差而不适合手术者。

（2）经手术治疗失败者，因造成神经损伤的概率大大增加而不宜再次手术。

（3）妊娠头 3 个月及 6 个月之后。

（4）甲亢病情未控制者。

（5）病情较轻、甲状腺肿大不明显者。

3. 术前准备

术前使用药物配合治疗，控制患者心率＜ 80 次 / 分，T_3、T_4 在正常范围内，可有效减少出血、甲亢危象等术后并发症的发生。

目前最常用的方式为硫脲类配合碘剂。使用硫脲类药物使患者甲亢症状控制，心率＜ 80 次 / 分，T_3、T_4 在正常范围内，此时方可加用碘剂，每日 3 次，每次 3 ～ 5 滴，两种药物合用 2 周后进行手术较为安全。需要注意的是，硫脲类药物应在加用碘剂后继续使用，直到手术，否则可致病情复发，控制困难。

对于对硫脲类药物有不良反应或欲缩短术前准备时间的患者，可使用 β 受体阻滞剂普萘洛尔来降低周围组织对甲状腺素的反应。此药物作用迅速，但因其并未减少甲状腺素的生成和释放，故停药后极易造成甲亢危象，须于术前至术后坚持服药，并监测患者生命体征，防止甲亢危象的发生。

4. 并发症

（1）甲减：手术治疗后甲减的发生率高。有 20% ～ 37% 的患者在甲状腺次全切除术后发生甲减，持续 2 ～ 3 个月后自行恢复，为暂时性甲减，若持续 6 个月以上则为永久性甲减，需要终身服用甲状腺激素替代治疗。术后剩余甲状腺组织体积的大小是决定甲减发生率的重要因素。甲状腺次全切除术后遗留 2 ～ 4g 甲状腺组织，其甲减时候发生率达 25% ～ 40%，而甲状腺部分切除术者留下 8 ～ 10g 甲状腺组织，甲减的发生率达 5% ～ 10%。但甲减的发生不应视为手术失败。因此，为了避免术后甲亢复发、恶性组织残留，一般手术倾向于切除较多的甲状腺组织，发生甲减后再使用甲状腺激素替代治疗；另外，术后甲减的发生率与患者自身免疫状况和年龄、随访时间等因素相关。

（2）甲亢术后复发：甲亢的术后复发多在 1 ～ 5 年发生，晚期发生者少见。术后甲亢复发者不宜再次手术治疗，一方面因残余甲状腺组织少，再次手术极易损伤正常组织；另一方面因再次手术后仍有可能复发。一般给予抗甲状腺药物或 ^{131}I 放射治疗。

（3）喉返神经损伤：损伤一侧喉返神经可致声音麻痹，两侧同时损伤则可致声带麻痹、影响呼吸道的通畅，甚至造成窒息，须立即给予气管切开。

（4）损伤甲状旁腺组织或其血供可造成暂时性或永久性甲状旁腺功能减退：前者经补充维生素 D 和钙剂可逐渐缓解症状直至停用，后者则需终身服药治疗。

（5）其余并发症如创面出血、感染、甲亢危象、颈部交感神经损伤、颈部乳糜瘘及突眼恶化等极少见。

第二节 结节性甲状腺肿

结节性甲状腺肿是单纯性甲状腺肿的一种，多由弥散性甲状腺肿演变而成，属于单纯性甲状腺肿。

一、病因

（一）缺碘

缺碘是地方性甲状腺肿的主要原因之一。流行地区的土壤、水和食物碘含量与甲状腺肿的发病率成反比，碘化食盐可以预防甲状腺肿大，这说明缺碘是引起甲状腺肿的重要原因。另外，机体对甲状腺激素的需要量增多可引起相对碘不足，如生长发育期、妊娠期、哺乳期、寒冷、感染、创伤和精神刺激等，可加重或诱发甲状腺肿。

（二）致甲状腺肿物质

萝卜族食物含有硫脲类致甲状腺肿物质，黄豆、白菜中也有某些可以阻止甲状腺激素合成的物质，引起甲状腺肿大。土壤、饮水中钙、镁、锌等矿物质含量，与甲状腺肿的发生也有一定关系，部分流行地区除缺碘以外，也缺少上述元素。研究发现，在部分地区甲状腺肿的发生率和饮用水的硬度成正比。药物如硫氰化钾、过氯酸钾、对氨基水杨酸钠、硫脲嘧啶类、磺胺类、保泰松、秋水仙碱等，可妨碍甲状腺素合成和释放，从而引起甲状腺肿。

（三）激素合成障碍

家族性甲状腺肿由于遗传性酶的缺陷，造成甲状腺激素合成障碍，如缺乏过氧化酶、脱碘酶，影响甲状腺激素的合成；缺乏蛋白水解酶，使甲状腺激素从甲状腺球蛋白分离和释放入血发生困难，从而导致甲状腺肿。这种先天性缺陷属于隐性遗传性疾病。

（四）高碘

少见，可呈地方性或散发性分布，其发病机制为过量摄入的碘使甲状腺过氧化物酶的功能基因被过多占用，碘的有机化过程受阻，从而影响酪氨酸碘化，导致甲状腺代偿性肿大。

（五）基因突变

此类异常包括甲状腺球蛋白基因外显子10的点突变等。

二、病理生理

单纯性甲状腺肿在早期呈弥散性轻度或中度增生肿大，血管增多，腺细胞肥大。当疾病持续或反复恶化、缓解时，甲状腺因不规则增生或再生，逐渐出现结节，形成结节性甲状腺肿。随着病情的发展，由于腺泡内积聚大量胶质（胶性甲状腺肿），形成巨大腺泡，滤泡上皮细胞呈扁平，腺泡间结缔组织和血管减少。至后期，部分腺体可发生坏死、出血、囊性变、纤维化或钙化，此时甲状腺不仅体积显著增大，而且有大小不等、质地不一的结节。甲状腺结构和功能的异质性，一定程度上甲状腺功能的自主性是本病后期的特征。

三、临床表现

结节性甲状腺肿一般不呈功能上的改变，患者基础代谢率正常；患者有长期单纯性甲状腺肿的病史。发病年龄一般大于30岁，女性多于男性。甲状腺肿大程度不一，多不对称。结节数目及大小不等，一般为多发性结节，早期也可能只有一个结节。结节质软或稍硬，光滑，无触痛。有时结节境界不清，触摸甲状腺表面仅有不规则或分叶状感觉。病情进展缓慢，多数患者无症状。但当结节较大时，可压迫气管、食管、血管、神经等而引起下列各种症状。

（一）压迫气管

比较常见。一侧压迫，气管向另一侧移位或弯曲；两侧压迫，气管狭窄，呼吸困难，尤其胸骨后甲状腺肿更加严重。气管壁长期受压，可导致气管软化，引起窒息。

（二）压迫食管

少见。仅胸骨后甲状腺肿可能压迫食管，引起吞咽时不适感，但不会引起梗阻症状。

（三）压迫颈深部大静脉

可引起头颈部的血液回流障碍，这种情况多见于位于胸廓上口、体积较大的甲状腺肿，尤其是胸骨后甲状腺肿。患者面部呈青紫色的水肿，同时出现颈部和胸前浅表静脉的明显扩张。

（四）压迫神经

压迫喉返神经可引起声带麻痹（多为一侧），患者发音嘶哑。压迫颈部交感神经节，可引起 Horner 综合征，极为少见。

四、诊断与鉴别诊断

诊断要点主要是甲状腺结节和甲状腺功能基本正常。T_4 正常或者稍低，但是 T_3 可以略高以维持甲状腺功能正常，甲状腺 ^{131}I 摄取率常高于正常，但是高峰时间很少提前出现，T_3 抑制试验呈可抑制反应。血清高敏感性 TSH 浓度测定是评价甲状腺功能的最佳指标，血清 TSH 一般在正常范围。依据吞咽时随着喉和气管上下移动这个特征，不难诊断；但是如果有炎症或恶变存在，甲状腺肿与周围组织发生粘连，这一特征则不再出现。

（一）B 超

B 超作为首选的筛查方法，对评估结节的大小、良恶性具有一定价值。在超声显像下甲状腺结节可分为实性、囊性和囊实性。研究发现，采用彩色多普勒血流显像观察甲状腺结节数目、周边有无晕环和血流信号等可提高超声诊断符合率。研究发现，超声诊断符合率，腺瘤为 80%，结节性甲状腺肿为 85%，甲状腺癌为 68%。虽然尚没有对恶性病变具有确诊意义的特定超声显像指标，但某些特征性的超声表现（如沙砾样钙化等）对恶性结节的诊断仍颇具指导意义。超声显像对术前观察结节的数目和大小、对高危患者的筛查及行甲状腺抑制治疗后结节大小变化的随访等方面，具有其他检查无可比拟的优势。

（二）颈部 CT

囊壁环状强化、厚薄不均、壁结节强化和囊内呈岛状强化是结节性甲状腺肿颈部 CT 的特征性表现。同时 CT 尚可观察病变与周围结构的关系，这是外科医生最为关注的，除可显示气管、血管受压情况外，气管移位及狭窄程度也是麻醉医生气管插管所要了解的。可见，颈部 CT 增强及薄层扫描在评价甲状腺病变及与周围结构关系时有其独特优势。然而由于其价格昂贵及 X 线辐射，一般不作为常规检查。

（三）甲状腺同位素扫描

甲状腺同位素扫描最常用的同位素为 ^{131}I 和 ^{99m}Tc。在同位素扫描成像下结节可分为冷结节、温结节及热结节。因恶性结节通常不对碘有机化而表现为冷结节，故低功能的结节较正常功能结节的恶性率增高。然而，同位素扫描缺少特异性和精确性，冷结节中仅有10%～15%可能是恶性，而温结节中也有10%可能为恶性，热结节并不能绝对排除恶性。通过比较B超检查和同位素扫描检查对甲状腺结节疾病的诊断意义后发现，B超检查在鉴别甲状腺结节疾病的单多发性、良恶性、囊实性中的意义较大，可作为筛选甲状腺结节的重要手段，并可指导手术方案的选择；而同位素扫描需和病史、体格检查及B超显像检查相结合。有研究对超声与超声联合核素显像诊断甲状腺结节的对比研究后发现，对甲状腺结节的良恶性判断，超声联合核素显像与单纯超声诊断相比，并不能明显提高诊断符合率，超声检查仍应作为首选的筛检方法。另外，同位素扫描使患者接受相当量的放射性物质，因此近年来已很少应用。

（四）甲状腺功能检查

甲状腺功能检查主要评估是否合并甲状腺功能亢进（甲亢）。甲亢是结节性甲状腺肿的常见并发症，其为“弥散性甲状腺肿—结节性甲状腺肿—继发甲亢”这一病理发展过程的晚期阶段，药物疗效差。术前甲状腺功能检查虽不能评估甲状腺结节的良、恶性，但对术式的选择及术后的治疗都具有指导意义。

（五）分子遗传学技术

甲状腺结节和癌症之间不断地分子遗传学的信息交流将会拓宽基因型与表型之间的关系，同时也为不同类型的甲状腺癌的术前诊断提供了重要的信息。这些基因表达模式的变化与甲状腺肿瘤的分化相关。如良性高功能甲状腺结节和腺瘤中常见分子表达异常及TSH受体改变，而滤泡状甲状腺癌中可见甲状腺转录因子－过氧化物酶体增生物激活受体γ（PAX8—PPARγ）融合蛋白转位和抑癌基因ras激活，乳头状甲状腺癌中表现的ret/PTC转位和met激活等。

（六）细针穿刺活检（FNAB）

细针穿刺活检是鉴别甲状腺结节良、恶性比较准确的诊断性手段，临床资料表明，结节性甲状腺肿有合并甲状腺癌的可能。因此，如何提高恶性结节的检出率就显得相当重要。FNAB因并发症少且结果可信，成为评估结节良、恶性的一种有效手段。国外文献显示其敏感性为85%，特异性为88%。但是FNAB也存在假阴性。因此，对FNAB结果为良性的患者建议6～12个月复查随访。现在行B超引导下穿刺活组织检查，因有助于获得足够组织细胞并避免吸入过量的血液和囊肿液体，从而增加了诊断的准确性。

由于FNAB的准确性高，国外已将其推广至社区医院。在我国这项技术只在部分大医院中开展，其应用有待进一步推广。

结节性甲状腺肿应与甲状腺肿瘤、甲状腺炎相鉴别；位于甲状腺峡部的结节或囊肿，有时误诊为甲状舌骨囊肿；胸骨后或胸内甲状腺肿有时不易与纵隔肿瘤鉴别；与主动脉弓动脉瘤鉴别不难，后者多有搏动。

五、治疗

青春期的甲状腺肿大多可自行消退。对缺碘所导致的甲状腺肿，现在已经很少用碘化物，取而代之的是适量甲状腺激素制剂，以抑制过多的内源性 TSH 分泌，补充内生甲状腺激素的不足，达到缓解甲状腺增生的目的，适用于各种病因引起的甲状腺肿，尤其是病理改变处于发生胶性甲状腺肿以前，可以有显著效果。服用过多的碘化物可以导致甲状腺功能的紊乱。能查明致甲状腺肿物质，并避免之，自然是十分有用的。

（一）甲状腺激素

甲状腺干制剂常用量为每天 90 ～ 180mg，疗程一般 3 ～ 6 个月，停药后如有复发可以重复治疗，以维持基础代谢率正常范围；左旋甲状腺素片（优甲乐）对于早期阶段的年轻患者，可每天 100μg 治疗，第二个月增加至每天 150 ～ 200μg，血清 TSH 浓度测定可以估计甲状腺受抑制的程度。年龄较大或者长期患多结节性甲状腺肿者在接受左旋甲状腺素治疗前，宜进行血清高敏感性 TSH 浓度测定或 TRH 兴奋实验，以确定是否存在明显的功能自主性，若基础 TSH 极低或测不出以及 TSH 对 TRH 反应低下或缺如，则提示功能自主性，不宜采用左旋甲状腺素进行抑制性治疗；若能排除功能自主性，可采用左旋甲状腺素治疗，开始剂量每天不应超过 50μg，以后逐渐增加剂量，直至 TSH 值达到抑制终点值。结节性甲状腺肿对于左旋甲状腺素的反应不如弥散性甲状腺肿好，但对抑制其进一步肿大也有一定作用。

（二）碘补充

对单纯缺碘者补碘是合理的，补充碘后甲状腺即可见不同程度的体积缩小。由于碘缺乏是造成地方性甲状腺肿的主要病因，因此地方性结节性甲状腺肿的一般治疗应注意含碘食物的摄入。大多数国家通过食盐中加碘来提供饮食中足够的碘。必须指出的是，高碘和低碘都达不到治疗的目的，因此应正确补充含碘食物，根据体内碘的水平进行调节。碘治疗的一个可能并发症是甲状腺功能的亢进，但一般是一过性并且是自限性的。

（三）手术治疗

手术治疗的原则是完全切除甲状腺病变，并尽可能减少复发。手术指征包括：

（1） FNAB 为恶性或可疑恶性。

（2）肿块增长迅速或质地硬、活动度差等不能排除恶性。

（3）肿块较大影响美观。

（4）有气管、食管压迫症状。

（5）伴有继发性甲状腺功能亢进。

（6）胸骨后甲状腺肿。外科治疗结节性甲状腺肿有甲状腺大部切除术、甲状腺次全切术、甲状腺近全切术（仅留甲状腺背侧包膜）及甲状腺全切除术，明确为良性结节者，要保留尽可能多的正常甲状腺组织。

（四）激光光凝治疗

超声引导下经皮激光光凝治疗是近年采用的新方法。据报道，应用超声引导下经皮激光光凝治疗甲状腺单个冷结节，一次治疗可使结节缩小 46%，使压迫症状明显改善。该方法优点是热量扩散及组织坏死程度能人为控制，大多数患者能很好耐受，仅部分有轻微疼痛。由于左旋甲状腺素治疗可引起骨及心血管不良反应，因此，激光光凝治疗在治疗甲状腺功能正常的结节性甲状腺肿中越来越受到重视，将来可能替代左旋甲状腺素，成为非手术治疗结节性甲状腺肿的重要方法之一。

（五）中医药治疗

化痰软坚法，仅见颈部粗大，无特殊自觉症状者属于气郁痰结证，治宜化痰软坚，可选用海藻、昆布、浙贝、青皮、海浮石、半夏等。此外，适当进食海带、海蜇皮等海产或含碘丰富的食物。

第三节　甲状腺瘤

甲状腺瘤是起源于甲状腺滤泡细胞的良性肿瘤，是甲状腺最常见的良性肿瘤。好发于甲状腺功能的活动期。临床分为滤泡状和乳头状实性腺瘤两种，前者多见。常为甲状腺囊内单个边界清楚的结节，有完整的包膜，大小为 1 ～ 10 厘米。此病在全国散发性存在，于地方性甲状腺肿流行区稍多见。

一、病因机制

甲状腺瘤的病因未明，可能与以下因素有关。

（一）性别

甲状腺瘤在女性的发病率为男性的 4 ～ 6 倍，提示可能性别因素与发病有关，但目前没有发现雌激素刺激肿瘤细胞生长的证据。

（二）癌基因

甲状腺瘤中可发现癌基因 c-myc 的表达。腺瘤中还发现癌基因 H-ras 第 12、第 13、第 61 密码子的活化突变和过度表达。高功能腺瘤中还发现 TSH-G 蛋白腺嘌呤环化酶信号传导通路所涉及的突变，包括 TSH 受体跨膜功能区的胞外和跨膜段的突变及刺激性 GTP 结合蛋白的突变。上述发现表明腺瘤的发病可能与癌基因有关，但上述基因突变仅限于少部分腺瘤。

（三）家族性肿瘤

甲状腺瘤可见于一些家族性肿瘤综合征中，包括 Cmvden 病和 Catney 联合体病等。

（四）外部射线照射

幼年时期头、颈、胸部曾经进行过X线照射治疗的人群，其甲状腺癌的发病率约增高100倍，而甲状腺瘤的发病率也明显升高。

（五）TSH过度刺激

在部分甲状腺瘤患者可发现其血TSH水平增高，可能与发病有关。其机制可能是缺碘和致甲状腺肿物质的联合作用，导致甲状腺素的合成及分泌降低，反馈性地引起垂体分泌释放过高的TSH，甲状腺滤泡上皮长期在其作用下过度增生。实验发现，TSH可刺激正常甲状腺细胞表达前癌基因c-myc，从而促使细胞增生。

（六）甲状腺自身免疫性疾病

桥本甲状腺炎和甲状腺功能亢进均较其他病变合并甲状腺癌的概率高，这可能与机体自身免疫功能紊乱有关。主要是与免疫系统对机体肿瘤细胞的免疫监视和杀灭功能减弱有关。

（七）其他

高功能腺瘤的发病机制研究表明，腺瘤细胞上TSH受体基因不同位点发生突变，或刺激性G蛋白的α亚单位存在点突变，损害了GTP酶的活性，导致GTP酶的活性降低，cAMP的产生增加，出现在没有TSH作用的情况下，受体持续性激活，产生过量的甲状腺激素，临床上出现甲状腺功能亢进。

二、病理

甲状腺瘤根据其组织来源可分为三类：来源于滤泡上皮细胞的肿瘤、来源于滤泡旁细胞的肿瘤和来源于间叶组织细胞的肿瘤。其中，来源于滤泡上皮细胞的肿瘤称为甲状腺腺瘤。来源于滤泡旁细胞的肿瘤称为滤泡旁细胞瘤或C细胞腺瘤，很少见。来源于间叶组织细胞的肿瘤和其他器官一样，多种多样，良性肿瘤在其母组织名称后加瘤，如脂肪瘤、平滑肌瘤和血管瘤等。

（一）来源于滤泡上皮细胞的肿瘤（甲状腺腺瘤）

根据细胞形态、结构及功能不同又分为滤泡状腺瘤、乳头状腺瘤、自主性高功能性甲状腺腺瘤、嗜酸性细胞腺瘤、腺脂肪瘤、玻璃样变性梁状腺瘤等。

1. 滤泡状腺瘤

滤泡状腺瘤是最常见的甲状腺瘤，腺瘤一般为单发，偶见一个以上。直径多在2～5cm，小者可1cm，大的可达10cm以上，表面被覆完整的包膜，切面实性，质细腻，颜色根据其是否有水肿、黏液变性、出血囊性变而不同。细胞丰富时，呈淡红色或灰红色鱼肉状，当细胞较少而胶质多时则呈浅棕红色带胶质光泽。较大的腺瘤常有出血囊性变，并有瘢痕组织从中心向外放射，偶有合并钙化。瘤组织由大小不等的滤泡构成，细胞呈单层立方形或扁平状，腔内有粉红色的胶状体，间质常有充血、出血或水肿，胶原纤维常伴透明化、钙化和骨化等。根据其腺瘤实质组织的构成分为：

（1）胚胎型腺瘤：由实体性细胞巢和细胞条索构成，肿瘤细胞分化较原始，类似胚胎期甲状腺组织，不形成滤泡，细胞呈小梁或条索状排列，无明显的滤泡和胶体形成。瘤细胞多为立方形，体积不大，细胞大小一致。胞质少，嗜碱性，边界不甚清；胞核大，染色质多，位于细胞中央。间质很少，多有水肿。包膜和血管不受侵犯。

（2）胎儿型腺瘤：胎儿型腺瘤亦称小滤泡腺瘤，肿瘤由类似胎儿甲状腺的小滤泡构成，主要由体积较小而均匀一致的小滤泡构成。滤泡可含或不含胶质。滤泡细胞较小，呈立方形，胞核染色深，其形态、大小和染色可有变异滤泡分散于疏松水肿的结缔组织中，间质内有丰富的薄壁血管，常见出血和囊性变。

（3）单纯性腺瘤：滤泡形态和胶质含量与正常甲状腺相似，又称为正常大小滤泡腺瘤。肿瘤细胞分化良好，滤泡形态结构类似正常细胞滤泡，内含胶质，但滤泡排列较紧密，呈多角形，间质很少。

（4）胶性腺瘤：胶性腺瘤又称巨滤泡性腺瘤，最多见，瘤组织由成熟滤泡构成，细胞形态和胶质含量与正常甲状腺细胞相似，但滤泡的大小差异大，排列紧密，有时可融合成囊。

（5）不典型腺瘤：很少见，发病率约占滤泡腺瘤的2%，肉眼见肿瘤体积较大，平均直径在5～6cm，腺瘤包膜完整，质地坚韧，切面实性灰白色，细腻而无胶质光泽。镜下细胞丰富，呈梭形、多边形或不规则形，密集，呈片状和弥散性分布，结构不规则，不形成滤泡，间质甚少，核有异型，深染，染色质呈颗粒状，但核分裂象少见，间质少，无水肿。细胞虽然有异型，但无血管浸润和包膜浸润，无转移，呈良性。在处理这种腺瘤时，一定要仔细小心，多处取材，排除恶变。有专家称，至少取8～12块，没有发现包膜和血管浸润后才能做出非典型腺瘤的诊断。

（6）透明细胞腺瘤：透明细胞腺瘤是十分少见的滤泡腺瘤亚型，由透明细胞构成，瘤细胞呈巢状或片状排列，部分区域形成滤泡或不完整滤泡，缺乏胶质。电镜下可见瘤细胞胞质富含糖原和呈囊泡状肿胀的线粒体，可能与细胞水肿和变性有关。免疫组化标记染色甲状腺球蛋白（Tg）染色阳性，可以与其他转移和原发的透明细胞形态的肿瘤进行鉴别。不过要特别注意，透明细胞变性在滤泡细胞癌中的发病率远远高于滤泡腺瘤，故发现透明细胞变性区要多取材，以便排除滤泡细胞癌。

进行这些亚型分类的目的在于，腺瘤内的细胞数越多，提示腺瘤发生恶变的机会越大，越应积极寻找恶变的依据，包括血管和（或）包膜的浸润等。

2. 乳头状腺瘤

良性乳头状腺瘤少见，多呈囊性，故又称乳头状囊腺病。乳头由单层立方或砥柱状细胞覆于血管及结缔组织构成，细胞形态和正常静止期的甲状腺上皮相似，乳头较短，分支较少，有时见乳头中含有胶质细胞。乳头突入大小不等的囊腔内，腔内有丰富的胶质。瘤细胞较小，形态一致，无明显多形性和核分裂性。甲状腺腺瘤中，具有乳头状结构者有较大的恶性倾向。凡有包膜浸润或血管受侵犯现象，均应列为乳头状癌，如具有 1 ～ 2 级乳头分支，瘤细胞排列整齐，异形核很小，分裂象偶见，且包膜完整，可暂时按乳头状瘤处理，但手术后定期随访有无复发与转移。

3. 高功能甲状腺腺瘤

高功能甲状腺腺瘤是一种少见的甲状腺腺瘤。腺瘤组织功能自主，不受垂体分泌的 TSH 调节。在腺瘤形成的初期，瘤体外的甲状腺组织仍能正常分泌甲状腺激素，保持正常的反馈调节，甲状腺功能正常。随着病情的进展，分泌的甲状腺激素增多，出现甲状腺功能亢进的表现，垂体 TSH 分泌受到抑制。结节周围的甲状腺组织功能部分或完全被抑制。

4. 特殊的腺瘤

（1）嗜酸性细胞腺瘤：嗜酸性细胞腺瘤又称 HUrthle 细胞瘤，绝大部分或全部肿瘤细胞由嗜酸细胞构成，瘤细胞体积大，呈多角形，细胞可分成梁索片状或实体片状分布，较少形成滤泡，即使形成滤泡，也很少含胶质，有时瘤细胞可围绕血管形成假菊形团。细胞排列呈条索状或腺泡状。偶成滤泡或乳头状。乳头结构有二级分支，要与乳头状癌鉴别。胞质丰富，含有丰富的线粒体，核小深染，核仁突出，核异型性明显。虽然细胞学表现提示嗜酸细胞滤泡腺瘤有恶性的可能，但由于其生物学行为缺乏浸润性，提示为良性病变。

（2）脂肪腺瘤：脂肪腺瘤是非常少见的良性肿瘤。肉眼见包膜完整，分界清楚。光镜下见分化成熟的脂肪组织中有小滤泡和呈单纯性结构的滤泡岛，或由分化成熟的滤泡和脂肪构成。有人认为是腺瘤间质的脂肪化生。

（3）玻璃样变性梁状腺瘤：玻璃样变性梁状腺瘤也是一种少见的特殊类型的腺瘤，表现为包膜完整的肿块。细胞丰富，形成细胞柱，呈梁状条索状排列伴有突出的玻璃样变性，玻璃样变性可出现在肿瘤细胞的胞质内，也可出现在细胞外间隙。小梁曲直不一，可形成特殊的“器官样”构象，与髓样癌、乳头状癌、副节瘤的图像相似，但为良性病变。有时可出现核沟和砂粒体，但很少见。一免疫组化染色和甲状腺球蛋白总是阳性表达，可与其他肿瘤相鉴别。同时也出现局灶性的表达 NSE、嗜铬素 A。

（二）来源于滤泡旁细胞的肿瘤

滤泡旁细胞即 C 细胞，边界清楚的良性肿瘤称为 C 细胞腺瘤，部分不形成肿块的称为 C 细胞增生症。

1. C 细胞增生症

C 细胞增生，均认为是家族性髓样癌的前期病变，也可为反应性增生，其以两侧叶的中心部位较明显，呈弥散性或结节性增生；常为多发性，结节多有明显的界限但结节中常有甲状腺滤泡的夹杂，无淀粉样物质沉积。弥散性增生的 C 细胞可位于甲状腺滤泡内或滤泡旁，呈小叶分布。有学者认为，每个滤泡中 C 细胞数在 6 个以上或每个低倍视野内 C 细胞超过 50 个即可诊断为 C 细胞增生症。作为髓样癌的前期病变，增生的 C 细胞存在一定的异型性，如核大，深染，细胞大小稍不一致等。常见的继发于甲状旁腺功能亢进、桥本甲状腺炎、甲状腺肿瘤等的C细胞增生症，增生的C细胞无明显的异型性。C细胞在HE切片上也很难辨认，常常需要做降钙素的免疫标记染色，增生的C细胞为强阳性。

2. C细胞腺瘤

C细胞腺瘤是由C细胞发生的具有完整包膜包裹的良性肿瘤，罕见。镜下形态与透明变性的梁状肿瘤相似，鉴别的主要依据依然是降钙素的免疫组化标记，C细胞腺瘤呈阳性反应，而梁状腺瘤为阴性。C细胞腺瘤与髓样癌的关系是否有别于髓样癌还有争议。有人提出C细胞腺瘤就是髓样癌的早期病变，与髓样癌无本质的区别，还有待进一步研究证实。

（三）来源于间叶的肿瘤

原发性甲状腺的良性间叶性肿瘤如脂肪瘤、血管瘤、纤维组织细胞瘤等，均较少见。形态学表现和发生在其他器官的良性间叶性肿瘤相似，无特殊。

三、临床表现

甲状腺腺瘤可发生于任何年龄，好发于20～40岁女性，大于40岁发病逐渐减少，多数无自觉症状，绝大部分患者为偶然触及或他人发现颈部肿块。近年来部分患者常在体格检查时被医生发现。肿瘤常无痛，为单发、圆形或椭圆形，表面光滑，质地较韧，边界清楚，与皮肤无粘连，可随吞咽移动。增长缓慢，可长时间维持原状或不发生变化。一旦肿瘤内出血或囊变，体积可突然增大，且伴有疼痛和压痛，但过一时期又会缩小或囊性变，甚至消失。少数增大的肿瘤压迫周围组织，引起器官移位，但气管狭窄罕见；患者会感到呼吸不畅，特别在平卧时为甚。胸骨后的甲状腺腺瘤压迫气管和大血管后可引起呼吸困难和上腔静脉压迫症。少数腺瘤可因钙化斑块使瘤体变得坚硬。少数病例在一定时候可出现甲状腺功能亢进症状，产生过量甲状腺激素可能是功能性腺瘤，但也可能由腺瘤周围的甲状腺组织增生引起。当瘤体生长迅速，活动受限，质地硬，表面不平整，出现声音嘶哑，呼吸困难，颈部淋巴结肿大，应考虑有恶变可能。高功能腺瘤临床上常先出现甲状腺结节，逐渐增大，数年后出现甲状腺功能亢进表现，但甲状腺功能亢进的临床表现比较轻，不伴突眼。

四、实验室及相关辅助检查

（一）甲状腺功能检查

血清TT_3、FT_3、TT_4、FT_4、TSH均正常。高功能腺瘤血清甲状腺激素水平T_4、FT_4、T_3、FT_3升高，血TSH水平降低。

（二）X线检查

如腺瘤较大，颈胸部X线检查可见气管受压移位，部分患者可见瘤体内钙化等。

（三）核素扫描

90% 的腺瘤不能聚集放射性物质，核素扫描多显示为“冷结节”，少数腺瘤有聚集放射性碘的能力，核素扫描示“温结节”；自主性高功能腺瘤表现为放射性浓聚的“热结节”；腺瘤发生出血、坏死等囊性变时则均呈“冷结节”。

（四）B 超检查

对诊断甲状腺腺瘤有较大的价值，超声波下腺瘤和周围组织有明显的界限，有助于辨别单发或多发，囊性或实性。

（五）甲状腺穿刺活检（FNA）

有助于诊断，特别是在区分良恶性病变时有较大的价值。

五、诊断及鉴别诊断

（一）甲状腺瘤的诊断可参考以下几点

1. 20 ～ 40 岁青壮年

颈前单发结节，少数亦可为多发的圆形或椭圆形结节，表面光滑、质韧，随吞咽活动，多无自觉症状；颈部淋巴结无肿大。

2. 甲状腺超声检查

多为单发实性结节，边界清楚，部分可为囊实性结节。

3. 甲状腺功能检查正常

甲状腺抗体水平正常，肿瘤发生出血时，血清 Tg 水平可短期升高。高功能腺瘤血清甲状腺激素水平 T_4、FT_4、T_3、FT_3 升高，血 TSH 水平降低。

4. 核素扫描多显示为“冷结节”

少数腺瘤有聚集放射性碘的能力，核素扫描示“温结节”；自主性高功能腺瘤表现为放射性浓聚的“热结节”；腺瘤发生出血、坏死等囊性变时则均呈“冷结节”。

5. 甲状腺 FNA 检查

对诊断极有帮助。

6. 服用甲状腺激素 3 ～ 6 个月后肿块不缩小或更明显突出。病理活检是确诊的主要手段，由于甲状腺瘤有恶变倾向，特别是乳头状腺瘤，诊断确立后应尽快治疗。

（二）甲状腺腺瘤需要与以下疾病相鉴别

1. 结节性甲状腺肿

虽有单发结节，但甲状腺多呈普遍肿大，在此情况下易于鉴别。一般来说，腺瘤的单发结节长期病程间仍属单发，而结节性甲状腺肿经长期病程后多呈多发结节。腺瘤结节内外图像不一致而结节性甲状腺肿结节内外图像一致。腺瘤挤压包膜外围的组织形成挤压带而结节性甲状腺肿不挤压周围组织。另外，甲状腺肿流行地区多诊断为结节性甲状腺肿，非流行地区多诊断为甲状腺腺瘤。在病理上，甲状腺腺瘤的单发结节有完整包膜，边界清楚。而结节性甲状腺肿的单发结节无完整包膜，界限也不清楚。

2. 甲状腺癌

可表现为甲状腺质硬，结节表面凹凸不平，边界不清，颈淋巴结肿大，并可伴有声音嘶哑、霍纳综合征等。病理鉴别的要点就是血管浸润和包膜浸润，有血管或包膜浸润者为微小浸润癌，无则为腺瘤。细胞的丰富程度及细胞的异型性并不是诊断的指标，对判断良恶性没有意义。

六、治疗

（一）甲状腺激素治疗

甲状腺激素治疗能抑制垂体 TSH 对甲状腺腺瘤的刺激，从而使腺瘤逐渐缩小，甚至消失。从小剂量开始，逐渐加量。可用左甲状腺素 50 ～ 15μg/d 或干甲状腺片 40 ～ 120mg/d，治疗 3 ～ 4 个月。适于多发性结节或温结节、热结节等单结节患者。如效果不佳，应考虑手术治疗。高功能腺瘤有人建议随诊或试用甲状腺激素。随诊期间注意肿瘤大小的变化，如出现肿瘤逐渐增大，或出现周围浸润表现或压迫症状，须重复 FNA 检查，或手术治疗。

（二）手术治疗

近年来研究证实，临床上诊断单发结节在手术切除后病理检查约＞ 10% 是甲状腺癌，所以对单发结节最好是手术切除。若有下列情况时，更应及时治疗：

（1）年龄＜ 20 岁年轻人或＞ 40 岁成年人，尤其是男性患者。

（2）患者在幼年时，因颈面部或纵隔某些疾病有过放射治疗史。

（3）肿块迅速增大，质地坚硬，表面不平，活动受限，伴颈淋巴结肿大者。

（4）同位素扫描为“冷结节”。

（5） B 超检查证实为实质性肿块。

（6）引起甲亢者。

（7）年轻的高功能腺瘤患者。

目前多主张做患侧腺叶切除或腺叶次全切除而不宜行腺瘤摘除术。约有 25% 的甲状腺瘤为多发，临床上往往仅能查到较大的腺瘤，单纯腺瘤摘除会遗留下小的腺瘤，日后造成复发。切除标本须立即行冷冻切片检查，以判定有无恶变。若证实为恶性病变，应进一步扩大手术范围。若证实为甲状腺瘤时，则可结束手术。

（三）超导消融疗法

此法治疗甲状腺瘤效果也很满意，基本上达到手术治疗效果，颈部无瘢痕，安全无不良反应。适应证：

（1）肿瘤直径＜ 5cm。

（2）年龄大，伴心、肺等器官疾病不能耐受手术者。

（3）患者不愿或拒绝手术者。

（4）双侧多发甲状腺瘤。

（四）同位素 ^{131}I 治疗

另外，也可以用同位素 ^{131}I 治疗甲状腺腺瘤，但对于治疗高功能腺瘤使用 ^{131}I 的剂量大于治疗 Graves 病的剂量。此法多用于年龄较大者。

第四节　甲状腺癌

甲状腺癌是头颈部最常见的恶性肿瘤，甲状腺癌占所有恶性肿瘤的 1%。国外报道发病率为 0.5 万～10/10 万。根据肿瘤分化的程度，甲状腺癌根据组织学可以分类为分化型和未分化型。根据组织学来源，分化型甲状腺癌又可以分类为乳头状甲状腺癌（PTC）和滤泡状甲状腺癌（FTC），前者占全部甲状腺癌的 75%，后者占 16%；另有甲状腺髓样癌（MTC），占 5%；未分化型甲状腺癌仅占 3%。

一、病因与病理

甲状腺癌具体确切的病因目前尚难肯定，但从流行病学调查、肿瘤实验性研究和临床观察，甲状腺癌的发生可能与下列因素有关。

（一）放射性损伤

用 X 线照射实验鼠的甲状腺，能促使动物发生甲状腺癌。实验证明，^{131}I 能使甲状腺细胞的代谢发生变化，细胞核变形，甲状腺素的合成大为减少。可见，放射线一方面引起甲状腺细胞的异常分裂，导致癌变；另一方面使甲状腺破坏而不能产生内分泌激素，由此引起的促甲状腺激素（TSH）大量分泌也能促发甲状腺细胞癌变。

在临床上，很多事实说明甲状腺的发生与放射线的作用有关。特别需要注意的是，在婴幼儿期曾因胸腺肿大或淋巴腺样增殖而接受上纵隔或颈部放射治疗的儿童尤易发生甲状腺癌，这是因为儿童和少年的细胞增殖旺盛，放射线是一种附加刺激，易促发其肿瘤的形成。成人接受颈部放射治疗后发生甲状腺癌的机会则不多见。

（二）摄碘过量或缺碘

摄碘过量或缺碘均可使甲状腺的结构和功能发生改变，如瑞士地方性甲状腺肿流行区的甲状腺癌发病率为 2‰，较柏林等非流行区高出 20 倍。相反，高碘饮食也易诱发甲状腺癌，冰岛和日本是摄碘量最高的国家，其甲状腺癌的发病率较其他国家高。这可能与 TSH 刺激甲状腺增生的因素有关。实验证明，长期的 TSH 刺激能促使甲状腺增生，形成结节和癌变。

（三）其他甲状腺病变

临床上有甲状腺腺瘤、慢性甲状腺炎、结节性甲状腺肿或某些毒性甲状腺肿发生癌变的报道，但这些甲状腺病变与甲状腺癌的关系尚难肯定。以甲状腺腺瘤为例，甲状腺腺瘤绝大多数为滤泡状，仅 2% ～ 5% 为乳头状瘤，如甲状腺癌由腺瘤转变而成，则绝大多数应为滤泡状，实际上甲状腺癌主要为乳头状瘤，推测甲状腺腺瘤癌变的发生率也是很小的。

（四）遗传因素

5% ～ 10% 甲状腺髓样癌有明显的家族史，而且往往合并有嗜铬细胞瘤等，这类癌的发生与染色体遗传因素有关。

二、组织学分型

主要为乳头状癌、滤泡状癌、髓样癌和未分化癌，其他类型少见。据美国国家癌症数据库统计，在 1985 ～ 1995 年，53856 名甲状腺癌患者接受治疗，80% 为乳头癌，11% 为滤泡状癌，3% 为 Hurthle 细胞癌，4% 为髓样癌，2% 为未分化癌。乳头状癌和滤泡状癌恶性程度最低，未分化癌属高度恶性，髓样癌的恶性程度介于二者之间。具体为以下几方面。

（一）乳头状腺癌

乳头状腺癌是最常见的类型，大小不一。一般分化良好，恶性程度低。癌组织脆软易碎，色暗红，但老年患者的乳头状癌一般较坚硬而苍白。乳头状癌的中心常有囊性变，囊内充满血性液。有时癌组织可发生钙化，切面呈沙粒样。上述囊性变和钙化与癌肿的恶性程度与预后无关。显微镜下见到癌痞由柱状上皮乳头状突起组成，有时可混有滤泡样结构，甚至发现乳头状向滤泡样变异的情况。乳头状腺癌到后期同样可以穿破包膜而侵及周围组织，转移途径主要是淋巴管，一般以颈淋巴结转移最为常见，其次是血行转移到肺、骨等。

（二）滤泡状腺癌

滤泡状腺癌属分化的甲状腺癌，较乳头状腺癌少见，居第二位。其患者的平均年龄较乳头状癌者大。癌肿柔软，具弹性，呈圆形、椭圆形或分叶结节形。切面呈红褐色，可见纤维化、钙化，出血及坏死灶。分化良好的滤泡状腺癌在镜下可见与正常甲状腺相似的组织结构，但有包膜、血管和淋巴管受侵袭的现象；分化差的滤泡状腺癌则见不规则结构，细胞密集成团状或条索状。很少形成滤泡。播散途径虽可经淋巴转移，但主要是通过血行转移到肺、骨等。有些滤泡状腺癌可在手术切除后相隔很长时间才见复发，但其预后不及乳头状腺癌好。

（三）甲状腺髓样癌

甲状腺髓样癌（MTC）来源于滤泡旁细胞（C 细胞），是一种神经内分泌细胞癌。散发 MTC 约占 80%，其他为遗传肿瘤综合征，如多发性内分泌腺瘤综合征 2A 型（MEN2A）、2B 型（MEN2B）或家族性髓样癌（FMTC）。因为 C 细胞主要位于腺叶上极，因此，散发癌典型表现为上极结节。50% 以颈部淋巴结转移为首发症状，15% 散发患者表现为上消化道或呼吸道受压或受侵，5% ～ 10% 的患者表现为肺或骨转移症状。

（四）甲状腺未分化癌

甲状腺未分化癌是一种侵袭性强、高度恶性的肿瘤。多发生于老年人，肿瘤生长迅速，质硬而不规则，一般在短期内很快弥漫累及整个甲状腺，浸润气管、肌肉、神经和血管，引起吞咽和呼吸困难。病情进展快，较早可出现颈淋巴结转移和远处转移，常有肺转移、骨转移等。显微镜下见癌组织主要由分化不良的上皮细胞组成，细胞呈多形性，常见核分裂象。所有未分化的甲状腺癌均定为Ⅳ期。

三、分类

原发性甲状腺癌的分类有多种方法，迄今比较一致的分类为分化型甲状腺癌（乳头状癌和滤泡状癌）、髓样癌和未分化型癌。其他少见的还有 Hurthle 细胞癌、鳞状上皮癌、淋巴瘤和肉瘤等。其中大多数来源于甲状腺滤泡细胞，而髓样癌来自甲状腺滤泡旁细胞（C 细胞）。

（一）分化型甲状腺癌

多见于中年女性和儿童，男女发病比例 1 ∶ 2 ～ 3。大约有 10% 的病例（特别是儿童患者）首发体征是颈部淋巴结肿大。临床表现为单一的甲状腺结节，质地坚硬。B 超检查结节直径 > 1cm，实体性，可以与外周组织清楚地区分。核素扫描为“冷结节”。在多结节性甲状腺肿基础上发生的甲状腺癌，表现为单个突出的、体积较大的、坚硬的，区分于外周组织的结节。本病术前诊断主要依靠 FANC 确定。同时必须做颈部淋巴结 B 超，检查有否转移，这有助于外科医生决定术式。MRI、PET、CT 等检查对于诊断意义不大，对于体积大、生长迅速或侵入性的肿瘤可以估计甲状腺外组织器官被累及的情况。血清 Tg 主要用于术后肿瘤复发的监测，术前测定意义不大。

（二）髓样癌

MTC 发病率低且临床表现变异大，不同资料所反映的临床特征有一定的差异。临床上诊断 MTC 主要是依靠 B 超、ECT 等影像学检查明确甲状腺结节的良恶性，再结合病史及 MTC 特有的实验室生化检查来明确。MTC 属于神经内分泌肿瘤，较其他类型的甲状腺癌具有其独特的生物学行为，可产生降钙素（CT）、癌胚抗原（CEA）、ACTH、5-HT 等多种物质，因此，术前 CT、CEA 等肿瘤标志物的检查是 MTC 的主要检查手段之一。降钙素作为 MTC 敏感的肿瘤标志物，它在 MTC 患者的筛查、诊断、手术效果的评价、预后及随诊中都发挥着重要的作用。

（三）未分化型癌

未分化型甲状腺癌包括鳞癌、腺样囊性癌、大细胞癌、小细胞癌、黏液腺癌、分化差的乳头状癌、分化差的滤泡状癌等，发病率极低，恶性度高，手术切除率低，易局部复发。远处转移。单纯手术或放射治疗效果不佳，放、化疗可使部分病例原发肿瘤缩小，继而延长患者生存时间。

四、临床表现

患者的首发体征是颈部肿块和（或）颈部淋巴结肿大。临床表现为单一的甲状腺结节，质地坚硬。B超检查结节直径＞1cm，实体性，可以与外周组织清楚地区分。核素扫描为“冷结节”。在多结节性甲状腺肿基础上发生的甲状腺癌，表现为单个突出的、体积较大的、坚硬的、区分于外周组织的结节。临床上主要是依靠B超、ECT等影像学检查明确甲状腺结节的良、恶性，再结合病史及实验室生化检查来明确。本病术前FANC具有极高的诊断价值。

MTC属于神经内分泌肿瘤，较其他类型的甲状腺癌具有其独特的生物学行为，可产生降钙素（CT）、癌胚抗原（CEA）、ACTH、5-HT等多种物质，因此术前CT、CEA等肿瘤标志物的检查是MTC的主要检查手段之一。

五、辅助检查

（一）实验室检查

1. 血清TSH

如果TSH减低，提示结节可能分泌甲状腺激素。进一步做甲状腺核素扫描，检查结节是否具有自主功能。有功能的结节恶性的可能性极小，不必再做细胞学检查。如果血清TSH增高，提示存在桥本甲状腺炎伴甲状腺功能减退，需要进一步测定甲状腺自身抗体和甲状腺细针抽吸细胞学检查。

2. 血清甲状腺球蛋白（Tg）

Tg在许多甲状腺疾病时升高，诊断甲状腺癌缺乏特异性和敏感性。

3. 血清降钙素

该指标可以在疾病早期诊断甲状腺癌细胞增生和甲状腺髓样癌。

（二）甲状腺B超

甲状腺B超是确诊甲状腺结节的必要检查。它可以确定结节的体积，有否囊样变和癌性征象。癌性征象包括结节微钙化、实体结节的低回声和结节内血管增生。一般认为无回声病灶和均质性高回声病灶癌变危险低。

（三）甲状腺核素扫描

经典使用的核素是 ^{131}I、^{123}I、$^{99m}TcO_4$。根据甲状腺结节摄取核素的多寡，划分为“热结节”“温结节”和“冷结节”。因为大多数良性结节和甲状腺癌一样吸收核素较少，成为所谓的“冷结节”和“凉结节”，所以诊断价值不大。仅对甲状腺自主高功能腺瘤（热结节）有诊断价值。后者表现为结节区浓聚核素，结节外周和对侧甲状腺无显像。这种肿瘤是良性的。

（四）甲状腺细针抽吸细胞学检查（FNAC）

FNAC 是诊断甲状腺结节最准确、最经济的方法。FNAC 结果与手术病理结果有 90% 的符合率。仅有 5% 的假阴性率和 5% 的假阳性率。当然符合率取决于操作者的成功率，差异较大。

FNAC 有 4 个结果：

（1）恶性结节。

（2）疑似恶性结节，主要是滤泡状甲状腺肿瘤，这类结节中 15% 是恶性的，85% 是良性的，依靠细胞学检查区分它们是不可能的。

（3）良性结节。

（4）标本取材不满意。后一种情况需要在 B 超引导下重复穿刺。多结节甲状腺肿与单发结节具有相同恶变的危险性。如果仅对大的结节行 FNAC，往往容易使甲状腺癌漏诊。这时 B 超的检查显得重要，FNAC 要选择具有癌性征象的结节穿刺。

（五）组织活检

对于甲状腺细针抽吸活检（FNAB）有疑问者，可做手术活检。分化癌镜下可见其呈乳头状或滤泡状生长，间质有较多的纤维和血管，常可见砂粒体和粗糙颗粒状的不规则钙盐沉积；未分化癌镜下可见恶性细胞。

（六）其他

血清蛋白电泳丙种球蛋白增高，血细胞沉降率可加快。

六、诊断与鉴别诊断

（一）诊断要点

根据临床表现与实验室检查，本病的诊断不难确定。凡出现甲状腺肿块或结节性甲状腺肿，质地坚韧，无论其甲状腺功能如何均应考虑本病的可能性。需进一步明确诊断者，可行穿刺细胞学检查（FNAB）或术中冰冻切片，以证实诊断。

（二）鉴别诊断

1. Graves 病

本病患者多有不同程度的甲状腺肿，常伴有甲状腺功能亢进的表现，如神经过敏、体重减轻、明显乏力、肌肉萎缩等。突眼征是本病的典型体征。胫前黏液性水肿也是本病的特征之一，但较少见。实验室检查总甲状腺素（总 T_4）与游离甲状腺素（游离 T_4）均增高；甲状腺摄 ^{131}I 功能不能被抑制。而甲状腺微粒体抗体（TMA）、甲状腺球蛋白抗体（TGA）检测很少为阳性，即使检测到了，滴度也是相当低的。

2. 地方性甲状腺肿

患者除颈呈弥漫性肿大外，往往无自觉症状。病程越长，甲状腺肿大越显著，并可出现多个结节，其诊断主要依靠流行病学资料。患者甲状腺功能多在正常范围，甲状腺摄 ^{131}I 率增高，但可被三碘甲状腺原氨酸（T_3）抑制，尿碘减少。慢性淋巴细胞性甲状腺炎患者的甲状腺也呈弥漫性肿大，但血清甲状腺球蛋白抗体（TGA）、甲状腺微粒体抗体（TMA）效价增高，红细胞沉降率加速，人血丙种球蛋白增高，都可资鉴别。必要时还可做甲状腺活体组织检查帮助确诊。

3. 慢性甲状腺炎

患者的甲状腺可出现多个结节，质地较硬，必要时做甲状腺针刺活组织检查即可鉴别。

4. 甲状腺腺瘤

甲状腺腺瘤也是一种常见病，多见于青年及中老年女性，单发结节居多，边缘清楚，生长缓慢，有时突然增大疼痛，见于囊内出血。

5. 亚急性甲状腺炎

慢性淋巴细胞性甲状腺炎有时起病较急，偶可见甲状腺局部疼痛与压痛，与亚急性甲状腺炎不同之处在于甲状腺常呈弥漫性肿大，甲状腺摄碘率无明显降低，一般无发热等全身症状。但亚急性甲状腺炎常出现一侧甲状腺结节性肿大，后又转移至另一侧，呈交替发作。甲状腺摄碘率常明显降低，但多可自行缓解，而甲状腺功能一般不受影响，也无自身抗体出现。

6. 瘰疬

多发生于颈项、颌下及锁骨下部位。肿块一般较小，每个约胡豆大小，个数多少不等，多者可呈串珠状，相互粘连，活动度小，失于治疗可酿脓、溃破，排出干酪样坏死物，久不越合，伴消瘦、潮热、盗汗、阴虚火旺等全身症状。本病肿块恰在颈部正前方。肿块较大，为影袋及囊状，且随吞咽而上下移动。一般全身症状不明显，重症者可见畏寒、手足欠温、水肿等脾肾阳虚等证。二者是可以区分的。

七、治疗原则

甲状腺癌的治疗原则为以手术为主的综合治疗。治疗方法主要取决于患者的年龄、肿瘤的病理类型、病变的程度以及全身状况等。以手术为首选，术后辅以内分泌治疗，必要时选用放、化疗在内的综合治疗。

（一）手术治疗

甲状腺癌的手术治疗是其主要治疗方法，包括甲状腺本身的手术，以及颈淋巴结清扫。无论病理类型如何，只要有手术指征就应尽可能手术切除。对分化好的乳头状癌或滤泡癌，即使是术后局部复发者也可再次手术治疗。甲状腺的切除范围与肿瘤的病理类型和分期有关，范围最小的为腺叶加峡部切除，最大至甲状腺全切除。

（二）内分泌治疗

甲状腺癌作次全或全切除者应终身服用甲状腺素片，以预防甲状腺功能减退及抑制TSH。乳头状腺癌和滤泡状腺癌均有 TSH 受体，TSH 通过其受体能影响甲状腺癌的生长。国内一般选用干甲状腺片或左甲状腺素，要定期测定血浆 T_4 和 TSH 水平来调整用药剂量，使体内甲状腺激素维持在一个略高于正常但低于甲亢的水平之间。

（三）放射性核素治疗

对乳头状腺癌、滤泡状腺癌，术后应用 ^{131}I 放射治疗，适合于 45 岁以上患者、多发性癌灶、局部侵袭性肿瘤及存在远处转移者。^{131}I 治疗注意事项：①患者在服 ^{131}I 后头 3 ～ 5 天应住隔离病房，出院后尽量避免接触孕妇和儿童；② ^{131}I 治疗 3 ～ 6 个月后需进行复查；③有生育要求者，需在 ^{131}I 治疗结束一年以后方可考虑怀孕；④治疗期间要停用甲状腺素制剂和限制含碘饮食。

（四）外照射放射治疗

除未分化性甲状腺癌外，其余类型甲状腺癌对放疗敏感性较差，故外照射放射治疗是未分化癌的主要治疗方法。分化型癌无须常规放疗，如手术后有残留或有孤立性远处转移灶，应及时给予术后放疗，尽可能降低局部复发率。

（五）其他治疗方法

一般用于未分化癌术后的辅助治疗或晚期姑息性治疗。对于不可手术的晚期患者或肿瘤累及重要血管、器官时，为延长患者生存时间，可试用介入治疗。对不能耐受手术治疗的患者还可考虑微波、激光、射频等物理消融方法。

八、手术治疗

通常甲状腺手术，根据病变的范围及病变的性质不同，所选择的术式及手术范围也各不一样，包括甲状腺叶部分切除、甲状腺次全切除、甲状腺腺叶切除、甲状腺癌改良根治术加颈中央区淋巴结清扫等，倘若肿瘤有颈侧区淋巴结的转移，则需行颈侧区淋巴结清扫。尽管甲状腺手术方案不同，但是常规的术前检查和术前准备大体一致，如下所述。

（一）甲状腺手术术前检查

凡施行甲状腺手术，除进行如血、尿常规，肝、肾功能，心电图等一般手术的常规术前检查外，还应常规进行下述检查。

1. 凝血功能

注意患者凝血功能是否正常，异常者应查明原因，待凝血功能正常后，再施行手术。

2. 电解质检查

电解质检查应特别注意血清钙、磷是否正常，判断是否存在甲状旁腺功能异常情况。

3. 甲状腺功能检查及抗体检查

应特别注意 FT_3、FT_4、TSH、TPOAb 和 TgAb 是否正常，判定是否存在甲减及甲状腺炎症等相关疾病，便于术前评估。

4. 甲状腺彩色 B 超检查

甲状腺彩色 B 超检查要了解甲状腺肿块的性质、数量、大小、位置（方便术中查找）及病变侧淋巴结情况。

5. 常规声带检查

检查患者声带情况，尤其对有甲状腺手术病史的患者，了解术前声带状况十分重要。

（二）甲状腺手术术前准备

1. 体位

甲状腺手术，患者一般取仰卧位，肩下垫枕，颈部呈过伸位，双侧头部固定，充分暴露颈部。

2. 麻醉准备

现多在气管插管下行全身麻醉。

3. 消毒、铺单

在患者进入麻醉状态后，进行常规术前皮肤消毒。消毒范围上至下颌部，下至乳头平面，双侧至颈后线，包括双肩上臂上三分之一。皮肤消毒后，颈部双侧垫无菌纱布团，小器械台置于患者头部上方，相当于口唇水平，用无菌巾将手术区域与非手术区域隔开。

4. 切口选择

通常于胸骨柄上方 2cm 处做弧形切口，皮肤消毒前沿颈部皮纹方向可用记号笔标记切口线，并在切口线中点及预计切口两端标记与切口线垂直交叉的短线，作为手术结束时缝合皮肤的标记，以确保皮肤准确对位缝合，切口长度随甲状腺肿块的大小而定，在不影响手术的情况下，尽量保证美观。

（三）甲状腺叶部分切除术

1. 适应证

甲状腺腺瘤与甲状腺囊肿一般都是单发结节，有完整包膜，与正常甲状腺组织有明显分界。切除病变组织后行病理检查，达到排除癌症、治疗良性甲状腺肿瘤的目的。

2. 手术步骤

（1）切口：主刀医师与助手分别用纱布紧压在拟切开的切口线两侧，一次性切开皮肤及皮下组织，保证切口上下缘平整。随后切开颈阔肌至肌下网状组织后，分离皮瓣。切开过程中，所有活动性出血均需止血，小的出血点可用电凝止血，稍大的出血点可先用止血钳夹住，待完全切开颈阔肌之后一并处理。

（2）游离皮瓣：Alice 钳夹持颈阔肌切缘，在颈阔肌与颈前筋膜之间的网状组织层内潜行游离皮瓣，向上可至甲状软骨水平，向下可至胸锁关节水平。颈阔肌与颈前筋膜之间为无血管的组织间隙，先用电刀锐性剥离网状组织层，待一定程度后，可用手指向上推压网状组织行钝性分离。同理向下游离皮瓣至胸锁关节水平。

（3）显露甲状腺：拉开皮瓣，以肿物隆起处为中心，沿颈白线纵向切开颈前筋膜，注意避免损伤连接颈前静脉的颈静脉弓。在颈前肌群深面钝性分离，然后用小拉钩将两侧肌束拉开，止血钳提起并钝性分离覆盖在甲状腺上的疏松组织后，即可显露甲状腺。

（4）切除病变组织：检查已经显露的甲状腺，确定局部病变的大小、所在位置及深浅后，以肿块隆起最高处为中心，计划甲状腺的切除范围。用蚊式钳夹住肿块隆起最高点处，在计划切口外侧缘，依次用蚊式钳夹持所要切除的周围甲状腺组织，沿蚊式钳内侧缘方向一点点剪开，最后绕肿块一周，将连同肿块在内的甲状腺组织完整切除。将切除组织送病理冰冻检查，若病理报告证实为良性病变则缝合伤口；病理冰冻报告为恶性肿瘤时，需进一步行扩大切除术。

（5）缝合切口：摘除肿块残腔彻底止血后，缝合残腔。残腔闭合后，创面若无渗血，则用温盐水冲洗切口，放置引流管，逐层缝合肌层、皮下组织层。随着近年来对美观的要求，皮肤切口可采用 4-0 进口可吸收线行皮内埋线缝合。缝合后用无菌纱布包扎，上面覆盖无菌棉垫，防止感染，可采用“围巾”式包扎伤口。

3. 术后处理

术后注意患者呼吸情况，待患者清醒后，取半坐位。术中放置的引流管在术后 24 ～ 48 小时内予以拔除，术后 4 ～ 5 天可拆线。术后当天可进食。

（四）甲状腺腺叶切除术

本部分内容在文中详细阐述。

（五）颈中央区淋巴结清扫

1. 适应证

颈中央区淋巴结清扫，又称颈Ⅵ区淋巴结清扫，其是甲状腺癌淋巴结转移的第一站，适用于临床颈侧区淋巴结阴性的甲状腺癌患者，清扫此区淋巴结可以减少甲状腺癌淋巴结转移的可能性。手术范围一般清扫上至甲状软骨，下至胸腺，外至颈动脉鞘，内至气管前的淋巴脂肪组织。甲状腺下极附近肿大的淋巴结常提示喉返神经就在附近位置。

2. 手术步骤

颈中央区淋巴结清扫通常在颈部肿块组织切除之后，经快速病理冰冻报告为甲状腺癌后，在原有基础之上，行甲状腺癌根治术。在甲状腺全部切除之后，将气管前及气管旁左右侧淋巴结彻底清除。

（1）右侧淋巴结清扫：于胸骨柄切迹处将气管与周围脂肪组织稍加剥离，用甲状腺拉钩将气管向左牵拉，注意动作轻柔，可见到气管与食管及颈椎之间隐藏的气管旁右侧淋巴结，进一步将右颈动脉前鞘切开，用肌钩将右侧颈动脉向外侧牵拉，可看到颈总动脉后方呈现搏动的甲状腺下动脉向气管方向走行。向气管旁追寻甲状腺下动脉，暴露到与喉返神经交叉附近为止。接着暴露喉返神经。当进入喉头的喉返神经暴露出来，应用两把蚊式钳，在不触及神经本身，将神经周围含有淋巴结的脂肪组织向两侧游离。喉返神经与气管之间，可见到气管旁淋巴结，应予以切除。距离喉返神经的喉头进入部向下移 2cm 处，将甲状腺下动脉在喉返神经前方横断，弄清甲状腺下动脉上下走行，尽量保留供应甲状旁腺的分支游离喉返神经下方到颈总动脉后方消失的地方为止。在喉返神经后方，喉返神经与颈椎前面之间也有淋巴结，予以清除。清除淋巴结之后，将喉返神经完全暴露出来。下一步在右侧颈总动脉旁将含有淋巴结的脂肪进行剥离清除，进一步显露胸腺右外侧缘，游离气管旁右侧淋巴结。

（2）左侧淋巴结清扫：右侧淋巴结清扫完之后，转向清除气管旁左侧淋巴结，左侧喉返神经位于食管前方，通常较右侧淋巴结容易清除。将含有气管旁左侧淋巴结的脂肪组织游离到锁骨上缘高度，然后切除。接着剥离胸骨甲状肌与胸腺上部前面之间，可见到气管周围淋巴结和下甲状旁腺的脂肪组织与大部分胸腺连接在一起。于锁骨上缘高度用止血钳夹住含有胸腺与淋巴结的脂肪组织，小心剥离，将含有气管周围淋巴结的脂肪组织小心切除，结束气管旁左侧淋巴结清扫。在清扫过程中，全程注意保护喉返神经及下甲状旁腺，防止损伤和甲状旁腺的误切。

（3）切除标本检查：仔细检查手术切除标本，若发现有误切甲状旁腺，应在胸锁乳突肌内进行自体甲状旁腺的移植，以最大限度地保留甲状旁腺的功能。

3. 术后处理

因颈中央区淋巴结清扫多是发生在术中病理冰冻报告为甲状腺恶性肿瘤之后所行的进一步手术，因而术后除密切观察患者生命体征外，还应对症处理，如下所述：

（1）持续负压吸引：术后 2 ～ 3 日，视患者引流情况予以拔除。部分患者在颈部淋巴结清扫后可发生颌下部水肿，需两周左右消退。

（2）一旦发生手足抽搐，可能术中甲状旁腺损伤或者误切导致的钙磷代谢障碍，查患者电解质之后，口服乳酸钙片或肌内注射钙剂，以改善抽搐情况。

（3）术后 3 周左右，行甲状腺功能检查，以了解甲状腺功能情况。

（4）术后每日服用甲状腺激素，以维持日常功能活动所需，以及抑制促甲状腺激素的过度分泌，防止甲状腺癌复发。

（六）颈侧区淋巴结清扫术

1. DTC 颈侧区淋巴结清扫指征

（1）不行预防性颈侧区淋巴结清扫术

其主要理由是：

①行预防性侧区淋巴结清扫与否对预后差别不大。

②手术造成的创伤、畸形、功能障碍，严重影响患者生活质量。

③术后出现颈淋巴结转移的机会很小，仅为 7% ～ 15%，如果出现淋巴结转移再行

手术并无困难，而且术后效果较好。

（2）常规行颈淋巴结清扫术

其主要理由是：甲状腺乳头状癌颈淋巴结转移率高达 40% ～ 65%，颈部淋巴结转移癌仍是致命的重要因素之一，一旦发展到 N1，可能出现远处转移，会给根治带来困难，影响预后；功能性颈淋巴结清扫术对大多数患者手术损伤较轻，对生活质量影响不大。

（3）根据原发癌侵犯情况来决定是否行淋巴结清扫：年龄在 45 岁以上，肿瘤明显腺外侵犯，可考虑行颈淋巴结清扫术。其理由是：原发癌侵犯程度关系到淋巴结转移率，对预后有明显影响。颈淋巴结转移与否，10 年无瘤生存率无显著性差异，而 20 年则有显著性差异。

（4）根据术中Ⅵ区淋巴结探查情况进行清扫，如果Ⅵ区淋巴结阳性，则行颈淋巴结清扫术；阴性则进行观察。其理由：Ⅵ区是最常见的转移部位；Ⅵ区转移与颈外侧淋巴结转移有明显相关性；以后颈侧区出现淋巴结转移，无须再清扫Ⅵ区；可以减少喉返神经及甲状旁腺损伤率。反对者认为：Ⅵ区淋巴结转移率不高，而清扫并发症发生率较高，对预后无帮助；N0 期患者允许发现可疑淋巴结后再进行处理。

（5）根据前哨淋巴结活检情况：目前已有学者根据术中对前哨淋巴结（Ⅵ、Ⅲ、Ⅳ区）的检测结果来决定颈部淋巴结的清除范围，如术中前哨淋巴结活检阳性，则行颈部淋巴结清扫术。但也存在着操作繁杂及假阴性等不足，临床评价有待更多病理资料的积累才能做出。反对者认为淋巴结转移可以发生在任何水平，跳跃转移并不少见，只有施行广泛的淋巴结清扫才能彻底清除转移灶。

DTC 颈侧区淋巴结清扫的适应证：对术前临床体检、影像学检查、FNA 活检证实颈侧区淋巴结存在转移者；对部分颈中央区淋巴结转移患者（淋巴结大于 3 枚阳性），建议行颈侧区淋巴结清扫术。一般不做预防性颈侧区淋巴结清扫术。

2. 手术分类和方法

对有颈淋巴结肿大的甲状腺癌，应行淋巴结清扫术。选用何种术式进行淋巴结清扫，要以患者的具体情况、以期获得良好的疗效、尽量减少并发症以及术者的习惯为依据。以适应证划分可分为颈选择性清扫术和颈治疗性清扫术。按清扫范围可分为颈全清扫术、颈改良性清扫术和颈择区性清扫术。

（1）传统式（经典式）颈淋巴结清扫术：此术式系 1906 年由 Crile 首创，故又称 Crile 术式。我国最早由天津金显宅教授推广。此术式被广泛应用于头颈部转移癌的治疗，包括伴有颈淋巴结转移的甲状腺癌在内。由于它对头颈部转移癌疗效显著，迄今已被公认为是甲状腺癌根治性切除的经典手术方法。20 世纪 50 年代美国一些头颈外科专家将此术式标准化。其清扫范围包括Ⅰ～Ⅵ区淋巴结，切除胸锁乳突肌、颈内静脉和脊副神经。最大特点是符合“颈大块切除”的原则，比较彻底、干净，疗效可靠，复发率低，但由于需切除副神经、胸锁乳突肌和颈内静脉，从而造成畸形和功能障碍。此术式较复杂，创伤大，并发症和手术病死率都较高，且常出现脸肿、垂肩、肩痛等后遗症，使功能及美观方面均受影响，故难以被患者尤其是青年女性患者所接受。

（2）颈改良性淋巴结清除术：通过对颈淋巴结系统的组织胚胎学和解剖学的深入研究发现，颈淋巴结系统分布在颈部间隙与器官之间，相隔着胚胎时围绕血管和肌肉间组织分化而来的筋膜。正常情况下，这种筋膜很容易从被覆的肌肉、血管上剥离下来，而使淋巴组织与之分离，这就使完整切除淋巴结组织又保留周围器官成为现实。多年来，许多学者不断探求既彻底清除肿瘤又保全功能的新术式。20世纪50年代，有学者开始对传统的颈淋巴结清除术加以改良。Bocca等于20世纪60年代初开始对传统术式加以改进，提出保留颈内静脉、胸锁乳突肌和副神经的改良术式，称“保留（守）性颈淋巴结清除术”，现称“颈改良性淋巴结清除术”。其清扫范围包括Ⅰ～Ⅵ区淋巴结，保留胸锁乳突肌、颈内静脉和脊副神经等。此术式操作时间比传统术式略长，但出血量、术后并发症比传统术式低，而其功能及美观方面都可为最佳。临床经验表明，切除一侧颈内静脉是安全的，极少出现并发症。双侧同时结扎的危险性却大大增加，安全的方法是分期进行，间隔时间以4～6周为宜。在实际操作中，胸锁乳突肌、颈内静脉、副神经均可以保留，也可以只保存1项或2项，主要根据颈淋巴结侵犯的范围和程度而灵活处理。选用此种术式，要严格掌握甲状腺癌的病理种类、临床分期，并结合患者年龄。本术式适用于甲状腺乳头状癌、甲状腺滤泡状癌及N0、N1，和某些N2的病例、青少年病例。国内有学者提出对分化型甲状腺癌侵及气管外膜者，钝性剥离便可达到根治目的；腔内或明确气管软骨受侵者，应切除受侵的气管壁，镜下残留癌细胞者，予以术后放射治疗，可达到较好效果。此术式目前常称“改良颈淋巴结清扫术”。

1964年我国头颈部肿瘤专家李振权对Crile术式进行改进，他根据颈深筋膜结构的特点，把手术步骤改良为由上而下，从外侧开始，由深至浅，沿深筋膜面进行剥离，先结扎颈内、外静脉上端和肿瘤供应血管，最后清除病灶。

（3）颈择区性淋巴结清扫术：根据肿瘤原发部位，清扫该区域淋巴结，保留胸锁乳突肌、颈内静脉和脊副神经等。

（4）颈扩大淋巴结清扫术：清扫Ⅰ～Ⅴ区或Ⅰ～Ⅵ淋巴结的同时切除被肿瘤侵犯的组织和器官，包括迷走神经、颈总动脉、椎旁肌肉等。该手术创伤大，并发症多，特别涉及颈总动脉有一定的病死率，但随着血管外科的发展，目前手术风险大大降低。

3. 改良式甲状腺癌颈淋巴结清扫术简介

根治性颈淋巴结清扫术完整地切除颈前后三角区、颌下区及颏下区内所有脂肪淋巴组织，以及胸锁乳突肌、肩胛舌骨肌、二腹肌、副神经、颈内静脉、下极及颌下腺，是为根治性颈淋巴结清扫术。近年来，有人主张行“改良的甲状腺癌颈部清扫术”，其理由是：①保持颈部基本外形，满足患者在生活质量方面的要求；②避免标准根治术后所形成的皮肤直接覆盖颈总动脉的情况，防止皮瓣坏死，造成难以处理的颈总动脉裸露；再者，若患者术后放射治疗，表浅的颈总动脉在放射线的作用下很容易发生破裂，导致难以救治的大出血。

（1）适应证：分化型甲状腺癌合并颈淋巴结转移。

（2）禁忌证

①甲状腺未分化癌。

②分化型甲状腺癌局部广泛浸润、固定，或有气管、食管广泛受累者（相对禁忌证）。

③颈部皮肤及软组织有严重放射性损伤者。

④合并严重疾病无法耐受手术者。

（3）手术步骤

①切口选择：一般选择弧形或“L”形切口，以弧形切口术后恢复快、瘢痕少、美学效果更好。

②游离皮瓣：切开皮肤、皮下、颈阔肌后，用电刀于颈阔肌下游离皮瓣，上至下颌骨下缘，下至锁骨水平，前方至对侧胸锁乳突肌内缘，后方至斜方肌前缘。分离后缘时注意保护副神经，分离上界时宜在下颌骨下缘 1cm 以下分离，且位置宜略深，避免损坏面神经下颌缘支。

③寻找、游离副神经：于斜方肌前缘中、下 1/3 交界处切开颈深筋膜浅层，在软组织内寻找副神经入肌点，沿其表面向上游离至胸锁乳突肌后缘，继续游离直达二腹肌下方。术中注意动作轻巧，避免过度牵拉损伤神经。

④游离胸锁乳突肌：沿胸锁乳突肌前、后缘锐性分离，游离时在其前、后缘切开肌膜，保留其浅面的颈外静脉、耳大神经和颈皮神经，注意不要伤及下方的颈内静脉。副神经常于中上 1/3 交界处穿行其中，要加以保护。

⑤解剖颈内静脉：于颈内静脉表面锐性分离，贴近颈内静脉前缘，结扎、切断进入此静脉的甲状腺上、中静脉等属支，使其全长游离，切开动脉鞘，将筋膜及其他软组织与静脉壁分开，向深层达迷走神经。

⑥清除颈内静脉外侧三角组织：分离、切断、结扎颈外静脉上、下两端，用拉钩将胸锁乳突肌拉向内侧，沿锁骨上缘向深层解离直达臂丛神经表面，于斜方肌后缘找到肩胛舌骨肌，颈横动、静脉分别切断、结扎。沿着颈总动脉表面自下而上切断第Ⅳ、第Ⅲ、第Ⅱ颈神经丛根部，术中注意保护前斜角肌表面的膈神经。复旦大学附属肿瘤医院对分化型甲状腺癌选择性进行保留颈丛的颈淋巴结清扫，最大限度地保留了颈丛功能，提高了患者的生活质量。肿瘤将颈内静脉外侧区软组织上自二腹肌后腹，下至锁骨上，外至斜方肌，内至颈内静脉这一区域内的脂肪组织及淋巴结等分离切除。

⑦清除颈内静脉内侧三角组织：将颈内静脉、迷走神经及颈总动脉拉向外侧，进行解剖分离，上方直到颌下区，将颈内静脉气管侧软组织连同淋巴结一并切除。若为甲状腺癌联合根治术，则包括患侧气管食管沟淋巴结、脂肪组织、胸骨舌骨肌与胸骨甲状肌及甲状腺一起切除。术中注意暴露喉返神经至入喉处，全程加以保护。

⑧彻底止血，放置引流管：创面仔细止血，同时观察有无乳糜漏现象，若存在乳糜

漏现象，找到相应淋巴导管予以结扎。经检查无渗血、出血时，于切口外下方放置引流管，并接负压吸引。

⑨缝合伤口：逐层缝合颈阔肌全层、皮下及皮肤。

（4）术后处理

①术后密切观察患者生命体征变化，注意有无异常情况发生。

②伤口处稍许加压包扎，引流管持续负压引流 3 ～ 4 天，使皮肤与创面充分贴附。

③术后 24 小时引流液可为血性，但颜色随着时间会逐渐变淡，引流量约 200mL/d 以内，超过应仔细观察有无伤口内出血，原因不明时，需手术探查。

④术后若出现乳糜漏，表现为术后 2 ～ 3 天引流量剧增，可达 600mL/d，甚至大于 1000mL/d。出现上述情况，可先加大负压吸引，禁食，静脉营养，若引流量持续增多或未见减少，应尽早行手术探查结扎相应淋巴导管。

⑤术后 5 ～ 6 天，当引流量小于 10mL/d 时，可考虑拔出引流管。

⑥伤口术后 2 ～ 3 天换药，6 ～ 7 天拆线。

⑦术后给予甲状腺激素治疗，定期随访。

（七）前哨淋巴结活检术

甲状腺乳头状癌是甲状腺常见的恶性肿瘤，占全部甲状腺恶性肿瘤的 60% ～ 80%，常见颈部淋巴结转移，临床可确定的转移率为 15% ～ 50%。据文献报道，甲状腺乳头状癌颈部淋巴结隐匿性转移率为 50% ～ 80%。目前，对于甲状腺乳头状癌患者颈部外科处理存在较大争议，大部分学者认为，颈部淋巴结转移不影响甲状腺乳头状癌患者的生存率，对 cN0 甲状腺乳头状癌患者应进行观察，待颈部出现淋巴结转移后再行颈部淋巴结清扫术。少部分学者则建议，对甲状腺包膜外侵或者为腺外形患者行功能性颈部淋巴结清扫术，能明显提高患者的 10 年和 20 年生存率。至今，临床上尚无可靠有效的方法能检出 cN0 患者是否存在隐匿性淋巴结转移。SLN 活检对预测 cN0 甲状腺乳头状癌的颈部淋巴结转移和指导临床治疗有重要的意义。

Kelemen 等于 1998 年首次将 SLN 活检运用到甲状腺癌研究中。目前，SLN 活检采用的方法主要有染料法、核素法和联合法。Raijmakers 等研究分析显示，染料法的 SLN 检出率为 83%，核素法的 SLN 检测率为 96%，差异有统计学意义。染料法的优点是无须特殊的设备，操作简便，费用低廉，无放射性污染，对手术干扰小，染色后肉眼直观，可协助 γ 探针找到最热淋巴结。染料法的缺点是采用甲状腺低领式切口无法广泛暴露位于中央区（Ⅵ区）以外的 SLN，有遗漏颈侧区 SLN 可能；术中解剖甲状腺时使淋巴管破裂致蓝色污染，增加 SLN 的确认难度；引流肺部的黑色淋巴结与蓝染淋巴结鉴别困难，操作有一定的盲目性；由于染料法显影速度快，有时颈部很多淋巴结染色，影响 SLN 的选择。以上缺点可能是染料法 SLN 检出率较低的原因。

核素法的显像原理是肿瘤内注射示踪剂后，示踪胶体借助淋巴管壁的通透性和内皮细胞的胞饮作用进入毛细淋巴管，局部动态显影观察，首先显像的淋巴结即为SLN，并在图像上标记SLN大致位置。术中使用高灵敏的γ探针对淋巴结进行探测，计数最高，且超过本底计数10倍的淋巴结即为SLN。核素法的缺点是需要注射放射性同位素，容易有放射性污染；手提γ探针价格昂贵，需要超声诊断科和核医学科医生配合；核素法中对SLN定义的差别也会对SLN的检出率产生影响；没有染料法直观，因此联合运用染料法和核素法可以提高SLN的检出率。

SLN活检是一种靶向性淋巴结活检，cN0甲状腺乳头状癌患者通过SLN活检，检测淋巴结转移情况，可以更精确地设计手术范围；对SLN阳性部位进行区域淋巴结清扫，可明显减少手术并发症；颈部淋巴结无转移（PN0）患者可以避免扩大手术范围，避免过度治疗。但由于甲状腺乳头状癌患者本身预后较好，SLN活检能否提高甲状腺乳头状癌患者长期生存率以及减少颈部复发率，尚需大规模随机化前瞻性研究和长期的随访来证实。

第五章 胃肠外科疾病

第一节 消化性溃疡

一、总论

消化性溃疡中胃或小肠的黏膜缺损或断裂深达固有肌层。糜烂的病变通常较小且表浅，不同于糜烂，溃疡通常从5mm至数厘米不等，并可导致消化道出血、梗阻、渗透、穿孔等并发症。

消化性溃疡的发病机制有多方面，主要由保护和侵蚀因素之间失去平衡所致，例如胃肠黏膜暴露在胃酸和胃蛋白酶中防御机制受损可致消化性溃疡。长期以来，消化性溃疡病被认为是一种特发性和终身性疾病。1984年，马歇尔和沃伦报道了一种最初被命名为空肠弯曲菌的细菌，随后这种菌被定义为溃疡相关的幽门螺杆菌后，上述观点发生了颠覆性的改变。随后多项研究表明，根除HP可显著降低溃疡复发率。消化性溃疡的另一个主要危险因素是服用非甾体类抗炎药（NSAID）与阿司匹林。

这些药物通常通过抑制环氧合酶1（COX-1）和环氧合酶2（COX-2）发挥治疗作用，同时可削弱胃黏膜的保护功能并促进溃疡发生。随着抑酸药如H_2受体拮抗剂、质子泵抑制剂（PPI）和前列腺素类似物米索前列醇和选择性COX-2抑制剂的应用，消化性溃疡的治疗发生了革命性的变化。目前，服用NSAID、阿司匹林是消化性溃疡的主要病因。只有一小部分的溃疡形成与肿瘤有关或由如卓－艾氏综合征引起的胃酸高分泌状态及其他罕见疾病所致。

19世纪和20世纪上半叶，发达国家中胃溃疡和十二指肠溃疡的发病率迅速增长。然而，自20世纪50年代以后，胃溃疡和十二指肠溃疡的发病率和患病率同步下降。近10年，由于发达国家的卫生条件改善和抗生素的广泛使用，HP的患病率也在下降。美国人群总体出院资料表明，经过年龄调整后的消化性溃疡和HP感染住院率在65岁及以上成年人中最高，在65岁以下的各年龄组中逐渐减少。这种趋势反映了一种潜在的出生队列效应，HP感染发病率在年轻人中降低。

在美国，消化性溃疡患者超过400万，每年大约有15000人死于溃疡并发症。超过2/3的溃疡患者发病年龄为25～64岁。消化性溃疡的终生患病率在男性和女性中分别是12%和10%。在美国消化性溃疡花费大量医疗支出，直接和间接费用总额估计达100亿美元/年。

此外，消化性溃疡的并发症影响了患者的功能状态且降低了生活质量。超过 30% 的消化性溃疡患者的功能状态受到很大影响或有明显残疾，而且 30% 的患者同时有躯体和心理症状。

二、发病机制

（一）消化性溃疡的病因

HP 感染与服用 NSAID 和阿司匹林对胃肠道有许多影响，是消化性溃疡最常见的病因。总体而言，这两个因素干扰黏膜正常的防御和修复机制，使黏膜更容易受到胃酸的侵蚀。使用抑酸药物可促进溃疡越合并减少溃疡并发症的发生，仅有少数患者是由基础胃酸分泌过多而致溃疡。例如，不到 1% 的十二指肠溃疡患者有胃泌素瘤，可引起胃酸大量分泌，这是卓－艾综合征的部分症状。3% ～ 5% 的胃溃疡是由恶性疾病包括腺癌、淋巴瘤或转移性病变所致其他促进溃疡形成的感染或疾病，包括巨细胞病毒或单纯疱疹感染（尤其是免疫抑制患者中）、结核、克罗恩病、服用其他非 NSAID 药物、甲状旁腺功能亢进、结节病、骨髓增殖性疾病、系统性肥大细胞增生症。

吸烟可促进溃疡形成且可能与 HP、NSAID 相互作用促进黏膜损伤，吸烟也延迟溃疡越合，导致溃疡复发。一些研究表明，饮酒和饮食并不增加溃疡形成，而精神压力可导致溃疡形成。严重烧伤、创伤或多器官衰竭的重症患者发生胃十二指肠溃疡以及相关并发症的风险增加。溃疡形成也与一些基础疾病有关，如慢性阻塞性肺疾病、慢性肾衰竭，但具体机制不明。遗传因素曾一度被认为是消化性溃疡重要的发病因素，而现在认为主要和 HP“家族内感染”有关。最近的研究表明，特发性溃疡的比例增加，其形成与 HP、NSAID、阿司匹林、胃酸高分泌或任何其他已知的病因无关。

（二）HP 感染

HP 为一种螺旋革兰阴性、可产生尿素酶的细菌，其定植在胃黏膜黏液层或在黏液层和胃上皮之间。多种因素使其能够在高胃酸环境中生存，包括其产生尿素酶有助于碱化周围 pH。HP 感染最常见于幼年感染且引起慢性活动性胃炎，通常终身，无须特异性治疗，感染 HP 的危险因素包括较低的社会经济水平、家庭拥挤、出生地。不同国家的 HP 感染率不同，发展中国家明显高于发达国家。大多数感染者无症状，但 10% ～ 15% 的感染者最终会发展为消化性溃疡。除引起慢性胃炎和消化性溃疡外，HP 还与胃腺癌和胃黏膜相关淋巴组织淋巴瘤（MALT）的发生有关。1994 年，国际癌症研究机构将 HP 划分为一类致癌原，成为人类胃癌的一个明确的病因。

HP 感染使消化性溃疡和消化道出血风险增加 3 ～ 7 倍。据调查，HP 在十二指肠溃疡患者中的检出率达 70% ～ 90%，在胃溃疡患者中检出率达 30% ～ 60%。多项临床研究表明，根除 HP 使溃疡复发率降低至 10% 以下，而单纯抑酸治疗后溃疡复发率达 70%。HP 通过炎症和细胞因子介导黏膜损伤和溃疡并发症的发生。尽管会引起强烈的全身和黏膜体液免疫反应，但是产生的抗体并不能消除感染。

HP 是一种高度异质性的细菌，细菌与宿主的综合作用决定了 HP 感染的结果。微生物的毒力、宿主遗传因素和环境因素影响胃黏膜炎症分布、严重程度和胃酸分泌水平。例如，不同的 HP 毒力因子影响促炎性细胞因子释放的诱导或上皮细胞的黏附，这在一定程度上可以解释胃癌发病率的地区差异。HP 的一些毒力因子包括 Cag 致病岛（CagPAI），空泡毒素（VacA）和血型抗原结合黏附素（BabA），这些因子会引起严重的临床疾病。其他毒力因子包括 HP 中性粒细胞激活蛋白和细胞壁多糖。据报道，能表达细胞毒素相关基因 A（CagA 阳性菌株）的 HP 致病性更强。基因组片段中的一些基因组成 Cag 致病岛，编码组成部分Ⅳ型分泌岛，在宿主细胞内转运 CagA，并影响细胞的生长和细胞因子的产生。CagA 是一个具有高度抗原性的蛋白质，通过诱导白介素 -8 产生引发显著的炎症反应。感染能表达具有活性形式的空泡蛋白 VacA 或外膜蛋白 BabA 和 OipA 的菌株较不表达者具有较高的疾病风险比。

（三）阿司匹林和 NSAID

阿司匹林和 NSAID 为世界范围内广泛使用的药物。NSAID 用于止痛和抗炎，而阿司匹林越来越多地被用于心血管事件的一级和二级预防。然而，这些药物有很大的胃肠副作用，与消化性溃疡的发生及引起致命的消化道出血有关。内镜相关研究表明，高达 15% ～ 30% 的服用 NSAID 的患者发生胃或十二指肠球部溃疡。流行病学研究也表明，常规服用 NSAID 者发生溃疡并发症和死亡的风险比未服药者高 3 ～ 10 倍。在美国，每年有超过 107000 例患者因服用 NSAID 而住院，尤其在老年人中风险更高。一项研究发现享有老年医疗补助的人群中因服用 NSAID 而致溃疡并发症的调整后住院率为 16.7/1000 人年，而无使用者为 4.2/1000 人年，服用者因溃疡性疾病的超额住院率为 12.5/1000 人年。

阿司匹林和其他 NSAID 通过抑制 COX-1 和 COX-2 同工酶发挥其治疗和毒性作用，其可以减少前列腺素的合成，COX-1 是胃肠生理性前列腺素合成的限速酶，后者有助于保持黏膜血流量，促进黏液和碳酸氢盐分泌。抑制 COX-1 削弱黏膜保护作用，导致溃疡发生。消化性溃疡和消化道出血发生的风险与剂量、服药时间和服用 NSAID 的类型有关。在 NSAID 服用者中其他一些因素也已被证实增加溃疡发生风险，包括年龄、胃肠出血或溃疡的病史、同时应用类固醇。一项荟萃分析表明，溃疡并发症相对危险度为 1.6 ～ 9.2。根据一项有关 NSAID 的研究，服用阿司匹林的相对危险度为 1.6。即使服用极低剂量的阿司匹林也可引起溃疡和胃肠道出血，提示服用阿司匹林没有真正的安全剂量。例如，在一项病例对照研究中发现服用低剂量阿司匹林和非阿司匹林 NSAID 均使溃疡出血的风险显著增加，比值比分别为 2.4 和 7.4。

三、临床表现

（一）症状和体征

上腹痛是消化性溃疡的典型症状。疼痛常常被形容为令人痛苦的、钝痛、空腹痛或饥饿痛。典型十二指肠溃疡疼痛有时可通过摄入牛奶、食物、抗酸剂等缓解，但在餐后 2 ～ 4 小时再次疼痛，患者夜间可痛醒。与此相反，大多数胃溃疡患者饭后疼痛加剧。空腹时症状缓解，进食后不久再次发作。因此，一些胃溃疡患者可出现恶心，食欲缺乏，甚至体重减轻。

消化性溃疡的症状往往间隔数周或数月发作。疼痛急性加剧或改变，如全身疼痛可能是由溃疡渗透或穿孔形成所致。报警症状如黑便、呕血、大便隐血、不明原因的贫血提示可能存在溃疡出血，而持续性的呕吐提示梗阻。早饱、食欲缺乏、不明原因的体重减轻提示可能发生癌变。上腹痛放射至背部时提示有渗透，而严重或持续加剧的腹痛提示可能存在穿孔。然而，许多溃疡患者直至出现如出血、穿孔、渗透、梗阻等并发症前很少或根本没有症状。在一项研究中，超过 30% 的内镜确诊的老年消化性溃疡者中无腹痛症状，少见的症状如恶心、呕吐可能是由于溃疡水肿或瘢痕所致胃出口梗阻引起。

溃疡患者体格检查并不可靠且多数正常，有些溃疡患者在深触诊时可能存在上腹压痛，溃疡患者出血可表现为隐血阳性和肉眼血便，若大量出血或明显脱水会有心动过速和体位性低血压的表现。而弥散性反跳痛和板状腹提示溃疡穿孔伴腹膜炎。少数溃疡患者并发出口梗阻表现为腹胀和连续呕吐。

十二指肠溃疡大多发生在十二指肠球部或幽门管。十二指肠溃疡的患者发病年龄较小，平均 30 ～ 55 岁。十二指肠溃疡的患者壁细胞数量和胃酸分泌（基础和夜间胃酸分泌）增加。据报道，活动性十二指肠溃疡患者碳酸氢盐分泌受损。十二指肠酸负荷和缓冲能力之间不平衡导致十二指肠球部岛状胃上皮化生。HP 的岛状定植导致十二指肠炎和十二指肠球部溃疡。

大多数胃的良性溃疡发生于胃窦、胃体与胃窦交界处的胃小弯，胃溃疡的发病年龄较大，患者通常在 55 ～ 70 岁，60 多岁是发病高峰。胃溃疡患者胃酸分泌正常或减少，少数胃和十二指肠复合溃疡患者胃酸分泌增加，这些患者中胃溃疡往往位于胃窦远端或幽门管。

（二）内镜

消化性溃疡的确诊需要通过上消化道内镜，内镜诊断率高于钡剂造影，同时内镜下可获得活检标本，以检测是否存在 HP 感染及是否存在恶变。高达 5% 的胃溃疡发生恶变，通常建议对胃溃疡边缘进行活检，或自开始服用抑酸药 12 周后内镜随访并记录越合情况。大于 3cm 的溃疡和存在肿块者恶性可能较大，与此相反，十二指肠球部溃疡的恶变率非常低；因此，并不需要常规活检。溃疡活动性出血或再出血风险高的溃疡可在内镜下进行止血治疗。

溃疡疑似患者若出现报警症状，如消化道出血、早饱、不明原因的体重减轻，老年人应及时进行内镜检查。有多部位溃疡、难治性溃疡或不典型部位溃疡，如球后溃疡或空肠溃疡伴有腹泻和体重下降时，应进一步检查评估有无卓 – 艾综合征。

相比而言，55 岁以下有类似溃疡症状或消化不良症状的患者不伴报警症状时，最佳的初始评估和治疗方法的选择存在争议，可选择方案包括以下几种。

（1）HP 检测和治疗。

（2）抑酸药物治疗和监测治疗反应。

（3）直接进行胃镜检查。

就发现一个特异性诊断和直接治疗而言，立刻内镜检查可能获得较小的收益，但是就消化不良的初始治疗和其他治疗方法相比并不经济有效。然而，在另一些研究中建议对于未鉴别的消化不良的年轻患者初始建议无创 HP 检测，如果患者存在 HP 感染，给予 HP 根除治疗。成功根除 HP 可减少内镜检查的必要性以及降低溃疡复发的可能性。临床研究表明，这种策略不会对临床结局产生不利影响。若患者在治疗后症状仍持续则需要行进一步的内镜评估。或者年轻患者症状提示简单的溃疡可给予经验性抑酸治疗。若 2 ～ 4 周后仍有症状持续或反复，建议进一步检查。如果可以，所有的患者均应停用阿司匹林和 NSAID 以及停止酗酒、吸烟和吸毒。在一项大型临床试验中，将有消化不良但无报警症状的患者随机分配到检测后治疗 HP 组和经验性 PW 治疗组。1 年后随访，两组中持续消化不良发生率相似，两种方法在消化不良的初期治疗成本效果比相同。值得注意的是，尽管根除 HP（82%）或抑酸治疗（83%），仍有超过 80% 的患者存在消化不良症状。

（三）钡餐检查

上消化道钡餐检查被广泛应用，较内镜检查安全、经济。但对检查溃疡和其他黏膜病变来说有一定的局限性。和内镜检查相比，上消化道钡餐检查不能进行组织学活检且不能治疗溃疡出血。

（四）HP 感染诊断试验

有数种方法可检测 HP 感染。非侵入性检测包括血清学检测、尿素呼气试验、粪便抗原检测，也可通过胃镜获取活检标本检测，包括快速尿素酶试验、组织学检查，甚至培养。血清抗幽门螺杆菌 IgG 抗体检测花费少，但报道灵敏度为 85%，特异度为 79%。因此，在 HP 感染检验前概率低的人群中，血清学检测的阳性预测值的诊断价值有限。此外，成功根除 HP 后抗体未全部都转阴，因此血清学检测不能作为判断 HP 是否根除的指标。尿素呼气试验或粪便抗原检测灵敏度和特异度均超过 90%，可用于初次诊断和根除治疗后的随访。尿素呼气试验以检测 HP 在胃中产生的尿素酶活性为基础，而粪便抗原检测使用吸附到微孔的多克隆抗 HP 吸附抗体。通常建议抗 HP 治疗后至少 4 周或更长时间进行复查是否成功根除。为最大限度地降低假阴性结果，在复查前应停用 PPI 1 ～ 2 周，停用抗生素和铋剂 4 周。

胃镜检查可获得胃窦标本进行快速尿素酶呼气试验，灵敏度和特异度分别为 89% ～ 100% 和 92% ～ 100%。标本也可常规 HE 染色进行组织学检查，若在有炎症的胃组织中出现多形核白细胞则提示 HP 胃炎。活检未发现 HP 者用改良吉姆萨、Warthin-Starry、

Genta 和其他染色。HP 活组织培养不是常规检查，但结果若是阳性则特异度为 100%。由于培养难以进行并且价格昂贵，通常用于二线根除治疗失败者以确定抗生素的敏感性。

四、鉴别诊断

一些研究中，只有半数消化性溃疡患者有典型症状。遗憾的是，病史和体格检查无论是敏感性还是特异性，都不足以精确诊断消化性溃疡或鉴别十二指肠和胃溃疡。在上腹痛患者中需怀疑消化性溃疡，但消化性溃疡的鉴别诊断有很多，包括胃食管反流病、胆道疾病、肝炎、胰腺炎、腹主动脉瘤、胃轻瘫、功能性消化不良、肿瘤、肠系膜缺血、心肌缺血引起的疼痛等。

虽然胃镜检查可以确诊消化性溃疡，实验室和影像学检查有助于鉴别诊断。因急性失血或良恶性溃疡导致的慢性失血，患者可出现贫血。肝功能检查和淀粉酶、脂肪酶检查用于排除肝炎和胰腺炎。腹部超声用于诊断胆石症或腹主动脉瘤检查，心电图和心肌酶检测有助于排除心肌缺血引起的疼痛。最后，立卧位片游离气体的存在提示穿孔。

五、并发症

消化道出血是消化性溃疡最常见的并发症。高达 15% 消化性溃疡发生出血，出血患者总病死率为 10%，60 岁以上的溃疡患者出血率及病死率更高。首次出血量大，持续或反复出血或伴严重疾病者死亡风险最高。溃疡出血的患者可表现为呕血或呕吐咖啡样物，一过性柏油样大便，很少出现便血。

7% 以下的溃疡患者发生穿孔，表现为剧烈腹痛、板状腹。由于 NSAID 在老年人中广泛使用，出血并发症的风险更大，许多患者不存在先兆溃疡疼痛或腹膜炎表现。当溃疡侵蚀到邻近器官则发生渗透，例如十二指肠溃疡渗透入胰腺导致胰腺炎或胃溃疡渗透入肝左叶。

幽门梗阻可能是由于幽门前区溃疡炎症和水肿所致，其发生率小于 2%。幽门前区慢性溃疡瘢痕可致机械性梗阻，此时需要内镜下球囊扩张或手术治疗。若患者主诉恶心、呕吐、早饱、体重减轻，尤其是同时存在脱水和电解质失衡情况下应怀疑幽门梗阻。

六、治疗

（一）一般治疗

消化性溃疡的治疗包括促进溃疡越合、预防溃疡复发及其并发症的发生。即使有明确服用 NSAID 和阿司匹林的病史，也均应进行 HP 检测及 HP 根除治疗。临床不能确定溃疡发生是否直接由 HP、服用 NSAID/ 阿司匹林所致，还是这些因素的综合结果。虽然 HP 和服用 NSAID 是引起溃疡的两大主要病因，胃酸分泌水平在发病和越合中起着一定的作用。多项研究显示，抑酸药物促进活动性溃疡的越合。溃疡患者一旦出现上消化道出血征象应及时使用静脉抑酸药物，随后早期行内镜改善预后。一些研究中显示，静脉使用 PPI 可减少输血需要、手术需求，甚至缩短住院时间。一项随机试验也证实，内镜前静脉使用 PPI 减低溃疡病灶级别，减少止血治疗的需求。进行内镜检查前不推荐常规使用促动力药如甲氧氯普胺或红霉素。在怀疑有上消化道大量出血的患者中可以考虑使用，可提高内镜下病变的检出率。

根据内镜下表现及进一步出血的可能性判断高危溃疡推荐内镜下止血。需要治疗的高风险溃疡包括喷射性出血、活动性渗血、内镜下血管显露、血凝块附着可通过联合电凝出血部位（热凝治疗）、放置止血夹（机械治疗）、注射肾上腺素、酒精或硬化剂（注射治疗）方法止血。电凝治疗、放置止血夹，单独或联合肾上腺素注射治疗效果较好，但是不推荐单独肾上腺素注射治疗，在高出血风险患者中内镜下成功止血后继以静脉内大剂量 PPI 治疗，可降低再出血率及病死率，第二次内镜对部分患者有帮助，但不作为常规推荐。胃溃疡不越合者应当内镜活检或内镜密切随访以排除潜在恶性肿瘤可能。

（二）长期服用 NSAID 的消化性溃疡患者

服用 NSAID 的消化性溃疡患者应当进行 HP 检测及相应治疗，如果可以则停用 NSAID。在持续服用 NSAID 的溃疡患者中只进行 HP 根除治疗不能有效预防消化道并发症的复发。抑酸药物通常使用 PPI 可促进溃疡愈合。PPI 通过不可逆地结合并抑制位于胃壁细胞胃黏膜腔侧 H^+/K^+ATP 酶而阻断胃酸分泌。PPI 包括奥美拉唑、兰索拉唑、泮托拉唑、雷贝拉唑、埃索美拉唑。

对于需要长期服用 NSAID 而不能改用对乙酰氨基酚的患者，应考虑采用 NSAID 的最低有效剂量联合 PPI 或前列腺素类似物米索前列醇。这些药物可显著减少长期服用 NSAID 者溃疡并发症的复发。然而，每日 4 次使用米索前列醇 20μg 常伴有腹痛、腹泻等副反应，导致患者依从性差。

选择性 COX-2 抑制剂与传统的 NSAID 有相似的抗炎止痛效果，但减少了消化道并发症的发生。一些研究表明，因 COX-2 抑制剂不减少胃黏膜前列腺素的合成，用于治疗肌肉骨骼以及关节疾病时溃疡并发症发生率低。在溃疡越合患者中，使用 COX-2 抑制剂治疗比传统 NSAID 联合 PPI 治疗发生上下消化道并发症的比例降低。另外一项研究显示，选择性 COX-2 抑制剂联合 PPI 较单独应用选择性 COX-2 抑制剂对预防溃疡出血的复发更为有效。然而，选择性 COX-2 抑制剂与心血管事件和血栓形成的风险增加有关。确切机制尚不清楚。血栓素 A2 是 COX-1 介导的产物，可引起血小板不可逆地凝集、血管收缩和血管内皮增殖，与此相反，前列环素是一种由 COX-2 催化合成的血小板聚集抑制剂，同时引起血管扩张和抑制平滑肌增殖，COX-2 选择性抑制剂可能使这些物质失衡并导致血栓形成。因此，使用这些药物时必须权衡利弊。COX-2 抑制剂应用于需要长期服用 NSAID 的有较高溃疡出血风险但心血管疾病风险较低者。此外，低剂量阿司匹林与 COX-2 抑制剂联用较非选择性 NSAID 溃疡发生率高。

（三）需要长期抗血小板治疗的消化性溃疡患者

由于这些药物的系统性作用，与非肠溶型阿司匹林相比，肠溶或缓释的阿司匹林不能减少溃疡并发症。其他广泛使用的抗血小板药物如氯吡格雷选择性地不可逆阻断血小板腺苷二磷酸受体。氯吡格雷联合或不联合阿司匹林对急性冠状动脉综合征的治疗和在动脉粥样硬化性缺血性事件的预防中均有益。正如预料，氯吡格雷联合阿司匹林比单用阿司匹林增加了消化道出血的风险。

患者服用阿司匹林治疗中一旦出现潜在的溃疡并发症，如消化道出血应静脉应用PPI，并进行内镜检查。对有高出血风险的溃疡患者应进行止血治疗。检测并治疗HP，同时给予PPI二级预防可有效减少阿司匹林导致的胃肠出血的复发。PPI对预防阿司匹林引起的胃肠并发症的发生优于高剂量H_2受体拮抗剂。PPI和阿司匹林合用与单用氯吡格雷相比可大大降低溃疡出血复发率。一项研究发现，高达13%的有溃疡病史的患者在服用氯吡格雷后6个月内溃疡复发。

对于需要长期服用阿司匹林的患者，一旦出现溃疡出血，何时开始继续服用阿司匹林较为安全的问题长期以来没有明确的定论。在溃疡完全越合前即开始服用阿司匹林可增加溃疡出血的复发，但是延迟用药使高危患者心血管事件或卒中时间发生增加。为了回答这个问题有研究者曾做过一项大型的临床研究，对纳入的服用阿司匹林的溃疡出血患者内镜止血后继续给予PPI维持治疗。这些患者被随机分配为两组：一组继续服用阿司匹林；另一组在内镜止血后8周才给予阿司匹林。早期服用阿司匹林组中复发出血增加，但是总体病死率和特殊病因病死率均较低。这些数据表明仔细权衡继续服用阿司匹林的近期和远期风险以及预防急性冠脉综合征的益处非常重要，在这项临床研究中，阿司匹林的保护性作用大于潜在的短期胃肠并发症的发生，这些并发症一般发生在首次出血后的5天内，一旦心血管事件的并发症超过了溃疡并发症的复发，就应该重新开始服用阿司匹林。研究者建议出血后阿司匹林停用3～5天，当病情稳定后继续服用。

其他的研究也表明，使用新型一氧化氮释放NSAID或一氧化氮释放阿司匹林可减少溃疡等并发症的发生，但现在没有可供临床使用的药物上市。在小型临床试验中显示一氧化氮供体型阿司匹林可减少胃肠黏膜损害，并且对血小板凝集和血栓素B2形成的抑制作用与传统阿司匹林相似。但是还需要长期的研究来证实一氧化氮供体型阿司匹林的安全性，以及其是否能提供和传统阿司匹林相似的益处。

（四）氯吡格雷与PPI的相互作用

一直以来，关于氯吡格雷和PPI之间的相互作用存在许多争议。氯吡格雷是需经肝脏细胞色素P450氧化酶代谢系统激活的前体药物。CYP2C19同工酶是氯吡格雷反应中的一个重要的限速酶。在服用氯吡格雷的患者中发现，缺陷型CYP2C19等位基因的携带者较非携带者氯吡格雷代谢的水平较低，抑制血小板的作用减弱，主要心血管事件发生概率要高。然而，CYP2C19同工酶也参与大多数PPI的代谢。由于CYP2C19同工酶的竞争性抑制作用，目前认为PPI可减少氯吡格雷转化为其活性形式，减弱其抗血小板作用。几项检测血小板活性的研究也表明氯吡格雷和PPI之间存在交互作用，但是与临床研究的结果相矛盾。少数回顾性研究表明，同时使用氯吡格雷和 PPI 使心血管事件的发病风险增加。然而，其他几项大型临床研究没有证实这两种药物之间的相互作用。其中一项队列研究纳入了丹麦所有心肌梗死患者。另外一项临床试验将同时服用阿司匹林和氯吡格雷的患者随机分组并预防性地给予奥美拉唑或安慰剂，联用奥美拉唑组上消化道出血的比例显著降低。虽然氯吡格雷和奥美拉唑联用没有明显的心血管事件的相互作用，但是该研究不能排除联合 PPI 后发生心血管事件的临床差异。一项小型随机对照试验同样发现了对服用氯吡格雷者给予 PPI 可减少溃疡复发，对这项临床试验中的部分患者进行了血小板聚集试验，检测发现 PPI 没有影响氯吡格雷对血小板聚集的抑制作用。

到目前为止，氯吡格雷和 PPI 之间的相互作用依然没有明确。有些人建议，在一天中的不同时间服用这两种药物可使其相互作用降到最低。美国食品和药物管理局和欧洲药品机构发布安全警告并指出，除非绝对必要，应禁止同时使用 PPI 与氯吡格雷。只有当研究证实之后才可以同时使用，这些患者的治疗应个体化。PPI 不推荐常规用于所有接受长期抗血小板治疗者。然而，必须仔细权衡风险和收益以制定最适合的治疗方案。对有胃肠并发症高风险的长期抗血小板治疗的患者应考虑 PPI 治疗。

（五）HP 感染与胃腺癌

高达 5% 的胃溃疡会发生癌变。在过去的几十年中，虽然胃癌的发病率稳步下降，但其仍然是全球癌症死亡的主要原因。不同地区胃癌的发病率差别很大。据报道，高发病率地区为日本、东亚、东欧、拉丁美洲部分地区，而美国和西欧的发病率较低。胃的癌变是一个多步骤的过程，从慢性胃炎进展到慢性萎缩胃炎、肠化生、异型增生，最终发展到腺癌。3 项病例对照研究和队列研究的荟萃分析报告 HP 与胃腺癌比值比为 1.92（95%CI 为 1.32 ～ 2.78）、2.5（95%CI 为 1.90 ～ 3.40）和 2.04（95%CI 为 1.69 ～ 2.45）。就此有人做过动物实验，在 HP 长期感染的沙鼠中可诱导出胃腺癌。

一项来自日本 Uemura 及其同事的长期前瞻性队列研究也认为 HP 和胃腺癌之间有关系。这项研究纳入的 1526 个患者有不同胃肠疾病，包括十二指肠溃疡、胃溃疡、胃黏膜增生、非溃疡性消化不良，在入组时及之后 1 ～ 3 年行胃镜检查。平均 7.8 年后，HP 感染者为 1246 例，未感染者为 280 例。HP 感染者中，253 例在随访的早期阶段接受根除治疗。约 3% 感染者发生了癌变，但未感染的患者没有发生胃癌。此外，接受 HP 根除治疗者未发生胃癌。HP 伴严重的胃萎缩、胃体为主的胃炎、肠上皮化生者发展为胃癌的风险较高。几乎所有 HP 感染者亚组（胃溃疡、胃增生性息肉、非溃疡性消化不良）患者发生胃癌的风险增加，但在十二指肠溃疡并非如此。应当注意，接受 HP 根除治疗者没有发生胃癌。这些结果表明根除 HP 能预防或延缓癌变。

胃癌高发区 7 个随机对照研究的荟萃分析表明，HP 根除治疗可降低胃癌发病风险。另一项随机对照研究也证实，早期胃癌内镜切除后根除 HP 治疗能显著减少异时癌的发生。已知伴肠化生和恶性贫血的低胃酸的重度萎缩性胃炎胃癌发生风险明显增加。胃癌大部切除者在很长的一段潜伏期后发生胃癌的风险增加，但是如果进行减酸术如迷走神经切断术后患胃癌的风险更大。一种假说认为，低胃酸分泌的患者易患胃癌，低胃酸通过影响维生素 C 的吸收，唾液分泌增加及胃肠细菌增加促进致癌物质亚硝胺的形成，从而使患胃癌的风险增加。慢性炎症时 DNA 突变或细胞因子和趋化因子表达的改变也可能会促进癌变的发生。遗传因素也起着关键的作用，研究表明人类的遗传多态性严重影响癌变，例如白细胞介素 -1β 是一种重要的促炎因子和很强的酸分泌抑制剂，胃黏膜内 HP 感染可使白介素 -1β 水平增加。遗传多态性白细胞介素 -1β 高表达可解释为什么并非所有的 HP 感染者都发生癌变。

（六）HP 和胃 MALT 淋巴瘤

强有力的证据表明 HP 感染可促进胃低度恶性 B 细胞淋巴瘤的发生。流行病学资料显示胃 MALT 淋巴瘤与对照组相比存在更大的 HP 感染可能性，也有直接证据表明胃 MALT 淋巴瘤发生在 HP 感染相关的胃炎之后。一些研究者甚至能在发生淋巴瘤之前的慢性胃炎患者中检测到 B 细胞克隆。然而，最强有力的证据是根除 HP 可使 MALT 淋巴瘤患者诱导缓解。34 项研究的汇总数据分析显示：成功根除 HP 感染可使 78% 的患者胃 MALT 淋巴瘤缓解，其中许多患者可达到持续多年的缓解。

第二节　胃　癌

胃癌是指起源于胃黏膜上皮组织的恶性肿瘤。根据胃癌的进程可分为早期胃癌和进展期胃癌。早期胃癌指癌细胞浸润深度局限于胃壁黏膜层（M，T1a）或黏膜下层（SM，T1b），不论病灶表面积大小及是否存在淋巴结转移。癌灶直径小于 1cm 者为小胃癌，直径小于 0.5cm 者为微小胃癌。癌灶仅限于腺管内、未突破腺管基膜者称为原位癌。若内镜活检证实为胃癌，但手术切除标本连续病理切片未发现癌组织者则称为“一点癌”。进展期胃癌深度超过黏膜下层，已侵入肌层者称为中期胃癌，侵及浆膜或浆膜外者称为晚期胃癌。胃癌起病隐匿，早期常因无明显症状而漏诊，中晚期常出现上腹部疼痛、消化道出血、穿孔、幽门梗阻、消瘦、乏力、代谢障碍以及癌肿扩散转移而引起的相关症状。

一、流行病学

胃癌是最常见的恶性肿瘤之一。截至 2012 年，全球每年约有 989600 例胃癌新增病例，738000 例胃癌死亡病例，胃癌的 5 年存活率仅为 20%。2010 年卫生统计年鉴显示，2005 年，胃癌病死率在我国恶性肿瘤中居第 3 位。胃癌分布存在年龄、性别、地区及种族的差异。30 岁前发病者较罕见，但随着年龄的增加，发病率逐渐增高，50 ～ 70 岁达高峰，70 岁以后发病率下降。男性发病率约为女性的2倍，但在年轻患者中女性的发病率则高于男性。地区分布差异性显著，高低发地区发病率差别近10倍。常见的高发地区包括日本、中国、中南美及东亚的大部分地区。在我国北方地区的甘肃、宁夏、青海及东北等地高发，湖南、广西、广东、云南、贵州及四川等地发病率较低。

二、病因学与病理生理学

胃癌的发生是遗传与环境因素综合作用下的多途径、多阶段过程。正常人体内，细胞的增殖和凋亡之间保持动态平衡。这种平衡的维持有赖于癌基因、抑癌基因及一些生长因子的共同调控。胃黏膜上皮的这种平衡一旦被破坏，如癌基因被激活、抑癌基因被抑制、生长因子参与以及DNA-微卫星不稳定等，使胃上皮细胞过度增殖又不能启动凋亡信号，则可能使正常的胃黏膜上皮逐渐进展为胃癌。

（一）环境和饮食因素

迁居美国的日本移民流行病学研究表明，高发地区向低发地区移民的胃癌发生率介于原居住地与移居地之间。第一代到美国的日本移民胃癌发病率下降约25%，第二代下降约50%，至第三代发生胃癌的危险性与当地美国居民相当。这些结果提示环境因素在胃癌的发生中有较大的影响作用。某些环境因素，如火山岩地带、高泥炭土壤、水土含硝酸盐过多、微量元素比例失调或化学污染等可直接或间接经饮食途径参与胃癌的发生。

饮食因素是否影响胃癌的发生目前尚存争议。有部分学者认为，胃癌的发生与饮食习惯无关。但更多的学者认为烟熏食品、咸鱼肉、酱菜等易诱发胃癌，新鲜水果、蔬菜、富含抗氧化剂食品（如维生素A、维生素D）可减少胃癌发生。长期食用含硝酸盐较高的食物后，硝酸盐在胃内被细菌还原成亚硝酸盐，再与胺结合生成致癌物亚硝胺，可导致胃癌的发生率增加。高盐食品则被认为是胃癌发生的另一种危险因素。

（二）幽门螺杆菌感染

幽门螺杆菌（Hp）不仅是胃炎和消化性溃疡的病原菌，也被世界卫生组织纳入Ⅰ型致癌物（即确定的人类致癌物质），是最常见的胃癌致病因素，为胃癌演变模式的启动因子，在胃癌发生过程中起重要作用。前瞻性研究提示Hp感染患者患胃癌的危险性增加2～3倍。国外有学者单独使用Hp感染沙土鼠成功诱发了胃癌，在动物实验中直接证实了Hp与胃癌的相关性。我国学者在山东等胃癌高发区进行的研究显示，Hp感染可增加胃癌发病率，根除Hp有利于减少胃癌发生，并可使胃体部黏膜萎缩进展延缓，而持续性Hp感染可使萎缩及肠化生进行性加重。

Hp感染可能通过以下几种途径导致胃癌发生。

（1）Hp感染损伤了胃黏膜腺体，并进一步引起黏膜及腺体的萎缩而导致胃酸分泌减少，同时Hp的尿素酶分解胃腔内的尿素产生氨而中和胃酸，因此胃腔内pH升高。这种胃内环境的改变，有利于胃内其他细菌，尤其是厌氧菌的过度生长。这些细菌含有还原酶，将硝酸盐还原为亚硝酸盐，在高pH环境下可以再生成为N-亚硝基化合物。而N-亚硝基化合物是公认的致癌物。此外，Hp感染所致的低酸分泌还可导致维生素C吸收障碍。有研究发现，Hp阳性患者胃液内维生素C的浓度显著降低，而Hp清除后则明显回升。维生素C是从血液向胃腔内主动转运的，有抗氧化剂的潜能，可以防止氧化剂对DNA的损害，从而有一定的抗癌作用，其吸收障碍可能促进肿瘤的发生。另有研究发现，幽门螺杆菌相关的低酸状态可能有部分原因是由基因决定的，因为低酸状态在胃癌患者的一级亲属中更常见。对照研究发现，近端胃癌（胃食管交界处）的酸分泌量正常。在西方国家，此型胃癌发病率上升，这可能是幽门螺杆菌感染下降的结果。

（2）Hp感染后，炎细胞浸润胃黏膜。其中大多数为产生抗体的淋巴细胞和浆细胞，其他如单核细胞和多形核白细胞。研究表明，Hp及其代谢产物均可刺激多形核白细胞、淋巴细胞释放自由基。因此，Hp感染时，炎症区自由基、超氧化物生成增加，可引起细胞过氧化损伤而诱发细胞癌变。同时，Hp感染可使胃液内维生素C浓度降低，减弱了抵抗DNA过氧化损伤的防御机制。另外，多形核白细胞可增加胃黏膜上皮细胞的突变率及增加已转化细胞的恶性程度和侵袭力。

（3）Hp感染可引起胃黏膜屏障破坏，增加其他损伤因子对胃黏膜的损伤作用。Hp感染和胆汁反流可能起协同作用，已受Hp损伤的上皮更易受胆汁反流的侵蚀，在再生过程中也更易被肠化生细胞所取代。

（4）Hp普遍具有空泡毒素A（VacA），同时大部分菌株还具有细胞毒素相关基因A（CagA），这两种强烈的细胞毒素可导致胃黏膜上皮细胞空泡化、损伤、变构、增殖、肠化生，甚至癌变等。

（5）Hp感染导致上皮细胞周期调控失常、细胞增殖及凋亡失衡也是引起胃癌的一个重要机制。

（三）遗传因素

癌症的遗传属于多基因遗传，个体易患性高低受遗传因素与环境因素的共同作用，其中遗传因素在疾病的发展中起到的作用大小称为遗传度。我国大连地区的流行病学调查表明，胃癌一级亲属的遗传度为37.5%±6.0%，新疆石河子地区为44.2%±6.6%，江苏金坛地区的研究结果为27.62%±4.95%。说明不同地区遗传因素在胃癌的发生中所起的作用存在差异。

（四）癌前状态

胃癌的癌前状态是指具有较强恶变倾向的临床或病理状态，如不加以干预则有恶变的可能。它包括癌前疾病和癌前病变。前者是指与胃癌相关的良性疾病，后者是指具有癌变倾向的病理学改变。

1. 癌前疾病

（1）慢性萎缩性胃炎：与胃癌有相似的环境危险因素。目前认为慢性萎缩性胃炎及肠型化生分别代表着正常胃组织向胃癌转变的不同中间状态。

（2）胃息肉：主要分为增生性息肉和腺瘤性息肉。前者多见，但癌变率较低，仅约1%。后者不常见，但癌变率却达15%～40%，特别是直径＞2cm的广基息肉，癌变率更高。

（3）胃溃疡：既往教科书认为胃溃疡多从溃疡边缘发生黏膜萎缩、肠上皮化生及异形增生而导致恶变，而近年研究认为可能由平坦型病变发展而来，其机制有待进一步研究。

（4）残胃癌：胃良性病变行手术后的残胃，因炎症、修复、再生及异型增生等过程易引起残胃癌。胃癌的发生率多于术后10年始显著升高。

（5）恶性贫血：恶性贫血患者胃癌的发病率为正常人的7～10倍。

2. 癌前病变

（1）肠型化生：有小肠型和大肠型两种。小肠型因分化较好，具有小肠黏膜的特性，不易引起恶变。大肠型化生又称不完全肠化，与大肠黏膜结构相似。肠化的细胞因被吸收的致癌物质积聚在细胞内，易致细胞异型增生并最终导致癌变。

（2）异型增生：异型增生是反复慢性炎症导致细胞黏膜的可逆性、病理性细胞增生反应。它被认为是正常胃黏膜细胞向胃癌转变的中间状态。

三、病理学

（一）胃癌的分期

评估胃癌各种治疗的临床效果必须以胃癌的病理分期为临床基础。目前为止胃癌的分期仍未完全一致，较常使用的是美国胃癌分期系统、日本胃癌分期系统和国际抗癌联合会胃癌分期三种。《胃癌诊断标准》中指出胃癌的病理分期诊断标准应参照美国癌症联合委员会（AJCC）颁布的国际TNM分期标准（最新版）。TNM分期标准中，原发肿瘤状况（T）依据肿瘤浸润深度划分，淋巴结转移状况（N）按照转移淋巴结的数目划分，远处转移状况（M）以是否有远处脏器转移而定。

（二）胃癌的病理分型

全国胃癌协作组病理组制定的《胃癌病理检查及诊断规范》中规定，进展期胃癌的病理分型包括以下几型。

1. 结节蕈伞型

肿物主要向腔内生长，呈结节状、息肉状，中央可有溃疡，但溃疡较浅，切面界限清楚。

2. 盘状蕈伞型

肿瘤呈盘状，边缘高起外翻，中央有溃疡，切面界限清楚。

3. 局部溃疡型

似慢性胃溃疡，但溃疡较深，边缘隆起，界限清楚。

4. 浸润溃疡型

溃疡底盘大，浸润范围广泛，切面界限不清。

5. 局部浸润型

即局部革囊胃，肿物向周围扩展呈浸润性生长，表面可有糜烂或浅表溃疡。

6. 弥漫浸润型

即革囊胃，此型特点为癌组织累及大部胃或全胃，使胃壁僵硬，胃腔变小。

7. 表面扩散型

肿瘤主要在黏膜或黏膜下层浸润，范围较大，有小区浸润肌层或肌层以外。

8. 混合型

有上述几型中之两种或两种以上病变者。

国际上广泛采用 Borrmann 胃癌大部分型法。

1. Borrmann Ⅰ型（结节蕈伞型）

肿瘤呈结节状、息肉状，表面可有溃疡，溃疡较浅，主要向胃腔内隆起生长，边界清楚。

2. Borrmann Ⅱ型（局部溃疡型）

界较清楚，此型常见。

3. Borrmann Ⅲ型（溃疡浸润型）

最常见。

4. Borrmann Ⅳ型（弥漫浸润型）

癌组织发生于黏膜表层之下，在胃壁内向四周弥漫浸润扩散，同时伴有纤维组织增生，浸润部胃壁增厚变硬，皱襞消失，黏膜变平，有时伴浅溃疡，此型少见。病变如累及胃窦，可造成狭窄；如累及全胃，可使整个胃壁增厚、变硬，称为皮革胃。

（三）胃癌的组织学分型

一般根据胃癌的组织结构、细胞性状和分化程度进行分型。

（1）腺癌可分为乳头状腺癌、管状腺癌、黏液腺癌及印戒细胞癌。

（2）鳞状细胞癌。

（3）类癌。

（4）未分化癌。

（5）小细胞癌。

（6）腺鳞癌。

此外，Lauren 分型也较为常用，可分为肠型、弥漫型及混合型。

四、临床表现

（一）临床症状

早期胃癌常无临床症状或仅表现为非特异性消化道症状。当出现典型症状时往往已是晚期。

在疾病的进展期，部分患者出现消化不良、胃灼热、腹痛、食欲下降、上腹部不适感等非特异性消化道症状。腹痛是胃癌最早出现的临床症状，约 1/4 患者可出现不同程度的腹痛。少部分患者可出现节律性溃疡样疼痛，但多数不能通过进食或制酸剂缓解。随着疾病进展可出现乏力、呕吐、早饱感、体重减轻、呕血、黑便、吞咽困难等表现，部分患者可伴有便秘或腹泻。早饱感及呕吐是胃壁受侵袭、胃动力障碍的表现，在革囊胃及幽门梗阻时表现尤为明显。当吞咽困难出现时常提示胃癌位于贲门、胃底部或累及食管下端。呕吐隔夜宿食常提示并发幽门梗阻。贫血是晚期胃癌常见的全身表现，溃疡性胃癌因伴发出血、贫血表现更为严重。转移至肝脏的患者可出现腹痛、发热、黄疸等症状；转移至肺部可出现咳嗽、咯血、呃逆、反复发热，累及胸膜可伴有胸腔积液、呼吸困难；出现背部放射痛常提示伴有胰腺转移。

溃疡较深，边缘隆起，形成堤状，肿瘤较局限，周围浸润不明显，边隆起而有结节状的边缘向周围及深部浸润明显，边界不清楚，此型部分胃癌患者可出现副癌综合征。副癌综合征是由肿瘤细胞或机体的免疫系统分泌的激素或细胞因子引起全身的临床表现。胃癌的副癌综合征包括反复发作的表浅性血栓静脉炎（Trousseau 征）、黑棘皮病、皮肌炎、膜性肾病、累及感觉和运动通路的神经肌肉病变及类白血病表现等。

（二）体征

早期胃癌常无明显体征。进展期可出现上腹部肿块、压痛；伴肝脏转移者可出现黄疸、肝大、腹腔积液；门静脉及肝静脉受累可伴脾大；锁骨上淋巴结转移出现 Virchow 淋巴结；伴腹腔积液时可出现移动性浊音阳性。

（三）侵袭与转移

胃癌有四种扩散方式。

1. 直接蔓延侵袭至相邻器官

胃癌向黏膜下层浸润直到浆膜外，然后沿组织间隙向周围组织直接蔓延。直接蔓延的部位与胃癌发生的位置有关。如胃底贲门癌常累及食管、肝及大网膜，胃体癌常侵犯大网膜、肝及胰腺。

2. 淋巴结转移

约 80% 胃癌患者存在淋巴结转移。癌细胞先转移到胃周淋巴结，并由胸导管转移到锁骨上淋巴结，转移到该处时称为 Virchow 淋巴结。

3. 血行播散

最常转移到肝脏，其次是肺、腹膜及肾上腺，也可转移到肾、脑、骨髓等。

4. 种植转移

自行脱落的癌细胞可像种子一样种在胸腔、腹腔、手术切口等处。

五、并发症

胃癌的主要并发症包括出血、穿孔、梗阻、胃肠瘘管形成、胃周围脓肿与粘连等。

六、辅助检查

（一）实验室检查

约半数的胃癌患者血液学检查呈缺铁性贫血或混合性贫血。如有恶性贫血，可见巨幼细胞贫血。粪便隐血实验常呈持续阳性。

肿瘤标志物，如血清癌胚抗原（CEA）、CA199、CA724 等，特异性不高，对胃癌诊断的意义不大，但对病情进展、术后复发监测和预后评估有一定价值。

（二）内镜检查

内镜检查结合黏膜活检，是目前最可靠的诊断手段。

1. 早期胃癌

早期胃癌的概念于 1962 年由日本内镜协会首先提出，并沿用至今。大部分早期胃癌病变仅表现为轻度隆起、褪色、红斑、血管网消失、扁平的颗粒状或浅的黏膜凹陷，常规胃镜容易漏诊。

各型特征如下。

Ⅰ型（隆起型）：胃黏膜呈息肉状隆起，广基或有蒂，表面粗糙不平，边缘不清，可有糜烂出血。

Ⅱ型（表浅型）：癌灶表浅，可略隆起或凹陷，表面粗糙，有以下三种亚型：

Ⅱ a（表浅隆起型）：病变稍突出于黏膜面，高度多不超过 0.5cm，面积较小，表面较平整。

Ⅱ b（表浅平坦型）：病变无隆起或凹陷，最难发现，仅见黏膜粗糙不平、色泽不一或欠光滑，界限不清。

Ⅱ c（表浅凹陷型）：最多见，黏膜呈表浅凹陷糜烂，基底不平整，可见聚合黏膜皱襞的中断或融合。

Ⅲ型（溃疡型）：黏膜凹陷比Ⅱ c 深，常伴溃烂，周围可有癌浸润，但不超过黏膜下层，周围聚合皱襞中断、融合或变形呈杵状。溃疡可与良性溃疡相似。

Ⅰ型和Ⅱ a 型又称为息肉型，Ⅱ c 和Ⅲ型又统称为溃疡型。混合型即指以上两种形态共存于一个癌灶中者。

2. 进展期胃癌

临床上较早期胃癌多见，大多肉眼可以拟诊，病变部位凹凸不平呈菜花样隆起或有不规则、边缘隆起的深大溃疡，覆污秽苔，组织质脆易出血，黏膜僵硬，蠕动消失。大体形态类型常用 Borrmann 分类法。

（三）其他技术

内镜技术的发展，使早期胃癌的诊断率明显提高。目前已被临床证明且具应用前景的早期诊断技术主要有色素内镜、放大内镜、超声内镜（EUS）、窄带成像技术（NBI）、自体荧光内镜技术（AFI）、内镜智能分光比色技术（FICE）、近红外光谱光源胃镜、共聚焦激光纤维内镜技术、拉曼光内镜技术等。

1. 色素内镜

应用特殊染色剂对胃黏膜染色观察病变，使黏膜结构比未染色时更鲜明，病变部位与周围的对比度增强，黏膜轮廓更清晰，病灶更醒目，从而提高胃癌诊断的灵敏度和阳性率。较常用的染色剂有亚甲蓝、靛胭脂等，亚甲蓝属于吸收染料剂，正常黏膜及肠上皮化生黏膜为淡蓝色，不典型增生黏膜也呈淡蓝色，但较肠上皮化生略深。癌变黏膜则着色明显，为深蓝色或者黑色，表面不平。亚甲蓝能提高胃镜对癌前病变如肠上皮化生、异型增生的检出率，对胃癌相关性病变的诊断有良好的重复性和准确性，可提高胃癌高危人群的随访阳性率。靛胭脂为对比染色剂，极易沉积于胃黏膜皱襞沟纹之间和胃小凹，使黏膜表面的高低差异异常明显，或颗粒更突出，与正常胃黏膜形成鲜明对比，胃黏膜小凹清晰可见，可衬托出胃黏膜的细微形态变化和立体结构。使用靛胭脂 + 醋酸染色，可清晰显示早期胃癌病灶范围。

2. 放大内镜

放大内镜是一种具有高像素和高分辨率特点的变焦电子内镜，可放大 60 ～ 170 倍，有利于观察微细结构变化，发现早期癌以及对良、恶性病变进行较准确鉴别。

3. 超声内镜（EUS）

超声内镜（EUS）是装有高频超声探头和超声发生装置的特殊内镜，主要优点是既可以用内镜直接观察腔内情况，又可以进行实时超声扫描，其优势在于能够较准确地判断癌灶的浸润深度和有无区域淋巴结转移。胃黏膜分为黏膜层、黏膜肌层、黏膜下层、固有肌层和浆膜层五层结构，在超声图像中分别表现为高回声 - 低回声 - 高回声 - 低回声 - 高回声。早期胃癌在 EUS 下的典型表现是低回声的不规则病灶，黏膜层及黏膜下层结构紊乱、破坏或增厚，第二层低回声区或第三层高回声区不规则狭窄、隆起、回声不均匀等表现。目前 EUS 主要用于估计胃癌浸润深度与范围，指导内镜治疗。但 EUS 判断溃疡型或伴黏膜下浸润的早期胃癌深度准确率明显低于隆起型或分化型，且胃窦部肿瘤较胃底、体部不容易观察，内镜医师的操作熟练程度和经验以及超声的频率不同等诸多原因都会影响早期胃癌的诊断。

4. 窄带成像技术（NBI）

采用窄谱滤光片（415nm 和 540mn）获得血红蛋白易吸收的蓝光和绿光，强调显示内镜下所见黏膜表层的毛细血管和细微腺管形态。由于波长不同，穿透深度也有所差异，波长为 415nm 的光主要用于观察黏膜表层部分，而波长为 540nm 的光则用于观察黏膜中略深的部分。NBI 观察胃黏膜病变需结合放大内镜才更有诊断意义，故一般配备放大系统，又常称作窄带成像放大内镜（ME-NBI）。该技术的使用能增加黏膜表面细微结构的对比度，并对黏膜表层的血管影像显示更加清楚，可明显提高内镜医师对肿瘤的早期识别。

5. 自体荧光内镜技术（AFI）

AFI 内镜系统的光源可以产生普通观察光与“荧光励启光（蓝色光与绿色光）”，内镜先端昀高灵敏度 CCD 可以捕捉到上述信号，并通过影像处理中心获得高清晰度的内镜图像与荧光图像。通过内镜按钮可以便捷地切换内镜图像和荧光图像。自体荧光物质主要有胶原、弹性蛋白、色氨酸、NADH、FAD 等，是不同生物组织细胞、不同结构、不同生化和物化特性等生物组织本质信息的真实反映。不同组织所含荧光物质种类、数量各不相同。组织中荧光物质发光取决于多种因素，包括荧光物的含量、组织结构和其代谢能力。自体荧光特征代表了组织的生化结构，组织生化结构的改变是引起自体荧光特征改变的主要原因。正常组织与肿瘤组织分子结构不同，它们的荧光光谱特征也不一样，根据测定肿瘤组织与正常组织的荧光发射光谱特征来区分不同的组织类型是自体荧光法诊断恶性肿瘤的理论基础。

6. 内镜智能分光比色技术（FICE）

内镜智能分光比色技术是基于光谱分析技术原理而成，即将普通内镜图像经计算机数据处理、分析产生一幅特定波长的分光图像。这种分光图像的单一波长可随机选择赋予红色（R）、绿色（G）或蓝色（B），然后根据疾病诊断需要任意选择合适波长 RGB 组合，经处理形成特定的 FICE 特定图像。一般来说，400 ～ 500nm 适合观察黏膜表面结构，500nm 左右的波长适合观察血管结构和走向。这种技术可模拟内镜色素染色技术，使普通内镜条件下不能识别的异常组变得清晰可辨，从而提高病灶诊断的敏感性及正确率。

7. 近红外光谱光源胃镜

在普通的胃镜内附加上单色激光源和特定的滤光器或测相机可以构成一个新的胃镜成像系统 —— 胃镜荧光成像系统。它利用近红外光谱在胃黏膜内有较强的穿透性的特点，制作出近红外光谱光源，可帮助判断早期胃癌的浸润深度。

8. 共聚焦激光纤维内镜技术（CLE）

在内镜头端安装一个极小的激光共聚焦显微镜，可在内镜检查的同时获取消化道上皮及上皮下高度放大的截面图像，从而在内镜下作出组织学诊断并指导靶向活检。共聚焦内镜不仅具备传统电子内镜的特点，更能同时生成共聚焦图像，在内镜检查的过程中对体内组织实时显微成像，提供放大 1000 倍的图像，其在临床上的应用具有深远的意义。进行共聚焦内镜检查时，往往需要使用荧光对比剂。目前应用较广泛的主要是静脉注射剂荧光素钠和局部应用的盐酸吖啶黄，荧光素钠是一种微酸性、亲水的荧光染色剂，显示结肠隐窝结构、上皮细胞、固有膜的结缔组织基质、血管和红细胞，使固有膜的结缔组织基质与微血管系统产生强烈对比，并可以持续 30 分钟。盐酸吖啶黄局部喷洒数秒钟即可被吸收，能够穿过细胞膜与细胞核的酸性物质结合，更适于标记表层上皮细胞、显示细胞核，但是只局限于黏膜表层（0 ～ 100μm），不能逐渐渗入黏膜全层产生上皮下深层对比，且其分布随时间的变化小。因此，静脉注射及局部使用荧光对比剂的联合应用可以更清晰地显示胃肠黏膜的结构，这些图像与同一部位的活检组织横切面的病理图像有很好的一致性。共聚焦内镜在早期胃癌的诊断价值已被多项研究证实。由于共聚焦内镜的显微放大作用，结合染色剂增加对比度，可在内镜检查的同时进行实时模拟组织学检查，对黏膜粗糙及可疑部位进行检查并靶向活检，更易于检出黏膜内早期癌变。

9. 拉曼光内镜技术

拉曼光内镜技术是新一代快速、高精度、面扫描激光技术，它将共聚焦显微镜技术与激光拉曼光谱技术完美结合，具备高速、高分辨率成像等特点，已日趋广泛地以分子成像的方式应用于生物医学领域的检测和科研中。拉曼光谱仪利用独特的分子振动技术，可探测组织的生物化学及生物分子结构和构成，在分子水平鉴别组织病理学类型，精确诊断癌前病变及癌组织。将拉曼光谱引入内镜中，可以发现消化道黏膜微妙的解剖学变化和重要的生物化学差异。拉曼内镜指导下的体内成像技术可以鉴别消化道良、恶性溃疡，其灵敏度和特异性均可达到90%以上。利用近红外拉曼光谱仪对胃部组织进行光学诊断，正常组织、幽门螺杆菌感染组织、肠上皮化生组织、异型增生组织和癌组织在光谱学中的表现有显著差异，可在分子水平对这些生理及病理状况进行早期快速鉴别诊断。作为一种非损伤性检测技术，近红外拉曼光谱不仅可以探测到深部组织的拉曼信号，并可以减少组织的荧光噪声，因而这一光学技术对于诊断胃肠道组织良、恶性病变极具前景。

（四）X线钡餐检查

X线钡餐检查仍是胃癌的主要诊断方法之一。其优点是通过对胃的形态、黏膜变化、蠕动情况及排空时间的观察确立诊断，痛苦较小。其不足是不能取活检作组织学检查，且不如胃镜直观，对早期胃癌诊断较为困难。

1. 进展期胃癌

X线钡餐检查对进展期胃癌的诊断率较高。常见以下三种影像。

（1）肿块型：表现为突向胃腔的不规则充盈缺损。

（2）溃疡型：表现为位于胃轮廓内的龛影，直径多大于2.5cm，边缘不整齐，有时呈半“＞”形，周围黏膜常有中断现象，蠕动波中断或消失。

（3）浸润型：表现为胃壁僵硬、蠕动消失、胃腔缩窄、胃壁不光滑、黏膜皱襞消失、钡剂排空快，弥漫性浸润时呈革袋状。

2. 早期胃癌

常需应用气钡双重对比造影法、压迫法和低张造影技术并采用高密度钡粉，方能更清楚地显示黏膜结构，发现微小病变。

（1）隆起型（Ⅰ型，Ⅱa型）：可见小的息肉样充盈缺损，边界较清楚，表面粗糙不平或在充盈缺损的表面有类似溃疡的凹陷区。

（2）平坦型（Ⅱb型）：可见边缘不整、表面粗糙、凹凸不平的斑点。

（3）凹陷型（Ⅱc型，Ⅲ型）：可见形状不规则的龛影，集中的黏膜有中断、变形或融合现象。

（五）其他

多普勒超声、螺旋 CT 扫描及 MRI 是胃癌术前常用的诊断方法，可于手术前对胃癌病变的侵犯范围、大小及程度进行较准确的估计，避免不必要的剖腹探查，对提高手术切除率，制定胃癌治疗方案有着十分重要的指导作用。此外，近年来开展的超声双重造影检查对胃癌术前分期的判断也有一定的临床应用价值。对常规影像学检查无法明确的转移性病灶，可酌情使用 PET-CT，但不推荐作为常规检查手段。

七、诊断与鉴别诊断

（一）诊断标准

胃癌的诊断无法单纯依靠病史、症状和体征等临床资料得以确立。临床上常规应用上消化道钡餐造影和胃镜检查等方法确立胃癌的临床诊断，应以后者作为首选方法，确诊依据是组织病理学检查。对下列情况应及早和定期胃镜检查。

（1） 40 岁以上，特别是男性，近期出现消化不良、呕血或黑粪者。

（2）慢性萎缩性胃炎伴胃酸缺乏，有肠化生或不典型增生者。

（3）良性溃疡但胃酸缺乏者。

（4）胃溃疡经正规治疗 2 个月无效，X 线钡餐提示溃疡增大者。

（5） X 线发现大于 2cm 的胃息肉者，应进一步做胃镜检查。

（6）胃切除术后 10 年以上者。

《胃癌诊疗规范（2011 年版）》中指出，组织病理学诊断是胃癌的确诊和治疗依据，并提出了病理诊断标准。

（1）低级别上皮内肿瘤：黏膜内腺体结构及细胞学形态呈轻度异型性，与周围正常腺体比较，腺体排列密集，腺管细胞出现假复层，无或有极少黏液，细胞核染色浓重，出现核分裂象。

（2）高级别上皮内肿瘤：黏膜内腺体结构及细胞学形态呈重度异型性（腺上皮原位癌），与周围正常腺体比较，腺管密集，腺管细胞排列和极向显著紊乱，在低级别上皮内肿瘤的基础上进一步出现共壁甚至筛状结构，缺乏黏液分泌，核分裂象活跃，可见灶状坏死，但无间质浸润。

（3）黏膜内癌：即黏膜内浸润癌，不规则的腺上皮细胞团巢或孤立的腺上皮细胞浸润黏膜固有层间质，局限于黏膜肌层以内。

（4）黏膜下癌：即黏膜内浸润癌继续向深层浸润，浸透黏膜肌层达到黏膜下层，未侵及胃固有肌层。

（5）早期胃癌（T1N0/1M0）：包括黏膜内浸润癌和黏膜下浸润癌，无论有无区域淋巴结转移证据。

（二）鉴别诊断

胃癌需与某些胃良性疾病如胃溃疡、胃息肉、胃平滑肌瘤、慢性胃炎等及其他胃恶性肿瘤如胃恶性淋巴瘤、胃肉瘤等相鉴别。对于中晚期出现其他脏器转移者，则需要与该器官原发肿瘤鉴别。

1. 与胃部良性疾病的鉴别

（1）胃溃疡：胃癌无特征性的症状和体征，特别是青年人胃癌常被误诊为胃溃疡或慢性胃炎。胃溃疡的某些典型 X 线表现可作为诊断依据，如龛影一般突出于腔外，直径在 2cm 以内，其口部光滑整齐，周围黏膜呈辐射状，胃壁柔软可扩张等；而进展期溃疡型癌的龛影较大，且位于腔内，常伴有指压痕及裂隙破坏，局部胃壁僵硬，胃腔扩张性差等。但某些胼胝性溃疡易与溃疡型癌相混淆，这需要进一步作胃镜活检予以鉴别。

（2）胃息肉（胃腺瘤或腺瘤性息肉）：来源于胃黏膜上皮的良性肿瘤可发生于任何年龄，但以 60 ～ 70 岁多见。较小的腺瘤可无任何症状，较大者可引起上腹部饱胀不适、隐痛或恶心。腺瘤表面黏膜若出现糜烂或溃疡出血而引起黑便，临床表现可酷似胃癌。X 线钡餐检查常显示边界完整的圆形充盈缺损，带蒂腺瘤推压时可移动部位。胃腺瘤常与隆起型早期胃癌相混淆，宜胃镜活检予以确诊。

（3）胃平滑肌瘤：可发生于任何年龄，多见于 50 岁以下。其瘤体多单发，多不超过 4cm，好发于胃窦及胃体部，呈圆形或椭圆形。患者常有上腹饱胀不适、隐痛或胀痛，当肿瘤增大供血不足而形成溃疡时，也可出现间歇性呕血或黑便，约有 2% 可恶变成平滑肌肉瘤。胃镜检查可与胃癌相区别，但难以鉴别平滑肌瘤与平滑肌肉瘤。

（4）胃巨大皱襞症：与浸润型胃癌相似，好发于胃上部大小弯处。良性巨大皱襞 X 线检查可见胃黏膜呈环状或弯曲改变，而浸润型胃癌黏膜多为直线形增粗。另外，巨大皱襞症常伴有低蛋白血症，而浸润型胃癌可见恶病质。

（5）肥厚性胃窦炎：肥厚性胃窦炎多由幽门螺杆菌感染引起，可引起胃窦狭窄，蠕动消失，胃壁有伸展性；浸润型胃癌黏膜平坦或呈颗粒变形，胃壁僵硬。在低张造影下，两者区别较大。

（6）疣状胃炎：多发于青年，常合并十二指肠溃疡，与胃癌较好鉴别。

（7）胃黏膜脱垂症：胃黏膜脱垂症是由于异常松弛的胃黏膜逆行进入食管或脱入十二指肠球部导致胃黏膜脱垂。通过 X 线钡餐检查可确诊，腹痛呈周期性、节律性，经胃镜检查较易区别。

2. 与其他胃部恶性肿瘤相鉴别

（1）原发性恶性淋巴瘤：原发性恶性淋巴瘤占胃部恶性肿瘤的 0.5% ～ 8%。多见于青壮年，好发于胃窦、幽门前区及胃小弯。病变源于黏膜下层的淋巴组织可向周围扩展而累及胃壁全层，病灶部浆膜或黏膜常完整。当病灶浸润黏膜 40% ～ 80% 时，发生大小不等、深浅不一的溃疡。临床表现有上腹部饱胀、疼痛、恶心、呕吐、黑便、胃纳减退、消瘦、乏力、贫血等非特异性症状，乙醇常可诱发胃淋巴瘤患者腹痛的发生，少许患者伴有全身皮肤瘙痒症。X 线钡餐检查病灶的表现率可达 93% ～ 100%，但能确诊者仅 10% 左右。具特征性的改变为弥漫性胃黏膜皱襞不规则增厚，有不规则地图形多发性溃疡，溃疡边缘黏膜隆起增厚形成大皱襞；单发或多发的圆形充盈缺损，呈鹅卵石样改变。

（2）胃肉瘤：胃肉瘤占胃恶性肿瘤的0.25%～3%，多见于老年，好发于胃底、胃体。瘤体一般较大，常在10cm以上，呈球形或半球形，由于瘤体巨大，其中央部常因血供不足而形成溃疡。临床表现主要为上腹部疼痛、不适、恶心、呕吐、胃纳减退、消瘦、发热、上消化道出血，由于多数患者的瘤体巨大而在腹部可扪及肿物，局部有压痛。X线钡餐检查可见黏膜下型胃平滑肌肉瘤，于胃腔内可见边缘整齐的球形充盈缺损，其中央常有典型的“脐样”龛影，浆膜下型者则仅见胃壁受压及推移征象：胃底平滑肌肉瘤在胃泡内空气的对比下，可见半弧形状组织块影。胃镜检查时黏膜下型平滑肌肉瘤的表面黏膜呈半透明状，其周围黏膜可呈“桥形”皱襞；肿瘤向胃壁浸润时，其边界不清，可见溃疡及粗大的黏膜皱襞，胃壁僵硬，一般与胃癌不难鉴别。

此外，胃癌尚需与胃类癌、胃底静脉瘤、假性淋巴瘤、异物肉芽肿等病变相鉴别。当上腹部扪及肿块时尚需与横结肠或胰腺肿块相鉴别，有肝转移者与原发性肝癌者相鉴别。鉴别诊断主要通过X线钡餐造影、胃镜和活组织病理检查。

八、治疗

胃癌的治疗需综合考虑肿瘤的大小、位置、肿块的侵袭范围、疾病分期及全身状况等因素，应采取综合治疗的原则，提倡个体化治疗，以达到根治或最大限度地控制肿瘤、延长患者生存期、提高患者生活质量的目的。

（一）治疗原则

应当采取综合治疗的原则，即根据肿瘤病理学类型及临床分期，结合患者一般状况和器官功能状态，采取多学科综合治疗（MDT）模式，有计划、合理地应用手术、化疗、放疗和生物靶向等治疗手段。

（1）早期胃癌且无淋巴结转移证据，可根据肿瘤侵犯深度，考虑内镜下治疗或手术治疗，术后无须辅助放疗或化疗。

（2）局部进展期胃癌或伴有淋巴结转移的早期胃癌，应当采取以手术为主的综合治疗。根据肿瘤侵犯深度及是否伴有淋巴结转移，可考虑直接行根治性手术或术前先行新辅助化疗，再考虑根治性手术。成功实施根治性手术的局部进展期胃癌，需根据术后病理分期决定辅助治疗方案（辅助化疗，必要时考虑辅助化放疗）。

（3）复发/转移性胃癌应当采取以药物治疗为主的综合治疗手段，在恰当的时机给予姑息性手术、放射治疗、介入治疗、射频治疗等局部治疗，同时也应当积极给予止痛、支架植入、营养支持等最佳支持治疗。

（二）手术治疗

外科手术切除加区域淋巴结清扫是唯一能根治进展期胃癌的方法，只要患者全身状况许可，无远处转移时均应争取手术治疗，并根据肿瘤是否转移、患者全身状况选择手术方式。无论选择根治性或姑息性手术，均应尽量切除肿瘤组织、解除肿瘤造成的梗阻或压迫症状。

根治性手术应当完整切除原发病灶，彻底清扫区域淋巴结。对呈局限性生长的胃癌，切缘距病灶应当至少 3cm；对呈浸润性生长的胃癌，切缘距病灶应当超过 5cm。邻近食管及十二指肠的胃癌，应当尽量完整切除病灶，必要时行术中冷冻病理检查，以保证切缘无癌残留。有时为了清除贲门旁、脾门、脾动脉周围淋巴结，或累及邻近脏器时需行扩大根治术。

1. 标准 D2 根治术

胃癌手术分为标准手术和非标准手术。以根治性切除为目的的手术为标准手术，要求切除 2/3 以上的胃并行 D2 淋巴结清扫，即 D2 标准根治术。

2. 胃癌缩小手术

胃癌缩小手术是指胃切除及淋巴结清扫范围不能满足标准手术要求的术式。最大风险在于术前对肿瘤浸润程度或转移范围判断不足，使手术范围未能超过浸润或转移的范围，导致癌组织残留。所以，应严格遵循其适应证，在不具备准确术前分期的情况下，仍应以手术彻底清除癌组织为首要目的。主要有 D1 及 D1 加第 8a、9 组淋巴结清扫术、保留幽门胃切除术、近端胃切除术等术式。

3. 腹腔镜手术

腹腔镜胃癌根治术开展早期，主要应用于早期胃癌患者，随着腹腔镜胃癌 D2 根治术在技术上的不断成熟，腹腔镜技术在进展期胃癌中的应用已逐步得到了认可。虽然目前日本经验丰富的腹腔镜外科医师仍将腹腔镜胃癌根治术的手术适应证局限于肿瘤浸润深度在 T2 以内的患者，但近几年来，国内外越来越多的临床病例报道结果显示，肿瘤浸润深度超过 T2 的进展期胃癌患者采用腹腔镜行胃癌 D2 根治术，术后疼痛轻，恢复快，住院时间短，并发症发生率低，而且不增加手术并发症发生率及病死率。相对于开腹胃癌手术，术后微创优点明显，在肿瘤完整切除、肿瘤周围足够正常组织的切除范围及淋巴结清扫数量上与开腹手术无显著差异，能达到胃癌的根治性切除，近远期疗效满意。因此，对于有良好开腹胃癌根治术基础以及熟练的腹腔镜胃癌根治术操作技术的外科医师来说，腹腔镜胃癌手术不管是应用于早期胃癌，还是进展期胃癌，术后远期疗效都是满意的。由于腹腔镜胃癌根治术手术操作复杂，学习曲线长，目前在国内外还限于一些大型医院开展，要成为胃癌治疗的标准术式还需继续努力。

选择腹腔镜手术，需严格把握手术适应证和禁忌证、选择正确的手术入路、进行精准彻底的淋巴结清扫并做到整块切除、完成安全有效的消化道重建并注重围术期的处理。

4. 机器人手术

机器人手术系统是在腹腔镜手术基础上发展起来的新型手术系统，包括图像处理系统、操作平台和机器人的机械臂系统三部分。与普通腹腔镜手术一样，机器人辅助胃癌切除术本质上属于微创胃癌手术。手术医师通过图像处理系统观察术野，通过操作平台来控制手术机械臂，从而完成手术。相对于腹腔镜手术，机器人手术具有立体成像、操作灵活和可远程控制等优点。但由于手术设备昂贵，该技术进展缓慢。

（三）内镜下治疗

近年来随着内镜技术的推广，早期胃癌诊断率显著提高。对于早期胃癌患者，可选择内镜下治疗。目前常用的内镜治疗方法有内镜下黏膜切除术（EMR）、内镜黏膜下剥离术（ESD）、激光治疗、光动力治疗、微波凝固治疗等，最常采用ESD。值得注意的是，早期胃癌仍存在淋巴结转移的可能，对这部分患者需追加手术治疗。

近年来，早期胃癌ESD治疗效果已逐渐与外科剖腹手术相近，并使大部分患者免除了传统手术治疗的风险及术后生活质量的严重影响，因此，在早期胃癌治疗中的地位越来越重要。ESD是继EMR后发展起来的又一项内镜治疗新技术。与EMR相比，ESD可以将较大面积、形态不规则或合并溃疡、瘢痕的肿瘤一次性完整地剥离下来，切除率达到95%以上，显著减少了肿瘤的残留和复发。《胃癌治疗指南》（第3版）规定，EMR和ESD的适用原则为淋巴结转移可能性非常低并可被完全切除的肿瘤。明确指出EMR和ESD的绝对适应证为：2cm以下肉眼可见的黏膜内癌；组织类型为分化型；无论何种大体类型，都无溃疡病灶。随着技术的进步，ESD可以完成更大病变的整块切除并保持足够的阴性切缘，于是就有了扩大ESD治疗早期胃癌适应证的要求。在多项研究的基础上，日本学者提出并巩固了ESD治疗早期胃癌的扩大标准。

（1）分化型黏膜内癌如果表面未形成溃疡，则病变大小不受限制。

（2）分化型黏膜内癌如果表面已经形成溃疡，则病变直径＜30mm。

（3）分化型SML癌，病变直径≤30mm。

（4）未分化型黏膜内癌，表面未形成溃疡，且病变直径＜20mm。

ESD治疗前应严格进行术前评估。术前应综合应用超声内镜、放大内镜、色素内镜及其他各种新型内镜检查技术充分了解病灶的大小、形态，确定病灶的浸润深度，评估病变是否符合ESD治疗适应证方可进行ESD治疗。ESD的具体操作步骤如下。

（1）确定病灶边缘。

（2）于病灶边缘0.5～1.0cm处进行电凝标记。

（3）黏膜下注射使病灶充分抬举。若病变侵犯到黏膜下层，则抬举征阴性，此时应停止ESD改为开腹手术治疗。

（4）沿标记点外缘切开胃黏膜。

（5）于病灶下方对黏膜下层进行剥离，应一次性完整剥除病变。

（6）剥除病灶后对创面出血点及可见的血管充分电凝止血，必要时应用金属夹缝合创面。

（7）固定标本送病理检查。

对有丰富的消化内镜和外科经验的操作医师而言，内镜黏膜下剥离术是一种安全的技术，其并发症主要包括出血和穿孔。

（四）化学治疗

化学治疗分为姑息化疗、辅助化疗和新辅助化疗。姑息化疗的目的为缓解肿瘤导致的临床症状，提高生活质量及延长生存期。适用于全身状况良好、主要脏器功能基本正常的无法切除、复发或姑息性切除术后的患者。常用的化疗药物包括5-氟尿嘧啶（5-FU）、卡培他滨、替吉奥、顺铂、表柔比星、多西他赛（多西紫杉醇）、紫杉醇、奥沙利铂、伊立替康等。化疗方案包括两药联合或三药联合方案，对体力状态差、高龄患者，可考虑采用口服氟尿嘧啶类药物或紫杉类药物的单药化疗。对无远处转移的局部进展期胃癌推荐术前新辅助化疗，应当用两药或三药联合的化疗方案，不宜单药应用，时限一般不超过3个月。应当及时评估疗效，并注意判断不良反应，避免增加手术并发症。术后辅助化疗一般在术后3～4周开始，联合化疗推荐氟尿嘧啶类药物联合铂类的两药联合方案，在6个月内完成，单药化疗则不宜超过1年。

（五）放射治疗

放射治疗效果欠佳，仅未分化癌、低分化癌、管状腺癌、乳头状腺癌对放疗有一定敏感性。常与手术治疗及化疗联合运用。

（六）对症支持治疗

对症支持治疗包括纠正贫血、改善营养状况、缓解症状、解除梗阻、镇痛、心理治疗、中医中药治疗等。

（七）其他治疗

肿瘤疫苗、过继性免疫治疗、细胞因子治疗、靶向治疗及基因治疗，近年来研究渐多，具有一定的临床效果。

九、预后及影响预后的因素

影响胃癌预后的因素很多，包括发病年龄、发病部位、病理分期、组织学类型、浸润深度和范围、肿瘤切除的彻底性、是否存在淋巴及血管瘤栓、是否存在转移等，并与癌组织的生物学特性以及放化疗等辅助治疗有关。其中，胃癌的病理分期可为手术切除的胃癌患者提供准确的预后评价，早期胃癌的预后较好，但诊断率较低。大部分患者确诊时已处于中晚期，预后较差。

在胃癌防治战略中选择发病学防治，采用有效的筛查方法，是胃癌患者能得以早期发现、早期诊断、早期治疗的关键。

具有以下因素者应当为高危人群进行及早或定期检查。

（1）40岁以上，特别是男性，近期内出现消化不良者，或突然出现呕血或黑便者。

（2）拟诊良性溃疡，缺乏胃酸者；慢性萎缩性胃炎，尤其是A型，伴肠化生及不典型增生者。

（3）胃溃疡经两个月治疗无效，X线检查显示溃疡反而增大者，应即行胃镜检查。

（4）有长期腹胀、胃灼热、反酸、恶心呕吐、早饱、嗳气、打嗝、进行性消瘦等症状。

（5）有呕血和黑便症状。

（6）有胃病史。

（7）家族中有上消化道癌症患者。

（8）经常吸烟、饮酒，经常食用霉变、腌晒食物。

（9）X线检查发现胃息肉＞2cm者，应做胃镜检查。

（10）胃切除术后15年以上，应每年定期随访。

第三节　小肠梗阻

肠梗阻指肠内容物在肠道中通过受阻，为常见的急腹症，由于其变化快，需要早期作出诊断、处理。诊治的延误可使病情发展加重，甚至出现肠坏死、腹膜炎等严重情况。小肠梗阻占肠梗阻的60%～80%。

一、病因学

肠梗阻的病因主要分为两大类：机械性和动力性。血运障碍引起的肠动力性梗阻有作者归纳为血运性肠梗阻。

（一）机械性

机械性肠梗阻的病因又可归纳为三类。

1. 肠壁内的病变

这些病变通常是先天性的，或是炎症、新生物或是创伤引起。先天性病变包括先天性肠扭转不良、梅克尔憩室炎症等。在炎症性疾病中克罗恩病最常见，其他还有结核、放线菌病甚至嗜伊红细胞肉芽肿。当然，原发性或继发性肿瘤、肠道多发息肉，也都可以产生梗阻。创伤后肠壁内血肿可以产生急性梗阻，也可以是之后因缺血产生瘢痕而狭窄、梗阻。各种原因引起的肠套叠、肠管狭窄都可引起肠管被堵、梗阻。

2. 肠壁外的病变

手术后，先天性或炎症后的肠粘连是常见的产生肠梗阻的肠壁外病变。在我国疝也是产生肠梗阻的一个常见原因，其中以腹股沟疝最为多见，其他如股疝、脐疝以及一些少见的先天性疝如闭孔疝、坐骨孔疝也可产生肠梗阻。手术后造成的间隙或缺口而导致的疝如胃空肠吻合后、结肠造口或回肠造口后造成的间隙或系膜缺口、外伤性膈肌破裂均可造成小肠进入而形成疝与梗阻。先天性环状胰腺、腹膜包裹、小肠扭转也都可产生梗阻。肠壁外的癌症、肠外肿瘤、局部软组织肿瘤转移、腹腔炎性肿块、脓肿、肠系膜上动脉压迫综合征，均可引起肠梗阻。

3. 肠腔内病变

相比之下，这一类病变较为少见，但在我国临床上仍常见到，特别是在基层医院能遇到这类患者，如寄生虫（蛔虫）、粗糙食物形成的粪石、发团、胆石症等在肠腔内堵塞导致肠梗阻。

（二）动力性

动力性又称麻痹性肠梗阻，它又分为麻痹性与痉挛性两类，是由于神经抑制或毒素刺激以致肠壁肌肉运动紊乱。麻痹性肠梗阻较为常见，发生在腹腔手术后、腹部创伤或急性弥漫性腹膜炎患者，由于严重的神经、体液与代谢（如低钾血症）改变所致。痉挛性较为少见，可在急性肠炎、肠道功能紊乱或慢性铅中毒患者发生。

（三）血运性

血运行也可纳入动力性肠梗阻中，是肠系膜血管发生血栓形成或栓子栓塞，从而有肠血管堵塞，循环障碍，肠失去蠕动能力，肠内容物停止运行出现肠麻痹现象，但是它可迅速继发肠坏死，在处理上与肠麻痹截然不同。

（四）原因不明的肠假性梗阻

假性肠梗阻的治疗主要是非手术方法，仅有些因合并有穿孔、坏死等而需要进行手术处理。重要的是要认识这类型肠梗阻，不误为其他类型肠梗阻，更不宜采取手术治疗。假性肠梗阻与麻痹性肠梗阻不同，它无明显的病因可查，是一慢性疾病，表现有反复发作肠梗阻的临床症状，有肠蠕动障碍、肠胀气，但十二指肠与结肠蠕动可能正常，患者有腹部绞痛、呕吐、腹胀、腹泻甚至脂肪泻，体检时可发现腹胀、肠鸣音减弱或正常，腹部X线平片不显示有机械性肠梗阻时出现的肠胀气与气液面。

上述分类的依据是发病的原因，其他分类还有如下几个。

1. 单纯性和绞窄性肠梗阻

不论发病的原因，而根据肠管血液循环有无障碍分类。无血液循环障碍者为单纯性肠梗阻，有血液循环障碍者则为绞窄性肠梗阻。

2. 完全性与不完全性肠梗阻

如果一段肠襻的两端均有梗阻，形成闭襻，称闭襻型肠梗阻，虽属完全性肠梗阻，局部肠襻呈高度膨胀，局部血液循环发生障碍，容易发生肠壁坏死、穿孔。

3. 根据梗阻的部位

根据梗阻的部位分为高位、低位和小肠、结肠梗阻，也可根据发病的缓急分为急性和慢性。

分类是为了便于诊断与治疗，这些分类中有相互交错，且梗阻也可以转化，要重视早期诊断，适时给予合理治疗。

二、病理学

肠梗阻可引起局部和全身性的病理和生理变化，慢性不完全性肠梗阻的局部主要改变是梗阻近端肠壁、肥厚和肠腔膨胀，远端肠管变细、肠壁变薄。继发于肠管疾病的病理性肠梗阻，梗阻部还具有原发疾病的改变如结核、克罗恩病等。营养不良以及因营养不良而引起器官与代谢改变是主要的改变。急性肠梗阻随梗阻的类型及梗阻的程度而有不同的改变，概括起来有下列几方面。

（一）全身性病理生理改变

1. 水、电解质和酸碱失衡

肠梗阻时，吸收功能发生障碍，胃肠道分泌的液体不能被吸收返回全身循环系统而积存在肠腔内。同时肠梗阻时，肠壁继续有液体向肠腔内渗出，导致体液在第三间隙的丢失。如为高位小肠梗阻，出现大量呕吐更易出现脱水，并随丧失液体电解质含量而出现电解质紊乱与酸碱失衡。胆汁及肠液均为碱性，损失的 Na^+、K^+ 较 Cl^- 为多，再加之组织灌注不良、禁食而易有代谢性酸中毒，但在高位小肠梗阻时，胃液的丧失多于小肠液，则有可能出现代谢性碱中毒。大量 K^+ 的丢失可引起肠壁肌张力减退，加重肠腔膨胀。

2. 休克

肠梗阻如未得到及时适当的治疗，大量失水、失电解质可引起低血容量休克。在手术前由于体内代偿性调节，血压与脉搏的改变不明显，但在麻醉后，机体失去调节的功能，休克的临床症状可迅速表现出来。另外，由于肠梗阻引起肠黏膜屏障功能障碍，肠道内细菌、内毒素易位至门静脉和淋巴系统，继有腹腔内感染或全身性感染，也可因肠壁坏死、穿孔而有腹膜炎与感染性休克。在绞窄性肠梗阻时，常是静脉回流障碍先于动脉阻断，导致动脉血仍不断流向肠壁、肠腔，以及因血流障碍而迅速发生肠坏死，出现感染和低血容量休克。

3. 脓毒症

肠梗阻时，肠内容物淤积，细菌繁殖，因而产生大量毒素，可直接透过肠壁进入腹腔，致使肠内细菌易位引起腹腔内感染与脓毒症。在低位肠梗阻或结肠梗阻时更明显，因肠腔内有较多的细菌，在梗阻未解除时，因静脉反流有障碍，肠内毒素被吸收较少，而一旦梗阻被解除血液循环恢复后，毒素大量被吸收而出现脓毒症、中毒性休克。因此，在解决梗阻前应先清除肠内积存的感染性肠液。

4. 呼吸和心脏功能障碍

肠腔膨胀时腹压增高，膈肌上升，腹式呼吸减弱，可影响肺内气体交换，同时，有血容量不足、下腔静脉被压而下肢静脉血回流量减少，均可使心输出量减少。腹腔内压力＞ 20mmHg，可产生系列腹腔间室综合征累及心、肺、肾与循环障碍。

（二）局部病理生理改变

1. 肠腔积气、积液

有作者应用同位素标志的水、钠与钾进行研究，在小肠梗阻的早期（＜ 12 小时），由于吸收功能降低，水与电解质积存在肠腔内，24 小时后不但吸收减少而且有分泌增加。

梗阻部以上肠腔积气来自以下方面。

（1）吞咽的空气。

（2）重碳酸根中和后产生的CO_2。

（3）细菌发酵后产生的有机气体。吞咽的空气是肠梗阻时很重要的气体来源，它的含氮量高达70%，而氮又是一种不被肠黏膜吸收的气体。CO_2的量虽大，但它易被吸收，不是产生肠胀气的主要成分。

2. 肠蠕动增加

正常时肠管蠕动受到自主神经系统、肠管本身的肌电活动和多肽类激素的调节来控制。在发生肠梗阻时，各种刺激增强而使肠管活动增加。在高位肠梗阻频率较快，每3～5分钟即可有一次，低位肠梗阻间隔时间较长，可10～15分钟一次，但如梗阻长时间不解除，肠蠕动又可逐渐变弱甚至消失，出现肠麻痹。

3. 肠壁充血水肿、通透性增加

正常小肠腔内压力为0.27～0.53kPa，发生完全性肠梗阻时，梗阻近端压力可增至1.33～1.87kPa，强烈蠕动时可达4kPa以上。在肠内压增加时，肠壁静脉回流受阻，毛细血管及淋巴管淤积，引起肠壁充血水肿，液体外渗。同时由于缺氧，细胞能量代谢障碍，致使肠壁通透性增加，液体可自肠腔渗透至腹腔，在闭襻型肠梗阻中，肠内压可增加至更高点，使小动脉血流受阻，引起点状坏死和穿孔。

概括起来，高位小肠梗阻易有水、电解质与酸碱失衡。低位肠梗阻容易出现肠腔膨胀、感染及中毒。绞窄性肠梗阻易引起休克。结肠梗阻或闭襻型肠梗阻则易出现肠穿孔、腹膜炎。如治疗不及时或处理不当，无论何种类型肠梗阻都可出现上述的各种病理生理改变。

三、临床表现

各种类型肠梗阻虽有不同的病因，但有一共同的特点即是肠管的通畅性受阻，肠内容物不能正常地通过，因此，有程度不同的腹痛、呕吐、腹胀和停止排便排气等临床症状。

（一）临床症状

1. 腹痛

腹痛是机械性肠梗阻最先出现的临床症状，呈阵发性剧烈绞痛，且在腹痛发作时，患者自觉有肠蠕动感，且有肠鸣，有时还可出现移动性包块。腹痛可呈全腹性或仅局限在腹部的一侧。在高位肠梗阻时，腹痛发作的同时可伴有呕吐。单纯性肠梗阻时，腹痛有出现逐渐加重，再由重减轻的过程。减轻可以是梗阻有所缓解，肠内容物可以通向远段肠管，但也有可能是由于梗阻完全，肠管高度膨胀，腹腔内有炎性渗出或腹膜炎，肠管进入麻痹状态。这时，腹痛虽减轻，但全身临床症状加重，特别是毒性临床症状明显。绞窄性肠梗阻由于有肠管缺血和肠系膜嵌闭，腹痛往往是持续性伴有阵发性加重，疼痛也较剧烈。绞窄性肠梗阻也常伴有休克及腹膜炎临床症状。麻痹性肠梗阻的腹胀明显，腹痛不明显，阵发性绞痛尤为少见。

2. 腹胀

发生在腹痛之后，低位梗阻的腹胀较高位梗阻更为明显。在腹壁较薄的患者，常可显示梗阻部位的上部肠管膨胀出现肠型。高位小肠梗阻常表现为上腹尤其是上腹中部有饱胀，低位小肠梗阻为全腹性胀气，以中腹部最为明显，闭襻型肠梗阻可出现局限性腹胀。

3. 呕吐

呕吐是机械性肠梗阻的主要临床症状之一，高位梗阻的呕吐出现较早，在梗阻后短期即发生，呕吐较频繁。在早期为反射性，呕吐物为食物或胃液，其后为胃、十二指肠液和胆汁。低位小肠梗阻的呕吐出现较晚，初为胃内容物，静止期较长，后期的呕吐物为积蓄在肠内并经发酵、腐败呈粪样带臭味的肠内容物。如肠系膜血管有绞窄，呕吐物为有血液的咖啡色、棕色，偶有新鲜血液。

4. 排气排便停止

在完全性肠梗阻，排气排便停止是肠梗阻的一个主要临床症状。在梗阻发生的早期，由于肠蠕动增加，梗阻部位以下肠内积存的气体或粪便可以排出，当早期开始腹痛时即可出现排便排气现象，容易误为肠道仍通畅，故在询问病史时，应了解在腹痛再次发作时是否仍有排便排气。但在肠套叠、肠系膜血管栓塞或血栓形成时，可自肛门排出血性黏液或果酱样粪便。

（二）体征

单纯梗阻的早期，患者除在阵发性腹痛发作时出现痛苦表情外，生命体征等无明显变化，待发作时间较长，呕吐频繁，腹胀明显后，可出现脱水现象，患者虚弱甚至休克。当有绞窄性梗阻时可较早地出现休克。腹部检查可观察到腹部有不同程度的腹胀，在腹壁较薄的患者，尚可见到肠型及肠蠕动。肠型及肠蠕动多随腹痛的发作而出现，肠型是梗阻近端肠襻胀气后形成，有助于判断梗阻的部位。

触诊时，单纯性肠梗阻的腹部虽胀气，但腹壁柔软，按之有如充气的球囊，有时在梗阻的部位可有轻度压痛，特别是腹壁切口部粘连引起的梗阻，压痛点较为明显。当梗阻上部肠管内积存的气体与液体较多时，稍加振动可听到振水音。腹部叩诊多呈鼓音。肠鸣音亢进，有时不用听诊器也可听到。肠鸣音的量和强度均有增加，且可有气过水声及高声调的金属声。腹痛、肠型、肠鸣音亢进都是由于肠蠕动增强引起，常同时出现。因此，在体检时，可稍等待，即可获得这些阳性体征。当有绞窄性肠梗阻或单纯性肠梗阻的晚期，肠壁已有坏死、穿孔，腹腔内已有感染、炎症时，则体征表现为腹膜炎的体征，腹部膨胀，有时可叩出移动性浊音，腹壁有压痛，肠鸣音微弱或消失。因此，在临床观察治疗中，体征的改变应与临床症状相结合，警惕腹膜炎的发生。

四、辅助检查

（一）实验室检查

单纯性肠梗阻早期变化不明显。晚期由于失水和血液浓缩，白细胞计数、血红蛋白、血细胞比容都可增高，血 K^+、Na^+、Cl^- 与酸碱平衡都可发生改变。高位梗阻、呕吐频繁、大量胃液丢失可出现低钾、低氯与代谢性碱中毒。在低位肠梗阻时，可有电解质普遍降低与代谢性酸中毒。腹胀明显，膈肌上升影响呼吸时，也可出现低氧血症与呼吸性酸或碱中毒，可随患者原有肺部功能障碍而异。因此，动脉血气分析应是一项重要的常规检查。当有绞窄性肠梗阻或腹膜炎时，血常规、血液生物化学测定指标等改变明显。尿量在肠梗阻早期可无明显变化，但在晚期，如无适当的治疗，可出现尿量减少、尿比重增加甚至出现急性肾功能障碍。

（二）影像学检查及内镜检查

1. X 线

腹部 X 线被认为是诊断肠梗阻的首选方法，可以判断是否存在肠梗阻和推测梗阻部位，但无法正确判断梗阻原因。高位小肠梗阻表现为节段性小的液气平或积气。低位小肠梗阻因梗阻原因不同，X 线表现有所不同，可见鸟嘴征、弹簧圈征、咖啡豆征、牵拉征等征象。在不完全性小肠梗阻患者可行小肠造影，透视下可以反映肠管粗细及观察造影剂通过速度及梗阻程度。在急性期患者由于肠道压力较高，造影剂会增加肠道压力而加重病情，患者难以充分配合。

2. 超声

据报道，腹部超声检查对肠梗阻诊断的敏感性和特异性均高于 X 线。实践表明，肠襻充满液体的小肠梗阻，X 线难以诊断，而超声则容易观察，可弥补 X 线不足。但当肠襻大量充气、图像不典型、肿块位置特殊及超声医师经验较低时，超声对小肠梗阻的诊断易出现误诊及漏诊。

3. CT

CT 对小肠梗阻的病因鉴别有一定帮助，并且能判断有无较窄及其程度。小肠造影 CT、小肠 CT 成像等检查可以提高小肠梗阻病因的检出，不仅可以良好地显示小肠病变，依靠其后处理功能，还可以更清晰、更全面、更直观地显示肠梗阻的细节，对于由于肿瘤引起的机械性小肠梗阻，可以更好地了解小肠壁及向外侵犯程度，明确病灶的数量及范围，明显优于 X 线及超声检查。

4. MRI

在诊断小肠梗阻有一定优势，具有无创伤检查，无 X 线损伤，一般不需要注射对比剂。由于 MRI 能多序列、多方位扫描及重建，能获得更多的信息。对小肠梗阻的定位较 CT 检查及腹部 X 线有明显优势。能在冠状位很好地显示梗阻点，更加直观地显示肠管受压，能区分是肠粘连或肠道本身病变引起小肠梗阻。但其检查时间长，价格昂贵，部分患者有幽闭恐惧症，不能行此检查。

5. 胶囊内镜

随着胶囊内镜临床应用的增多，临床医师对胶囊内镜适应证、禁忌证掌握的经验日渐丰富，胶囊内镜的使用范围也越加广泛，以前所认为的使用禁忌证逐渐变为相对禁忌证。胶囊内镜对于小肠梗阻患者中仅适用于不完全性小肠梗阻患者，其具有无创性、可视化检查的优点，但其对不完全性小肠梗阻患者使用仍存在很高滞留并加重梗阻的风险。

6. 推进式小肠镜

对部分小肠梗阻患者进行诊断及治疗，但其最大的缺点是检查范围只能到达屈氏韧带以下 120cm 以内，已经逐渐被气囊辅助内镜所取代。

7. 气囊辅助内镜

2001 年，日本自治医科大学山本博德医师首次报道了一种双气囊小肠镜检查技术，2003 年双气囊内镜设备商品化并在全球同步上市。随后奥林巴斯公司也推出单气囊内镜，目前将双气囊内镜和单气囊内镜统称为“气囊辅助内镜”。气囊辅助内镜对完全性小肠梗阻的检查适应证尚待评估。但气囊辅助内镜对不完全性小肠梗阻患者进行全消化道镜下检查成为可能，不仅能对引起小肠梗阻的病变部位进行比较精确的定位、范围测量，而且对大部分患者可以获得有诊断价值的病理活检，能为选择合适的治疗方案提供重要临床依据，避免和减少了外科开腹手术，在小肠不完全性梗阻诊断中有独特优势和广阔的应用前景。

五、诊断

（一）肠梗阻的诊断

典型的单纯性肠梗阻有阵发性腹部绞痛，同时伴有腹胀、呕吐、肠鸣音增强等自觉临床症状。在粘连性肠梗阻，多数患者都有腹部手术史，或者曾有过腹痛史。但在早期，有时并不具有典型的上述临床症状仅有腹痛与呕吐，则需与其他的急腹症如急性胃肠炎、急性胰腺炎、输尿管结石等鉴别。除病史与详细的腹部检查外，化验检查与辅助检查可有助于诊断。

（二）肠梗阻类型的鉴别

1. 机械性与动力性肠梗阻

机械性肠梗阻是常见的肠梗阻类型，具有典型的腹痛、呕吐、肠鸣音增强、腹胀等临床症状，与麻痹性肠梗阻有明显的区别，后者是腹部持续腹胀，但无腹痛，肠鸣音微弱或消失，且多是与腹腔感染、外伤，腹膜后感染、血肿、腹部手术、肠道炎症、脊髓损伤等有关。虽然，机械性肠梗阻的晚期因腹腔炎症而出现与动力性肠梗阻相似的临床症状，但在发作的早期，其临床症状较为明显。腹部 X 线平片对鉴别这两种肠梗阻甚有价值，动力性肠梗阻出现全腹、小肠与结肠均有明显充气。体征与 X 线片能准确地分辨这两类肠梗阻。

2. 单纯性与绞窄性肠梗阻

单纯性肠梗阻只是肠内容物通过受阻，而无肠管血运障碍。绞窄性肠梗阻有血运障碍，可发生肠坏死、穿孔与腹膜炎，应及早确诊、手术，解除血运障碍，防止肠坏死、穿孔。

绞窄性肠梗阻发病急骤且迅速加重，早期的腹痛剧烈，无静止期，呕吐频繁发作，可有血液呕吐物，腹部有腹膜炎的体征，可有局部隆起或为可触及的孤立胀大的肠襻等均为其特征。腹腔穿刺可以有血性液体。全身变化也较快出现，有脉率快，体温上升，甚至出现休克，腹部X线平片可显示有孤立扩大的肠襻。非手术治疗不能改善其临床症状。当疑为绞窄性肠梗阻而不能得到证实时，仍应及早行手术探查。

3. 小肠梗阻与结肠梗阻

临床上常见的是小肠梗阻，但结肠梗阻时因回盲瓣具有单向阀的作用，气体仅能向结肠灌注而不能反流至小肠致形成闭襻性梗阻，结肠呈极度的扩张。加之结肠薄，易发生盲肠部穿孔。结肠梗阻的原因多为肿瘤或乙状结肠扭转，在治疗方法上也有别于小肠梗阻，及早明确是否为结肠梗阻有利于制订治疗计划。结肠梗阻以腹胀为主要临床症状，腹痛、呕吐、肠鸣音亢进均不及小肠梗阻明显。体检时可发现腹部有不对称的膨隆，如腹部X线平片上出现充气扩张的一段结肠襻，可考虑为结肠梗阻。钡灌肠检查或结肠镜检查可进一步明确诊断。

（三）病因诊断

肠梗阻可以有不同的类型，也有不同的病因，在采用治疗前，应先明确梗阻类型、部位与病因，以便确定治疗策略与方法。病因的诊断可根据以下方面进行判断。

1. 病史

详细的病史有助于病因的诊断。腹部手术史提示有粘连性肠梗阻的可能。腹股沟疝可引起肠绞窄性梗阻。腹部外伤可致麻痹性梗阻。慢性腹痛伴有低热并突发肠梗阻可能是腹内慢性炎症如结核所致。饱餐后运动或体力劳动出现梗阻应考虑肠扭转。心血管疾病如心房纤颤、瓣膜置换后应考虑肠系膜血管栓塞。下腹疼痛伴有肠梗阻的女性患者应考虑有无盆腔附件病变等。

2. 体征

腹部检查提示有腹膜刺激临床症状者，应考虑为腹腔内炎症改变或是绞窄性肠梗阻引起。腹部有手术或外伤瘢痕应考虑腹腔内有粘连性肠梗阻。直肠指诊触及肠腔内肿块是否有粪便，直肠膀胱凹有无肿块，指套上是否有血液，腹部触及肿块，在老年人应考虑是否为肿瘤、肠扭转。在幼儿右侧腹部有肿块应考虑是否为肠套叠。具有明显压痛的肿块多提示为炎性病变或绞窄的肠襻。

3. 影像学

诊断B超检查虽简便，但因肠襻胀气，影响诊断的效果。CT诊断的准确性虽优于B超，但仅能诊断出明显的实质性肿块或肠腔外有积液。腹部平片除能诊断是结肠、小肠，完全与不完全梗阻外，有时也能提示病因。

六、治疗

急性肠梗阻的治疗包括非手术治疗和手术治疗，治疗方法的选择根据梗阻的原因、性质、部位以及全身情况和病情严重程度而定。不论采用何种治疗，均应首先纠正梗阻带来的水、电解质与酸碱紊乱，改善患者的全身情况。

（一）非手术治疗

1. 胃肠减压

胃肠减压是治疗肠梗阻的主要措施之一。现多采用鼻胃管减压，导管插入位置调整合适后，先将胃内容物抽空再行持续低负压吸引。抽出的胃肠液应观察其性质，以帮助鉴别有无绞窄与梗阻部位的高低。胃肠减压的目的是减轻胃肠道积留的气体、液体，减轻肠腔膨胀，有利于肠壁血液循环的恢复，减少肠壁水肿，使某些原有部分梗阻的肠襻因肠壁肿胀而致的完全性梗阻得以缓解，也可使某些扭曲不严重的肠襻得以复位，临床症状得到缓解。胃肠减压还可减轻腹内压，改善因膈肌抬高而导致的呼吸与循环障碍。以往有用 Miller-Abbott 管者，该管为双腔，长达 3.5m，管前端带有铜头及橡胶囊，管尾有“Y”形管，一通气囊，一作吸引用。待管前端通过幽门后，将气囊充气，借铜头的重量及充气的气囊随肠蠕动而下行直至梗阻部，以期对低位梗阻作有效的减压。但操作困难，难以达到预期的目的。现也有相似的长三腔减压管。有文献报道，经 X 线下经鼻肠导管小肠排列治疗小肠梗阻显示出部分疗效。其他治疗还有中药治疗、针灸穴位封闭、油类、造影剂及液状石蜡口服、手法复位等。

2. 纠正水、电解质与酸碱失衡

水、电解质与酸碱失衡是急性肠梗阻最突出的生理紊乱，应及早给予纠正。当血液生化检查结果尚未获得前，可先给予平衡盐液（乳酸钠林格液）。待有测定结果后，再添加电解质与纠正酸、碱紊乱，在无心、肺、肾功能障碍的情况下，最初输入液体的速度可稍快一些，但需作尿量监测，必要时作中心静脉压（CVP）监测，以防液体过多或不足。在单纯性肠梗阻的晚期或是绞窄性肠梗阻，常有大量血浆和血液渗出至肠腔或腹腔，需要补充血浆和全血。

3. 抗感染

肠梗阻后，肠壁循环有障碍，肠黏膜屏障功能受损而有肠道细菌易位，或是肠腔内细菌直接穿透肠壁至腹腔内产生感染。肠腔内细菌也可迅速繁殖。同时，膈肌升高引起肺部气体交换与分泌物的排出有影响，易发生肺部感染。因而，肠梗阻患者应给予抗菌药物以预防或治疗腹部或肺部感染，常用的有可以杀灭肠道细菌与肺部细菌的广谱头孢菌素或氨基糖苷类抗生素，以及抗厌氧菌的甲硝唑等。

4. 其他治疗

腹胀后影响肺的功能，患者宜吸氧。为减轻胃肠道的膨胀可给予生长抑素以减少胃肠液的分泌量。降低肠腔内压力，改善肠壁循环，水肿消退，可使部分单纯肠梗阻患者的临床症状得以改善。

采用非手术方法治疗肠梗阻时，应严密观察病情的变化，绞窄性肠梗阻或已出现腹膜炎临床症状的肠梗阻，经过2～3小时的非手术治疗，实际上是术前准备，纠正患者的生理失衡状况后即进行手术治疗。单纯性肠梗阻经过非手术治疗24～48小时，梗阻的临床症状未能缓解或在观察治疗过程中临床症状加重或出现腹膜炎临床症状或有腹腔间室综合征出现时，应及时改为手术治疗解除梗阻与减压。但是在手术后早期发生的炎症性肠梗阻除有绞窄发生，应继续治疗等待炎症的消退。

（二）手术治疗

有文献报道，手术治疗仍是目前最安全、最有效的方法。手术治疗的目的是解除梗阻、防治绞窄、防治临床症状复发及最大限度保证术后生活质量。其手术主要技术是粘连松解、嵌顿疝整复、肿瘤切除及坏死肠管切除、肠造漏术、短路吻合术。通过手术以恢复肠道生理连续性，保护正常肠管。

1. 单纯解除梗阻的手术

这类手术包括为粘连性肠梗阻的粘连分解，去除肠扭曲，切断粘连束带；为肠内堵塞切开肠腔，去除毛粪石、蛔虫等；为肠扭转、肠套叠的肠襻复位术。

2. 肠切除吻合

术后肠梗阻是由于肠肿瘤所致，切除肿瘤是解除梗阻的首选方法。在其他非肿瘤性病变，因肠梗阻时间较长，或有绞窄引起肠坏死，或是分离肠粘连时造成较大范围的肠损伤，则需考虑将有病变的肠段切除吻合。在绞窄性肠梗阻，如腹股沟疝、肠扭转、胃大部切除后绞窄性内疝，绞窄解除后，血运有所恢复，但肠襻的生活力如何、是否应切除、切除多少，常是手术医师感到困难之处。当不能肯定小段肠襻有无血运障碍时，以切除吻合为安全。但当有较长段肠襻尤其是全小肠扭转，贸然切除将影响患者将来的生存。为此，应认真判断肠管有无活力。

3. 肠短路吻合

当梗阻的部位切除有困难，如肿瘤向周围组织广泛侵犯，或是粘连广泛难以剥离，但肠管无坏死现象，为解除梗阻，可分离梗阻部远近端肠管作短路吻合，旷置梗阻部，但应注意旷置的肠管尤其是梗阻部的近端肠管不宜过长，以免引起盲襻综合征。

4. 肠造口术或肠外置术

肠梗阻部位的病变复杂或患者的情况差，不允许行复杂的手术时，可在膨胀的肠管上，即在梗阻部的近端肠管作肠造口术以减压，解除因肠管高度膨胀而带来的生理紊乱。小肠可采用插管造口的方法，可先在膨胀的肠管上切一小口，放入吸引管进行减压，但应注意避免肠内容物污染腹腔及腹壁切口。肠插管造口管宜稍粗一些如F16、F18以防堵塞，也应行隧道式包埋造口，以防有水肿的膨胀肠管越合不良而发生瘘。有时当有梗阻病变的肠襻已游离或是肠襻已有坏死，但患者的情况差不能耐受切除吻合术时，可将该肠襻外置、关腹。立即或待患者情况复苏后再在腹腔外切除坏死或病变的肠襻，远、近两切除端固定在腹壁上，近端插管减压、引流，以后再行二期手术，重建肠管的连续性。

急性肠梗阻都是在急诊或半急诊情况下进行，术前准备不如择期性手术那样完善，且肠襻高度膨胀有血液循环障碍，肠壁有水肿越合能力差，手术时腹腔已有感染或手术时腹腔为肠内容物严重污染术后易有肠瘘、腹腔感染、切口感染裂开。在绞窄性肠梗阻患者，绞窄解除后循环恢复，肠腔内的毒素大量被吸收入血液循环中，出现全身性中毒临床症状，有些晚期患者还可能发生多器官功能障碍甚至衰竭。绞窄性肠梗阻的手术病死率为4.5%～31%，而单纯性肠梗阻仅为1%。因此，肠梗阻患者术后的监测治疗仍很重要，胃肠减压，维持水、电解质及酸碱平衡，加强营养支持，抗感染等都必须予以重视。

（三）微创治疗

1. 腹腔镜下手术

腹腔镜下手术治疗较开腹手术的优点：一是可以在远离手术部位全面系统地探查腹腔，创口远离创面和原有粘连部位减少术后复发。二是手术创伤小，减少感染，患者恢复时间短，可早期下床活动。同时胃肠功能恢复快，术后早期即可进食。但开展此项手术应严格掌握手术适应证，对于探查发现不适于腹腔镜手术者，应及时中转开腹。

2. 介入治疗

对于恶性肿瘤引起的小肠梗阻，不能手术者传统方法采用鼻胃管减压及禁食，但此法对低位小肠梗阻的治疗作用有限。通过介入治疗选择性对肿瘤供血动脉注入化疗药物，达到减轻临床症状，延长生存期。介入治疗有局部治疗效果直接、快速、缓解快、正常组织损伤轻、毒副作用小、患者易接受等优势。

3. 内镜下治疗

小肠不全梗阻患者，经双气囊内镜镜下治疗已经是一种新的选择，可以在镜下切除引起梗阻的息肉、支架放置及狭窄扩张。随着经验的积累和器械的改进，运用双气囊内镜有效治疗肠梗阻的报道日益增多。对于病因不明的小肠梗阻是一种同时可以进行有效诊断和治疗的新方法。当然双气囊内镜已经得到初步应用，但其临床应用仍缺乏一套可行的标准。在未来的研究中通过实验及摸索总结建立一套适用于临床的规范是势在必行的。

小肠梗阻的诊断及治疗正向着多学科综合的方向发展。小肠梗阻的诊治需根据具体病情采取个体化综合治疗，通过选择必要且适合患者的辅助检查尽可能在短时间内明确梗阻程度及病因，以此为前提选择适合患者的治疗手段是影响患者预后的关键因素。就目前而言，小肠梗阻的治疗仍存在诸多尚待解决的问题，有待今后进一步探讨与发现。

第四节 急性坏死性肠炎

急性坏死性肠炎主要见于中性粒细胞减少的患者，该综合征也叫“坏死性小肠结肠炎”“中性粒细胞减少性小肠结肠炎”“回盲肠综合征”。该病常见于血液系统恶性肿瘤的患者，往往与化疗后粒细胞减少和肠黏膜损伤有关。

一、流行病学

急性坏死性肠炎的确切发病率还不清楚。有报告称在白血病儿童的发生率多达46%。该病最初是在进行化疗的急性白血病患儿中发现的，随后在急性髓性白血病、多发性骨髓瘤、骨髓增生异常综合征、再生障碍性贫血、获得性免疫缺陷综合征、周期性或药物诱导的中性粒细胞减少，以及实体肿瘤和移植物的免疫抑制治疗的儿童和成人中也有发现。

二、病因学

发病机制还未完全清楚。可能与细胞毒性药物或其他方式导致的黏膜损伤、严重的中性粒细胞减少和宿主对微生物感染的免疫力受损等因素的综合作用相关。

三、病理生理学

微生物感染可导致肠壁各层坏死。盲肠最常受累，并常扩展到升结肠和回肠末段。盲肠好发的原因可能与其供血和肠腔的扩张性有关。

四、病理学

病理组织学检查可能显示肠壁增厚、不连续或融合的溃疡、黏膜缺损、肠壁水肿、出血和坏死，常可见各种不同的细菌和真菌感染，包括革兰阴性杆菌、革兰阳性球菌、厌氧菌（如梭状芽孢杆菌）和念珠菌浸润肠壁。多重感染常见，而炎症性或白细胞浸润则极少见。细菌血症或真菌血症也很常见，通常由肠道微生物如假单胞菌或酵母菌如念珠菌引起。

五、临床表现

发热、腹痛，尤其是右下腹痛，在严重中性粒细胞减少患者（中性粒细胞计数绝对值＜500个/ml）多见，症状常在化疗后10～14天内出现。其他症状可有腹胀、恶心、呕吐、水样便或血便。腹膜刺激征和休克常提示肠穿孔的可能。口腔炎和咽炎也可能存在，常提示普遍的黏膜炎。

六、并发症

常见的并发症有腹膜炎、肠穿孔和出血。

七、辅助检查

（一）CT 或超声检查

在高危患者中，CT 或超声有助于疾病的诊断，表现为盲肠积液扩张，CT 常作为首选的诊断方法。

（二）实验室检查

应进行血培养、大便培养和梭状芽孢杆菌毒素检测。

（三）腹平片

腹平片没有特异性，但是偶尔可见积液扩张的盲肠及其邻近扩张的小肠襻，拇指印征以及局限性肠壁囊样积气。

（四）钡灌肠

由于肠坏死可导致穿孔，因此钡灌肠检查有一定的风险。

（五）结肠镜或乙状结肠镜检查

结肠镜检查在中性粒细胞和血小板减少的情况下属于相对禁忌，同时空气的注入可能促进盲肠穿孔。然而伴难辨梭状芽孢杆菌感染所致的假膜仅见于盲肠，乙状结肠镜检查有可能阴性。当怀疑为假膜性肠炎时，操作要轻柔，注气要少。

八、诊断与鉴别诊断

急性坏死性肠炎在 CT 上的征象包括弥漫性盲肠壁增厚，肠壁水肿、积气及出血，局限性穿孔，需要与下列疾病鉴别。

（一）阑尾炎、阑尾脓肿

由于两者的治疗不同，鉴别十分重要，CT 检查有助于鉴别。部分患者出现急性下消化道出血，提示急性坏死性肠炎而非阑尾炎。

（二）其他疾病

还应与假膜性肠炎、缺血性肠炎和 Ogilvie 综合征（即结肠假性梗阻）等疾病鉴别。

九、治疗

（一）非手术治疗

治疗应个体化。非手术治疗包括肠道休息、胃肠减压、液体复苏、营养支持、血制品支持（浓缩红细胞和新鲜冷冻血浆）和使用广谱抗生素。

抗生素可选择哌拉西林 - 他唑巴坦，或头孢吡肟或头孢他啶加甲硝唑的联合治疗。如果未排除假膜性肠炎，可应用万古霉素等抗生素。真菌血症和肠道真菌感染也常出现。因此，在中性粒细胞减少的患者应用广谱抗生素后仍有持续发热（超过 72 小时），则需使用抗真菌药物，推荐使用伏立康唑和两性霉素 B 等药物。

（二）手术治疗

患者出现腹膜炎、肠穿孔、出血等并发症时需手术治疗，右半结肠切除术是首选的术式。

十、预后

早期报道该病病死率达 40% ～ 50%，死亡原因为透壁性肠坏死、肠穿孔和败血症。早期诊断和治疗有可能降低病死率。

第六章　肝胆胰腺疾病

第一节　肝包虫病

一、概述

肝包虫病是由棘球蚴绦虫（犬绦虫）的蚴虫（棘球蚴）侵入肝脏而引起的寄生虫性囊性病变，为牧区常见的人畜共患的寄生虫病，分为单房性包虫病（包虫囊肿）和泡状棘球蚴病（滤泡型肝包虫病）两类。前者多见，分布广泛，多见于我国西北和西南牧区。本病可发生于任何年龄和性别，但以学龄前儿童最易感染。当人食用被虫卵污染的水或食物，即被感染。棘球蚴可在人体各器官生长，但以肝脏受累最为常见，约占70%，其次为肺（约20%）。

二、病因及流行病学

包虫病是一种人畜共患病，在我国西部牧区及相邻地区流行，且历史悠久，因为发病缓慢，常常得不到重视和及时治疗，严重威胁人民健康，在中国五大牧区之一的新疆，包虫病分布全区。人群包虫病患病率为0.6%～5.2%。在北疆地区绵羊包虫的平均感染率为50%，个别地区成年绵羊包虫感染率几乎达到100%；南疆地区绵羊平均感染率为30%；全疆牛包虫感染率40%，骆驼感染率60%，猪感染率30%，犬的感染率平均为30%。有关部门1987年在北疆某地一个乡调查7～14岁中小学生319名，包虫病患病率0.94%，1999年同地调查404名同龄学生，患病率上升到2%。甘肃省畜间包虫在高发区牛、羊的平均感染率达到70%～80%，个别乡镇牲畜感染率高达100%；感染率在20%以上的县占全省总县数的32.55%；家犬感染率为36.84%，而60年代家犬包虫感染率为10.11%。青海省和西藏的高原牧区畜间包虫感染率同样呈高发水平。本病可发生于任何年龄及性别，但最常见的为20～40岁的青壮年，男女发病率差异不大。

三、病理及病理生理学

棘球蚴绦虫（犬绦虫）最主要的终宿主是犬，中间宿主主要为羊、牛、马，人也可以作为中间宿主。成虫寄生于犬的小肠上段，以头节上的吸盘和小钩固着小肠黏膜上，孕节或虫卵随粪便排出，污染周围环境，如牧场、畜舍、土壤、蔬菜、水源及动物皮毛等，孕节或虫卵被人或多种食草类家畜等中间宿主吞食后，在小肠中卵内六钩蚴孵出，钻入肠壁血管，随血循环至肝、肺等器官，经5个月左右逐渐发育为棘球蚴。棘球蚴生长缓慢，需5～10年才达到较大程度。棘球蚴的大小和发育程度不同，囊内原头蚴的数量也不等，可由数千至数万，甚至数百万个。原头蚴在中间宿主体内播散会形成新的棘球蚴，进入终宿主体内则可发育为成虫。

六钩蚴在其运行中可引起一过性的炎性改变，其主要危害是形成包虫囊，包虫囊最常定位于肝。其生长缓慢，五到数十年可达到巨大。包虫囊周围有类上皮细胞、异物巨细胞、嗜酸粒细胞浸润及成纤维细胞增生，最终形成纤维性包膜（外囊）。包虫囊囊壁分为两层，内层为生发层，由单层或多层的生发细胞构成，有很强的繁殖能力。生成层细胞增生，形成无数的小突起，为生发囊，其内含有头节。生发囊脱落于囊中称为子囊。包虫囊壁的外层为角质层，呈白色半透明状，如粉皮，具有吸收营养及保护生发层的作用，镜下红染平行的板层状结构，包虫囊内含无色或微黄色体液，液量可达数千毫升，甚至 20000ml。囊液中的蛋白质含有抗原体。囊壁破裂后可引起局部过敏反应，严重者可发生过敏性休克。包虫囊肿由于退化、感染等，囊可以逐渐吸收变为胶冻样，囊壁可发生钙化。

泡状棘球蚴病较少见，主要侵犯肝脏。其虫体较短，泡状蚴不形成大囊泡，而成海绵状，囊周不形成纤维包膜，与周围组织分界不清，囊泡内为豆腐渣样蚴体碎屑和小泡，囊泡间的肝组织常发生凝固性坏死，病变周围肝组织常有肝细胞萎缩、变性、坏死及淤胆现象。最终可致肝硬化、门静脉高压和肝功能衰竭。

四、临床表现

（一）症状

患者常有多年病史，就诊年龄以 20～40 岁居多。早期症状不明显，可仅仅表现为肝区及上腹部不适或因偶尔发现上腹部肿块时引起注意，较难与其他消化系统疾病相鉴别。随着肿块增大压迫胃肠道时，可出现上腹部肿块、肝区的轻微疼痛、坠胀感、上腹部饱胀及食欲减退、恶心、呕吐等症状；当肝包虫囊肿压迫胆管时，出现胆囊炎、胆管炎及阻塞性黄疸等；压迫门静脉可有脾肿大、腹水。出现毒性和过敏反应时表现为消瘦、体重下降、皮肤瘙痒、荨麻疹、血管神经性水肿等，甚至过敏性休克。

肝包虫病主要的并发症有二：一是囊肿破裂；二是继发细菌感染。包虫囊肿可因外伤或误行局部穿刺而破入腹腔，突然发生腹部剧烈疼痛、腹部肿块骤然缩小或消失，伴有皮肤瘙痒、荨麻疹、胸闷、恶心、腹泻等过敏反应，严重时可发生休克。溢入腹腔内的生发层、头节、子囊经数月后，又逐渐发育成多发性包虫囊肿。若囊肿破入肝内胆管，由于破碎囊膜或子囊阻塞胆道，合并感染，可反复出现寒热、黄疸和右上腹绞痛等症状。有时粪便内可找到染黄的囊膜和子囊。继发细菌感染时，主要为细菌性肝脓肿的症状，表现为起病急、寒战、高热、肝区疼痛等。但因有厚韧的外囊，故全身中毒症状一般较轻。囊肿可破入胸腔，表现为脓胸，比较少见。

（二）体征

早期体征较少。肝包虫囊肿体积增大，腹部检查可见到右肋缘稍膨隆或上腹部有局限性隆起。囊肿位于肝上部，可将肝向下推移，可触及肝脏；囊肿如在肝下缘，则可扪及与肝相连的肿块，肿块呈圆形，表面光滑，边界清楚，质坚韧，有弹性感，随呼吸上下移动，一般无压痛。叩之震颤即包虫囊肿震颤征；囊肿压迫胆道或胆道内种植时，可出现黄疸；囊肿压迫门静脉和下腔静脉，可出现腹水、脾肿大和下肢水肿等。囊肿破裂入腹腔，则有腹膜炎的体征。

五、病理学

肝包虫病又称肝棘球蚴病，是细粒棘球绦虫或泡状棘球绦虫的蚴侵入人体肝内所致，成虫多寄生于狗和豺。包虫囊肿多为单发，生长缓慢，小者如葡萄大小，大者直径＞30cm，包虫囊液透明，内含大量有头节的孵育囊和子囊，囊肿可破裂进入体腔。囊肿壁镜下可见外部的壳多糖层和内部的生发层，囊壁周边可围绕以肉芽组织或纤维性包膜，内层可出现钙化；相邻的肝实质中出现压迫性萎缩和汇管区炎细胞浸润，其中嗜酸性粒细胞的浸润较为明显。多发者不常见，但是可引发侵袭性的临床疾病。肝病表现为多房的坏死囊腔，含有稠糊状物质，周围没有纤维性包囊。组织学上，囊壁不规则，包膜分层，但不伴有有核生发膜或原头节。层状的包膜经 PAS 染色可清楚地显现出来。病变周围可见肉芽组织反应。其中含有中性粒细胞和嗜酸性粒细胞，外层可有坏死、纤维化和局灶钙化。

六、诊断

本病主要依据疫区或动物接触史及临床表现做出诊断，棘球蚴对人体的危害以机械损害为主。由于其不断生长，压迫周围组织器官，引起细胞萎缩、死亡。同时，因棘球蚴液溢出或渗出，可引起过敏性反应。症状重、体征少是其主要特点。

凡有牧区居住或与狗、羊等动物接触史者，上腹部出现缓慢生长的肿瘤而全身情况良好的患者，应考虑本病的可能性。凡是怀疑有肝包虫病的患者，严禁行肝穿刺，因囊中内压升高，穿刺容易造成破裂和囊液外溢，导致严重的并发症。

诊断需注意以下几点：

（一）病史及体征

早期临床表现不明显，往往不易发觉。在询问病史时应了解患者居住地区，是否有与狗、羊等接触史，除以上临床症状、体征外，需进行以下检查。

（二）X 线检查

肝顶部囊肿可见到横膈升高，动度受限，亦可有局限性隆起，肝影增大。有时可显示圆形，密度均匀，边缘整齐的阴影或有弧形囊壁钙化影。

（三）包虫皮内试验（Casoni）

包虫皮试验为肝包虫的特异性试验，阳性率达 90% ～ 95%，有重要的诊断价值。肝癌、卵巢癌及结核包块等曾见有假阳性。

（四）超声波检查

超声波检查可以明确囊肿的大小和所在的部位，有时可发现子囊的反射波。

（五）同位素肝扫描

可显示轮廓清晰的占位性病变。

七、鉴别诊断

肝包虫囊肿诊断确定后，应同时检查其他部位尤其是肺有无包虫囊肿的存在。本病主要与以下疾病鉴别：

（一）肝脓肿

细菌性肝脓肿常继发于胆道感染或其他化脓性疾病，多起病急骤，全身中毒症状重，寒战，高热，白细胞明显升高，血细菌培养可阳性。阿米巴肝脓肿多继发于阿米巴痢疾后，起病较慢，全身中毒轻，常有不规则发热及盗汗，如无继发感染，血培养阴性，而脓液为特征性的棕褐色，无臭味，镜检可找到阿米巴滋养体。

（二）原发性肝癌

早期可仅有乏力、腹胀及食欲减退，难以鉴别，但进行性消瘦为其特点之一，同时常有肝区持续性钝痛、刺痛或胀痛。追问既往病史很重要，肝包虫病常有流行区居住史。血清甲胎蛋白（AFP）测定有助于诊断。

（三）肝海绵状血管瘤

瘤体较小时可无任何症状，增大后常表现为肝大压迫邻近器官，引起上腹部不适、腹痛及腹胀等，多无发热及全身症状。通过 B 超、肝动脉造影、CT、MRI 或放射性核素肝血池扫描等检查，不难诊断。

（四）非寄生虫性肝囊肿

有先天性、创伤性、炎症性及肿瘤性之分。以先天性多见，多发者又称多囊肝。早期无症状，囊肿增大到一定程度，可产生压迫症状。B 超可作为首选的诊断及鉴别方法。

八、治疗

肝包虫病的治疗目前仍以外科手术为主，对不适合手术者，可行药物治疗。

（一）非手术治疗

1. 应用指征

早期较小、不能外科手术治疗或术后复发经多次手术不能根治的棘球蚴，也可作为防止播散于手术前应用。

2. 药物选择及方法

可试用阿苯达唑（400 ～ 600mg/ 次，每日 3 次，21 ～ 30 天为一个疗程）；或甲苯达唑，常用剂量为 200 ～ 400mg/d，21 ～ 30 天为一个疗程，持续 8 周，此药能通过弥散作用透入包虫囊膜，对棘球蚴的生发细胞、育囊和头节有杀灭作用，长期服药可使包虫囊肿缩小或消失，囊肿萎陷和完全钙化率达 80%。新的苯丙咪唑药物丙硫达唑更容易被胃肠道吸收，对细粒棘球蚴合并感染的病例更有效。常用剂量 200 ～ 400mg/d，共 6 周。也可选用吡喹酮等药物治疗。

3. 世界卫生组织（WHO）推荐 PAIR 疗法

即在超声波引导下穿刺 — 抽吸 — 灌洗 — 抽吸方法，疗效显著。

（二）手术治疗

手术治疗是肝包虫囊肿主要的治疗方法，可根据囊肿有无并发症而采用不同的手术方法。为了预防一旦在术中发生囊肿破裂，囊液溢入腹腔引起过敏性休克，可在术前静脉滴注氢化可的松 100mg。

1. 手术原则

彻底清除内囊，防止囊液外溢，消除外囊残腔和预防感染。

2. 手术方法

（1）单纯内囊摘除术：①适应证：适用于无并发症（即囊肿感染和囊肿破裂）者。②手术要点：显露包虫囊肿后，用碘伏纱布或厚纱布垫将手术区与切口和周围器官隔离，以免囊内容物污染腹腔导致过敏性休克。用粗针头穿刺囊肿抽尽囊液，在无胆瘘的情况下，向囊内注入 30% 氯化钠溶液或 10% 的甲醛溶液，保留 5 分钟，以杀死头节，如此反复 2 ～ 3 次，抽空囊内液体（注：上述溶液也可用碘伏溶液代替）。如囊内液体黏稠，可用刮匙刮除。然后切开外囊壁，取尽内囊，并用浸有 30% 氯化钠溶液或 10% 甲醛溶液的纱布擦抹外囊壁，以破坏可能残留的生发层、子囊和头节，再以等渗盐水冲洗干净。最后将外囊壁内翻缝合。如囊腔较大，不易塌陷，可将大网膜填入以消灭囊腔。

（2）内囊摘除加引流术：①适应证：包虫囊肿合并感染或发生胆瘘。②手术要点：在内囊摘除的基础上，在腔内置多孔或双套管负压吸引引流。如感染严重，残腔大，引流量大，外囊壁厚而不易塌陷时，可在彻底清除内囊及内容物后，行外囊与空肠侧侧“Y”形吻合建立内引流。③注意事项：引流的同时应用敏感抗生素；当引流量减少、囊腔基本消失后开始拔管。

（3）肝切除术：①适应证：单发囊肿体积巨大、囊壁坚厚或钙化不易塌陷，局限于半肝内，而且患侧肝组织已萎缩；限于肝的一叶、半肝内的多发性囊肿和肝泡状棘球蚴病者；引流后囊腔经久不越，遗留瘘管；囊肿感染后形成厚壁的慢性囊肿。②手术方法：根据囊腔的位置和大小，可考虑做肝部分切除或肝叶切除。

（4）囊肿并发破裂后的处理：囊肿破裂后所产生的各种并发症，或同时伴有门静脉高压者，也称为复杂性囊肿。此时处理原则是首先治疗并发症，应尽量吸除腹腔内的囊液和囊内容物，并放置橡胶管引流盆腔数日。然后，根据病情针对肝包虫囊肿进行根治性手术。对囊肿破入胆管内伴有胆道梗阻的患者，应切开胆总管，清除包虫囊内容物，并做胆总管引流。术中应同时探查并处理肝包虫囊肿。

3. 术后并发症及处理

（1）胆瘘：囊液呈黄色者表示存在胆瘘，应将其缝合，并在缝合外囊壁残腔的同时，在腔内置多孔或双套管引流。

（2）继发性棘球蚴病：多由手术残留所致，可再次手术或改用药物治疗。

（3）遗留长期不育的窦道：可行窦道造影，了解窦道的形态、走向及与病灶的关系，行肝部分切除或肝叶切除。

第二节 肝硬化

肝硬化是一种常见的由不同病因引起的慢性、进行性、弥漫性病变。常见的病因如病毒性肝炎、慢性酒精中毒、血吸虫病、心源性疾病、自身免疫性疾病等。其病理特点为广泛的肝细胞变性坏死、纤维组织增生、假小叶形成、肝脏逐渐变形变硬而成为肝硬化。临床上早期可无症状，后期可出现肝功能衰退和门静脉高压的种种表现。

一、病因与发病机制

引起肝硬化的原因很多，在国内以病毒性肝炎最为常见，在欧美国家则以酒精性肝炎最多见。

（一）病毒性肝炎

甲型和戊型肝炎一般不会引起肝硬化。慢性乙型与丙型、丁型肝炎易发展成肝硬化。

急性乙型肝炎病毒感染者有 10% ～ 20% 发生慢性肝炎，其中又有 10% ～ 20% 发展为肝硬化。急性丙型肝炎约一半以上患者发展为慢性肝炎，其中 10% ～ 30% 会发生肝硬化。丁型肝炎病毒依赖乙型肝炎病毒方能发生肝炎，有部分患者发展为肝硬化。

（二）慢性酒精中毒

近年来，慢性酒精中毒在我国有增加趋势。其发病机制主要是酒精中间代谢产物乙醛对肝脏的直接损害。长期大量饮酒导致肝细胞损害，发生脂肪变性、坏死、肝脏纤维化，严重者发生肝硬化。导致肝硬化的酒精剂量为：平均每日每千克体重超过 1 克，长期饮酒 10 年以上。

（三）寄生虫感染

血吸虫感染可导致血吸虫病，治疗不及时可发展成肝硬化。

（四）胆汁淤积

长期慢性胆汁淤积导致肝细胞炎症及胆小管反应，甚至出现坏死，形成胆汁性肝硬化。

（五）遗传和代谢疾病

由遗传性和代谢性的肝脏病变逐渐发展而成的肝硬化，称为代谢性肝硬化。代谢障碍引起的血色病、先天性铜代谢异常导致的肝豆状核变性。

（六）药物性或化学毒物因素

长期服用某些药物，如双醋酚汀、辛可芬、甲基多巴等可导致药物性肝炎，最后发展为肝硬化。长期接触某些化学毒物，如四氯化碳、砷、磷等可引起中毒性肝炎，发展为肝硬化。

此外，仅α-抗胰蛋白酶缺乏、糖原贮积病、酪氨酸代谢紊乱、慢性充血性心力衰竭、慢性缩窄性心包炎和各种病因引起的肝静脉阻塞综合征（Budd-Chiari 综合征），以及长期营养不良、营养失调等均可导致肝硬化的发生。

二、临床表现

肝硬化在临床上分为代偿期和失代偿期。

（一）肝功能代偿期

症状较轻，常缺乏特征性，有乏力、食欲减退、恶心呕吐、消化不良、腹胀，有上腹不适、隐痛等症状；体检常常可见蜘蛛痣、肝掌、肝脾大。症状往往是间歇性的，常因过度劳累或伴发病而诱发，经过适当的休息和治疗可缓解；肝功能检查多在正常范围内或有轻度异常，部分患者没有任何症状。

（二）肝功能失代偿期

症状显著，主要为肝功能减退和静脉高压所致的两大类临床表现，并可有全身多系统症状。

1. 肝功能减退的临床表现

（1）全身症状：主要有乏力、易疲倦、体力减退、少数患者可出现脸部色素沉着。

（2）消化道症状：食纳减退、腹胀或伴便秘、腹泻或肝区隐痛，劳累后明显。

（3）出血倾向及贫血：肝硬化患者容易出现牙龈出血，鼻腔出血，皮肤摩擦处有瘀点、瘀斑、血肿等，女性出现月经量过多或经期延长或为外伤后出血不易止住等出血倾向。

（4）内分泌失调：肝硬化时，由于肝功能减退，雌激素的灭活减少及雌激素分泌增加。导致血中雌激素增多，同时也抑制了雄性激素的产生；有些患者肾上腺皮质激素、促性腺激素分泌减少，导致男性患者乳房肿大、阴毛稀少，女性患者月经过少和闭经、不孕等内分泌失调表现。

2. 门静脉高压症的临床表现

构成门静脉高压症的三个临床表现为脾大、侧支循环的建立和开放、腹腔积液，在临床上均有重要意义。尤其侧支循环的建立和开放对诊断具有特征性价值。

（1）脾大：一般为中度肿大（是正常的 2 ～ 3 倍），有时为巨脾，并能出现左上腹不适及隐痛、胀满，伴有血白细胞、红细胞及血小板数量减少，称脾功能亢进。

（2）侧支循环的建立与开放：门静脉与体静脉之间有广泛的交通支。在门静脉高压时，为了使淤滞在门静脉系统的血液回流，这些交通支大量开放，经扩张或曲张的静脉与体循环的静脉发生吻合而建立侧支循环。主要有：①食管下段与胃底静脉曲张；②脐周围的上腹部皮下静脉曲张；③上痔静脉与中下痔静脉吻合形成痔核；④其他：肝至膈的脐旁静脉、脾肾韧带和网膜中的静脉、腰静脉或后腹壁静脉等。

（3）腹腔积液：腹腔积液是肝硬化门脉高压最突出的临床表现，腹部隆起。感觉腹胀.提示肝病属晚期。

3. 肝脏触诊

肝脏大小硬度与是否平滑，与肝内脂肪浸润得多少，与肝细胞再生、纤维组织增生和收缩的情况有关。晚期肝脏缩小、坚硬，表面呈结节状。

三、并发症

（一）肝性脑病

肝性脑病是常见的死亡原因，表现为精神错乱，定向力和理解力减退，嗜睡，终至昏迷。

（二）上消化道大量出血

上消化道大量出血多是由于食管－胃底静脉曲张破裂，也可因消化性溃疡、门静脉高压性胃黏膜病变、出血性胃炎等引起，常表现为呕血与黑便，出血量不多，可仅有黑便；大量出血，则可导致休克并诱发腹腔积液和肝性脑病，甚至休克死亡。

（三）感染

常见的是原发性腹膜炎，可表现为发热、腹痛与腹壁压痛和反跳痛，血白细胞可有增高，腹腔积液混浊，腹腔积液培养有细菌生长。

（四）原发性肝癌

在出现短期内病情迅速发展与恶化，进行性肝大，无其他原因可解释的肝区痛，血性腹腔积液，长期发热，甲胎蛋白（AFP）持续性或进行性增高，B 超、CT 等影像学检查发现肝内占位性病变者，应特别警惕肝癌的发生。

（五）肝肾综合征

肝硬化合并顽固性腹腔积液且未获恰当治疗时可出现肝肾综合征，其特点为少尿或无尿、氮质血症、低血钠与低尿钠。

四、诊断与鉴别诊断

失代偿期肝硬化，根据临床表现和有关检查常可作出诊断。对早期患者应仔细询问过去有无病毒性肝炎、血吸虫病、长期酗酒或营养失调等病史，注意检查肝脾情况，结合肝功及其他必要的检查，方能确定诊断。肝硬化的主要诊断依据是：病毒性肝炎（乙型及丙型）史、血吸虫病、酗酒及营养失调史。肝脏可稍大，晚期常缩小、质地变硬、表面不平。肝功能减退：门静脉高压的临床表现。肝活检有假小叶形成。

肝硬化诊断时需注意与慢性肝炎、原发性肝癌、肝棘球蚴病、先天性肝囊肿及其并发症相鉴别。

五、病理学

肝硬化是许多慢性肝疾病的终末期阶段。肝硬化为弥漫性肝硬化，正常肝小叶结构被间隔以纤维组织的肝实质结节所替代。汇管区至中央部的纤维间隔连接汇管区及中央静脉为肝硬化的重要表现。肝硬化的形态学分类根据结节的大小，如果结节的直径＜ 3mm 称为微小结节性肝硬化，如果结节直径＞ 3mm 称为大结节性肝硬化，如果大于和小于 3mm 的结节数量大致相等，称为大小结节混合性肝硬化。胆汁性肝硬化的特征为花环状结节，其进展性本质表现为结节周围可见有空晕，这是由于水肿、胆酸盐淤积以及小胆管反应所引起。慢性静脉流出道梗阻导致中央至中央的纤维化间隔形成，结节中央可见表现正常的汇管区。结节性肝硬化应与其他结节及纤维化肝病鉴别，鉴别诊断包括结节状再生性结节、先天性肝纤维化及局灶性结节性再生。

六、治疗

目前，肝硬化的治疗以综合治疗为主。肝硬化早期以保养为主，防止病情进一步加重；失代偿期除了保肝、恢复肝功能，还要积极防治并发症。一般来说，治疗如下。

（一）合理饮食及营养

肝硬化患者合理饮食及营养，有利于恢复肝细胞功能，稳定病情。优质高蛋白饮食，可以减轻体内蛋白质分解，促进肝脏蛋白质的合成，维持蛋白质代谢平衡。如肝功能显著减退或有肝性脑病先兆时，应严格限制蛋白质食物。足够的糖类供应，既保护肝脏，又增强机体抵抗力，减少蛋白质分解。肝功能减退，脂肪代谢障碍，要求低脂肪饮食，否则易形成脂肪肝。高维生素及微量元素丰富的饮食，可以满足机体需要。

（二）改善肝功能

肝功中的转氨酶及胆红素异常多提示肝细胞损害，应按照肝炎的治疗原则给予中西药结合治疗。合理应用维生素 C、B 族维生素、肌苷、甘利欣、茵栀黄、黄芪、丹参、冬虫夏草、灵芝及猪苓多糖等药物。

（三）抗肝纤维化治疗

近年国内研究，应用黄芪、丹参、促肝细胞生长素等药物治疗肝纤维化和早期肝硬化，取得较好效果。青霉胺疗效不稳定，不良反应多，多不主张应用，秋水仙碱 1mg/d 分 2 次服，每周服药 5 天。抗肝纤维化有一定效果。

（四）积极防治并发症

肝硬化失代偿期并发症较多，可导致严重后果。对于食管胃底静脉曲张、腹腔积液、肝性脑病、并发感染等并发症，根据患者的具体情况，选择行之有效的方法。

（五）外科治疗

腹腔—颈静脉引流（Leveen 引流术）是外科治疗血吸虫病性肝纤维化的有效方法之一，通过引流以增加有效血容量，改善肾血流量，补充蛋白质等。门静脉高压和脾亢也常用各种分流术和脾切除术的手术治疗。

第三节　肝硬化门脉高压症

一、病因和分类

门静脉为一 6 ～ 8cm 长的静脉干，通常由肠系膜上静脉及脾静脉在胰头与胰体交界处的后方汇合而成。门静脉的压力与流入门静脉的血流量及血流流出时遇到的血管阻力有直接关系，即门静脉压力 = 流入血流量 × 流出血管阻力门静脉的正常压力为 13 ～ $24cmH_2O$，平均值为 $18cmH_2O$。由于各种原因使门静脉血流受阻、血液淤滞时，门静脉压力会升高。门静脉和肝动脉在肝小叶间汇管区有无数的动静脉交通支，正常状态下并不开放，当门静脉压力增高后可使动静脉交通支开放，导致肝动脉血进入门静脉，使门静脉压力更高。当门静脉压力超过正常界限时，则出现一系列的症状和体征，临床表现为脾脏肿大、脾功能亢进、腹腔积液等，合并食管胃底静脉曲张时可致呕血和黑便，临床上称为门脉高压症。

引起门脉高压症的病因很多。在我国因肝脏疾病引起的门脉高压症占 90% 以上，主要是乙型肝炎病毒引起的肝炎后肝硬化，其次是血吸虫病性肝硬化；在欧美以乙醇导致的酒精性肝硬化为主，在日本以特发性门脉高压症为主。根据其发病机制和解剖部位分为肝前型、肝内型和肝后型。

二、临床表现和诊断

（一）肝硬化门脉高压症的表现

门脉高压症可引起门体静脉侧支循环开放、脾肿大和脾功能亢进以及腹腔积液三大临床表现，其他尚有蜘蛛痣、肝掌和肝功能减退的表现。大多数患者根据临床表现即可做出门脉高压症的诊断。

1. 门体静脉侧支循环的开放

（1）食管下段、胃底静脉交通支：有 15% ～ 50% 患者因食管下段和胃底部的静脉曲张破裂而发生呕血或便血，出血量常常较大，常伴发失血性休克并危及生命。

（2）直肠下段、肛管静脉交通支：痔静脉曲张破裂可发生不同程度的鲜血便。

（3）前腹壁静脉交通支：腹壁静脉曲张一般出现于脐上部，而后扩展到脐周、脐下和下胸部。体检时可发现脐周静脉显著扩张，以脐为中心向四周辐射。脐以上的曲张静脉内血流方向向上，脐以下血流方向向下。严重者在脐周可出现一团状曲张静脉，形成“海蛇头”，听诊时可闻及静脉“营营”声，按压脾脏时可有增强。

（4）腹膜后静脉交通支。

2. 脾脏肿大与脾功能亢进

脾脏肿大为门脉高压症诊断的必备条件。患者表现有白细胞减少、血小板减少和增生性贫血，肝硬化患者约有 1/4 伴有脾功能亢进。

3. 腹腔积液和肝病体征

肝功能失代偿患者常有腹腔积液，并有肝病面容、肝掌、蜘蛛痣、黄疸等体征，有时肝脏触诊可扪及结节，晚期则肝脏缩小。

（二）肝硬化门脉高压症的诊断

1. 症状

（1）脾大伴脾功能亢进：脾大伴全血细胞减少或其中 1 ～ 2 种血细胞减少。

（2）呕血和（或）黑便：由食管胃底静脉曲张破裂出血引起，是门脉高压症的常见症状。

（3）腹腔积液。

（4）特异性全身症状（疲乏、嗜睡、食欲缺乏等）。

2. 体征

（1）脾大：可分为Ⅰ～Ⅴ级。

（2）皮肤巩膜黄染：是肝功能受损的表现。

（3）肝掌。

（4）蜘蛛痣。

（5）腹壁静脉曲张。

（6）腹腔积液征，移动性浊音可阳性。

（7）肝病面容。

（8）杵状指。

（9）性功能异常表现：男子乳房发育、女性体毛分布等。

3. 辅助检查

（1）血常规：全血细胞减少或其中 1 ～ 2 种血细胞减少。

（2）肝功能异常：转氨酶和胆红素升高，胆碱酯酶和白蛋白降低等。

（3）乙肝五项：HBsAg、HBsAb、HBeAg、HBeAb 及 HBcAb 可呈阳性。

（4）腹部超声检查：肝脾形态及大小，门静脉系统直径和侧支循环的建立及腹腔积液等。

（5）食管吞钡X线检查：食管或胃底黏膜皱襞增粗，蚯蚓状或串珠状充盈缺损，胃底外压性肿块影。

（6）腹部CT：肝脏大小，各叶比例、脾脏大小和腹腔积液等，门静脉系统三维重建成像可反映门体侧支循环形成情况。

（7）磁共振（MRI）：磁共振门静脉造影可显示门静脉、肠系膜上静脉和脾静脉及门体间侧支循环。

（8）内镜诊断：直视下判断食管胃底静脉曲张、出血原因和部位，必要时进行内镜治疗。

（9）超声内镜：可显示胃壁内静脉瘤的大小、形态及范围等。

三、治疗原则和手术方式

（一）门脉高压症治疗原则

门脉高压症的治疗原则是早期、持续、联合治疗。

（二）非手术治疗

非手术治疗措施如下。

（1）药物治疗：加压素、特利加压素、心得安和生长抑素等。

（2）输血输液。

（3）三腔管压迫止血。

（4）经内镜治疗：包括内镜下曲张静脉硬化剂注射术、经内镜曲张静脉套扎术、组织黏合剂栓塞术。

（5）介入治疗：包括脾动脉栓塞术、经皮经肝胃冠状静脉栓塞术、经皮经肝门腔静脉分流术。

（6）经颈静脉肝内门体静脉分流术（TIPS）。

（三）手术治疗

（1）急性食管静脉曲张破裂出血尽可能采取非手术治疗措施，急诊手术仅限于各种保守方法无效而肝功能又较好的患者。

（2）一般不主张作预防性手术。

（3）除肝移植外，任何手术均是治标的手段，预后取决于患者的肝功能状态。

（4）术前评估肝功能状态，对肝功能处于C级的患者应慎行手术治疗。

（5）门脉高压症手术方式多样复杂，到目前为止，还没有一种方法或术式被普遍接受。各种术式的选择应根据患者的解剖条件、血流动力学变化和术者的经验。

（6）分流术应注意在保持吻合口通畅的前提下限制吻合口的大小，以减少术后肝性脑病的发生。

（7）断流术应注意完全阻断引起出血的穿通支静脉和保留门奇交通支静脉的分流效果。

第四节　胆石症

一、肝内胆管结石

原发性肝内胆管结石是指原发于肝管汇合部以上胆管的结石。可广泛分布于肝内胆管系统，也可分布于某一区域的肝叶和肝段胆管，但以肝左外叶和右后叶为多见，常合并肝外胆管结石，其症状也常由肝外胆管结石引起。

（一）临床表现

（1）局限在某一细小胆管内的小结石，即B超检查偶然发现直径0.5cm左右的肝内小结石，一般无临床症状。

（2）肝内结石合并感染时，可出现上腹部肝区胀痛、不适、发热，可有恶心、呕吐等上消化道症状。

（3）一侧肝胆管结石，可出现上腹部疼痛，以胀痛为主，根据梗阻的程度和感染情况而出现不同程度的发热及消化道症状，一般不会出现黄疸。出现黄疸多为较低位的肝管阻塞。

（4）反复发作肝内急性胆管炎：表现为右上腹痛、畏寒、发热。与胆总管炎症不同的是常无黄疸，疼痛较轻，为持续性胀痛而非绞痛。

（5）当并发有胆总管结石时，可发生典型的Charcot三联征，严重者可出现急性梗阻性化脓性胆管炎五联征。

（6）体检：常发现肝脏呈不对称性肿大，肝区有压痛和叩击痛，皮肤、巩膜黄染，少数患者可呈慢性淤胆状态。急性期可出现急性胆管炎的体征，严重者可出现生命体征的变化。

（二）辅助检查

（1）血常规：发作期白细胞计数明显升高。1/3的患者有贫血。90%的患者有低蛋白血症。

（2）肝功能检查：血清胆红素增高，胆系酶（AKP、CCT）明显高于正常。

（3）B超检查：为目前的首选检查方法。可显示结石的位置、数目及肝内胆管的情况。

（4）PrC：为诊断肝胆管结石的最佳方法。能充分直观地显示肝内胆管结石的部位、数目以及胆管狭窄的程度、部位和范围，有助于确定临床类型、选择手术方法、防止遗漏胆管狭窄和扩张的病变。其 X 线征象主要表现为以下几方面。

①左右胆管或肝内胆管的某一部分不显影。

②左右肝管或肝总管处有环形狭窄，近端胆管扩张，其中可见结石阴影。

③肝左右叶的胆管呈不对称的几处孤立的扩张。

④肝内胆管局限性扩大，呈纺锤形。

（5）ERCP：其影像特征与 PC 相同。但 ERCP 只能显示狭窄远端的胆管，对肝内结石及狭窄的诊断价值不如 PTC。

（6）CT：可发现肝内胆管的扩张和狭窄分布的情况和程度，肝内胆管结石的准确位置，还可以了解肝叶的萎缩情况，为判断肝内胆管的堵塞程度和手术方式提供可靠依据。

（7）放射性核素 Te-HIDA 扫描：核素肝胆扫描可提供胆汁流体动力学的信息，通过显影时间延长反映胆管梗阻存在，可从影像上证实胆管畸形、局部胆管的扩张和狭窄及通畅程度。

（三）临床分型

1. 日本分类法

肝内胆管结石的分类主要是表示结石在肝内胆管的正确部位以及肝内胆管是否合并存在有狭窄与扩张及其程度。日本分类法是日本提出的肝内胆管结石分类方案的基础上修改而成的。

（1）胆管狭窄是指胆管内径上下段之间的局限性狭小的状态。分轻度和重度，其分界值 2mm。胆管扩张是指胆管内径超过了生理范围的状态，分轻度和重度，其分界值是肝内胆管超过 10mm，肝外胆管超过 20mm。

（2）按结石所在部位分为肝内型（I 型）、肝内外型（IE 型），再按结石位于左右叶的不同分为左型（L 型）、右型（R 型）和左右型（LR 型）。

（3）根据胆管狭窄的程度分为无狭窄（S0）、轻度狭窄（S1）、重度狭窄（S2），按其部位分末梢部狭窄、中枢部狭窄、肝管狭窄、肝总管狭窄和胆总管狭窄。

（4）根据胆管扩张的程度分为无扩张（D0）、轻度扩张（D1）、重度扩张（D2）。按其部位分末梢部扩张、中枢部扩张、肝管扩张、肝总管扩张和胆总管扩张。

2. 临床表现

可分为以下 3 种类型。

（1）急性化脓性胆管炎：患者突发上腹痛及右上腹阵发性绞痛、寒战、高热、皮肤巩膜黄染，严重者可出现全身感染的毒血症症状和上腹部腹膜刺激征。

（2）急性化脓性肝管炎：主要见于局限于一侧的肝胆管结石患者。常不表现出明显和突出的上腹绞痛，而主诉病变部位肝区胀痛和相对的后腰背部疼痛；患者可出现严重的毒血症等全身感染症状，而不出现明显的梗阻性黄疸。

（3）慢性梗阻性黄疸：见于肝门部胆管结石嵌顿和肝门部胆管狭窄合并肝内胆管结

石的患者。有些完全梗阻的患者，并没有突出典型的上腹痛和急性胆管炎发作，而表现为持续加重的黄疸、不规则的发热，发热时黄疸可加深，退热后可稍减轻。病程较长，极易导致胆汁性肝硬化。

（四）鉴别诊断

1. 慢性胰腺炎

主要表现为上腹痛、背痛、黄疸、体重下降，黄疸常较浅并具有波动性，腹痛、背痛早于黄疸。胆管造影示胆总管末端为长的、光滑的带状狭窄，近端扩张。胰管呈多处狭窄小囊和胰腺钙化。

2. 胆总管囊肿

多为儿童，1/3 累及 20 岁以上的成年患者。主要临床表现有上腹肿块、黄疸、间歇性上腹痛。囊肿大时可出现邻近器官受压征象。常合并肝内胆管扩张，扩张的肝胆管内又常有大量结石。典型的临床表现结合影像学检查，多可明确诊断。

3. 硬化性胆管炎

常见于青年人，突出的临床表现是梗阻性黄疸和胆管炎，常合并肠道炎性疾病，结合影像学检查，可以鉴别。

4. 胰头癌

临床主要表现为腹痛、黄疸、体重下降、胆囊肿大，腹痛多在上腹部，为持续性钝痛或阵发性绞痛。黄疸发生率为 70%，呈进行性加重。体检时可扪及肿大的胆囊。相关肿瘤标志物可呈阳性。结合影像学检查可以鉴别。

5. 近端胆管癌

主要临床表现为迅速进行性加重的阻塞性黄疸。最直接和可靠的诊断方法是行 PTC 检查。

（五）治疗方法

1. 非手术治疗

（1）适应证如下。

①在病程早期发作时间尚短，胆管梗阻不完全，局部炎症和全身中毒症状不严重的病例。

②处于急性发作期的病例。

③表现为急性化脓性胆管炎的病例。

④手术中无法取尽的结石。

（2）基本治疗：禁食、补液、解痉止痛、抗菌消炎、维持水电解质与酸碱平衡，必要时给予营养支持。

（3）溶石治疗：术后通过留置的“T”形管灌注各种溶石药物，如甲基叔丁基醚、乙基叔丁基醚、辛酸甘油单脂、二甲亚砜等，溶解残余结石，但需注意预防不良反应。

（4）机械取石：可通过“T”形管窦道置入纤维胆管镜取石。还能通过置入扩张导管纠正胆管狭窄，再取出狭窄近端胆管内的残余结石。

2. 手术治疗

（1）手术指征

①原发性肝胆管结石诊断明确。

②对急性发作期患者尽量争取保守治疗，控制症状后行择期手术。

（2）手术方法

①经肝外胆管切开取石：这是一个基本步骤。要求有一个上达肝门的长的肝外胆管切口，以利在直视下对各主要肝管开口逐一探查和清除结石。常应用于初次手术患者及急诊患者条件差的病例，疗效一般不够满意。

②经肝实质切开胆管取石：仅限于远离肝门的右前叶或左外叶肝管孤立的或集簇的结石。

③胆总管肠吻合术：胆总管肠吻合术是在完成了解除胆管内梗阻，去除了炎性感染灶以后，为了通畅胆总管空肠间胆汁引流所采用的措施。最常用的基本术式为胆管空肠Roux-en-Y 吻合，其次有间置空肠胆管十二指肠吻合。胆总管肠内引流主要用于胆管狭窄切开后的修复，不使切开处胆管因缝合而更狭窄；以及解除胆管扩张所造成的胆汁淤滞。胆总管空肠引流的注意事项，其一，任何形式的内引流术，在吻合口以上的 1 ～ 2 级大胆管内不应存在梗阻因素；其二，胆总管十二指肠吻合术、肝胰壶腹括约肌切开成形术不宜用于肝内胆管结石或狭窄。

④肝部分切除术：在肝胆管结石的各种术式中，肝叶或肝段切除术疗效最好。不仅可以去除结石，而且可以切除有狭窄或扩张胆管的部分肝脏，达到根治目的。其主要手术指征，其一，局限的肝段、肝叶或一侧病变；其二，局限的肝内胆管发生狭窄和扩张变化，用其他方法难以清除结石或纠正狭窄；其三，一侧肝胆管结石并发散在肝脓肿病灶。

二、肝外胆管结石

肝外胆管结石包括肝总管结石和胆总管结石，由于结石的可移动性，临床上具体区分肝总管结石和胆总管结石并无实际严格界限意义。胆总管结石可以是原发于胆管系统的所谓原发性胆管结石，其成分是胆色素结石或以胆色素为主的混合性结石；也可能是胆囊结石移位至胆总管，其结构和成分与胆囊结石完全相同，又称继发性胆管结石。

（一）临床表现

肝外胆管结石的临床表现取决于有无并发感染和梗阻。

（1）腹痛：大多数胆管结石患者都有胆绞痛。这是胆管内结石向下移动，嵌于胆总管下端或壶腹部，引起胆总管暂时性阻塞，刺激括约肌和胆管平滑肌痉挛所致。腹痛部位在剑突下和右上腹部，呈阵发性剧烈刀割样绞痛，可向右后背部放射，同时伴有恶心、呕吐等症状。

（2）寒战、高热：约 2/3 胆管结石患者在胆绞痛发作后，并发胆管感染而出现寒战和高热。这是因为胆管内压升高，胆管感染逆行扩散，使细菌和毒素通过肝窦到肝静脉，再向上逆行进入血液循环引起全身感染中毒症状。

（3）黄疸：如果胆管结石嵌于 Vater 壶腹不能松解时，在胆绞痛、寒战、高热过后 1 ～ 24h，可出现黄疸。黄疸一般较浅，并有波动性。黄疸时常有尿色变深、粪色变浅。

（4）阵发性发作：多数肝外结石患者的胆绞痛和黄疸在发作 1 周左右缓解。这是因为结石阻塞胆管后，胆管扩张，使嵌于壶腹部的结石能够漂浮上移所致。以后可再次发作。

（5） AOSC 的表现：如梗阻不能缓解，病情发展，可导致 AOSC 的发作。

（6）并发胰腺炎时，可出现相应的症状。

（7）体格检查：剑突下和右上腹深压痛，如炎症严重可有肝区叩击痛，右侧腹直肌紧张，胆囊常不能扪及。出现 AOSC 时，可有相应的症状。

（二）辅助检查

1. 血常规

白细胞计数明显增高，核左移。

2. 肝功能检查

血清胆红素、1min 胆红素升高；可有谷丙转氨酶、谷草转氨酶升高。

3. 尿常规

尿中胆红素升高，尿胆原消失。

4. B 超检查

B 超检查为最常用的检查方法。B 超检查时结石呈强回声光团，后方伴声影。可显示肝内外胆管扩张的程度。对肝外胆管结石、肝总管、胆总管结石显示较好，对于胆总管十二指肠后段及下段结石，因有气体干扰而不易显示。对充填型泥沙结石、胆管狭窄，则难以确诊。术中 B 超的应用，可检出术前不易发现的更小结石，对胆总管下段结石检出率优于术前 B 超，可降低胆总管阴性探查率。

5. 经皮肝穿刺肝内胆管造影术（PC）

PTC 是一种直接的胆管造影术。胆管扩张的造影成功率几乎是 100%，PC 图像显示清晰，能提供肝内外胆管的梗阻部位和性质，结石部位、数量和大小等可靠信息。但 PTC 损伤性检查时，有腹腔积液、碘过敏、凝血机制障碍等属于禁忌证。胆管不增粗者，成功率仅约 80%。B 超引导下 PTC 检查可提高成功率。

6. 内镜逆行胆胰管造影术（ERCP）

ERCP 也是一种直接的胆管造影术，其成功率不受胆管是否扩张的影响。可清楚显示肝内胆管小分支、结石部位及大小，可同时观察十二指肠乳头及周围有无病变，并可做活检。尤其适合于肝内外胆管无扩张的黄疸患者和胆囊切除术后仍有胆管症状的患者。胆管梗阻时只能显示梗阻下方的胆管，故有时需与 PTC 联合应用。

7. CT 检查

目前较常使用，对胆总管下段的检查较 B 超好，显示清晰，并可检查其周围组织，有利于临床鉴别诊断。

8. 术中胆管造影术

术中胆管造影术也是一种直接胆管造影术。术中经胆囊管向胆总管插管注入造影剂，能清楚显示肝内外胆管。对胆总管轻度扩张者，术中胆管造影可降低胆管阴性探查率；胆总管切开取石后，经胆管造影可避免或减少残余结石发生率。其缺点为易使手术野污染；延长手术时间；左肝管因位置关系而显影不良；难以显示黏附于胆管壁的胆泥等。胆囊切除术中如有下列情况应做术中胆管造影。

（1）胆管轻度扩张，有黄疸史，有胰腺炎史。

（2）胆囊多发细小结石，泥沙样结石，或大结石伴小结石者。

（3）疑有胆管畸形或其他病变者。

9. 术中胆管镜检查

术中胆管镜检查是发现胆总管结石和避免残留结石的唯一直观检查方法。

（三）鉴别诊断

1. 以腹痛为主要表现的疾病

（1）肾绞痛：肾绞痛始发于腰或肋腹部，向股内侧和会阴部放射，常伴血尿或排尿困难，很少有腹膜刺激征。

（2）肠绞痛：多为满腹阵发性绞痛，以脐周为重，恶心、呕吐等消化道症状较重。若为肠梗阻引起，除呕吐、腹胀及肠鸣音亢进外，严重时还可有腹膜刺激征。

（3）肝脓肿：有时可表现为与胆总管结石引起的胆管炎非常类似的症状。其一，细菌性肝脓肿常继发于某种感染性疾病，起病较急，主要症状是寒战、高热、肝区疼痛和肝大，体温可达 39 ～ 40℃；白细胞计数增多，核左移；X 线片可见膈肌抬高、运动受限，部分患者可出现右侧胸腔积液；B 超可见肝内液性暗区，常为多发性。其二，阿米巴肝脓肿常继发于阿米巴痢疾，起病较慢，病程较长，可有高热或不规则发热盗汗；B 超可见肝内液性暗区，常为单发。

（4）肝癌：病程较慢，无急性感染表现，可伴食欲缺乏、消瘦。肝脏呈进行性无痛性肿大，表面不平；血清 AFP 常呈阳性。B 超、CT 可从形态上明确诊断。

（5）右下肺炎和急性心肌梗死：有时也需与胆总管结石相鉴别。

2. 以黄疸为主要表现的疾病

主要是与胰头癌、壶腹部癌相鉴别。若黄疸较轻且为暂时性，伴有发热并有胆囊结石，则胆总管结石的诊断可以成立，血清胆红素极少超过 200μmol/L。如若 B 超或 CT 发现胆总管扩张，血清胆红素在 170μmol/L 以上并持续数周，即使胆囊内发现结石，也应首先想到恶性梗阻的可能。当黄疸较深，或当 B 超未发现胆囊结石时，应行 PC 或 ERCP 等直接胆管造影来鉴别梗阻性黄疸的病因。

（1）胰腺癌：最常见的症状为上腹饱胀不适，无痛性进行性黄疸，肝脏和胆囊因胆汁淤滞而肿大。影像诊断对胰腺癌的定位和定性有重要诊断价值。

（2）壶腹部癌：壶腹部癌指胆总管末端肝胰壶腹部和十二指肠大乳头的癌。临床上早期即出现黄疸，且呈波动性；合并感染时可有寒战、高热；上腹饱胀和上腹痛是由于胆胰管阻塞所致，故常在进食后明显。夜间疼痛加重，并向肩背部放射。ERCP可直接观察十二指肠大乳头部病变，且可做活检，并可同时做胆胰管造影，对诊断和鉴别诊断有重要价值。

（四）治疗方法

1. 非手术治疗

随着近年内镜技术和胆管介入技术的发展，部分胆总管结石可通过非手术治疗而达到根治目的。主要适用于胆总管有结石、胆囊内无结石的患者。对出现胆管炎者，则按胆管炎处理。

（1）经内镜十二指肠大乳头括约肌切开（EST）取石术。

①手术适应证

A. 直径小于 2cm 的各种原因引起的胆总管结石。

B. 有高度手术危险性的胆总管结石。

C. 急性重症胆管炎和急性胰腺炎，可做紧急乳头切开术进行引流。

D. 胆总管壁内段和乳头的良性狭窄。

②手术禁忌证

A. 胃镜、ERCP 的禁忌证。

B. 凝血机制障碍未纠正者。

C. 结石直径大于 2cm 及不准备用碎石器碎石者。

D. 胆管下段狭窄范围超过肠壁段或狭窄范围大于 3cm。

E. 伴有胆总管囊肿。

（2）体外冲击波碎石：可对较大结石破碎，自行从胆总管末端排出或经 EST 内镜取石后清除。

①适应证

A. EST+ 经内镜取石 + 经内镜机械碎石失败者。

B. 放置胆总管引流者。

C. 胆总管末端开口足够让碎石片自行排出。

D. 冲击波可以准确地聚焦于结石。

E. 合并十二指肠乳头旁憩室的胆总管结石。

②禁忌证：胆总管充满结石及胆总管狭窄的患者。

（3）经内镜机械碎石：若因胆总管结石过大或因结石远端的胆管狭窄等，EST+ 经内镜取石术不能清除胆总管结石时，可应用经内镜碎石，将结石机械粉碎后取出。

2. 手术治疗

原发性胆管结石的治疗主要是手术治疗。手术时机应尽量选择在急性炎症的间隙期，患者身体情况较好时。术前应通过B超、PTC或ERCP了解结石的位置和范围，有无胆管狭窄及肿瘤等情况。

（1）手术治疗的原则

①尽可能在手术中取尽结石。

②切除感染的病灶，解除胆管梗阻和狭窄。

③保证术后胆管引流通畅，减少结石再生。

（2）手术指征

①有梗阻性黄疸病史，尤其有Charcot三联征发作史者。

②术中触及胆总管内有结石、肿瘤或蛔虫。

③造影或其他影像学检查显示有胆总管结石。

④胆总管扩张直径在1.5cm以上，管壁炎性增厚。

⑤胆总管穿刺抽出脓性胆汁、血性胆汁，或胆汁内有泥沙样胆色素颗粒。

⑥有胆管手术史，术后又出现黄疸、胆绞痛、畏寒和发热症状，或经实验室检查和特殊检查有阳性发现者。

⑦胆总管坏死穿孔。

⑧胆囊内有多枚小结石直径小于胆囊管管径者。

（3）胆总管切开取石和T管引流术：其适应证为以下几种。

①胆总管结石呈块状，可以一次取尽者。

②胆总管直径小于2cm，且管壁尚未纤维化，结石取出后可恢复正常，胆汁也能通畅引流不致再形成结石者。

③ 1～2级肝内胆管无不能取出的结石，也无明显狭窄者。

④胆总管下端特别是壶腹部或乳头无瘢痕挛缩致引流不畅者。

（4）胆肠内引流术：包括胆总管十二指肠吻合和胆总管空肠吻合术。其适应证为以下几种。

①胆总管内结石为泥沙样，不易取尽。

②胆总管扩张大于2.5cm，且管壁明显纤维化，结石取出后不能缩小。

③胆总管下端有明显狭窄，或1～2级胆管有狭窄和无法取出的结石。

④过去曾做过胆总管切开取石引流术，后又有结石再生并屡发急性胆管炎者。

三、胆囊结石

（一）病因及发病机制

胆囊结石成分主要以胆固醇为主，而胆囊结石的形成原因至今尚未完全清楚，目前考虑与脂类代谢、成核时间、胆囊运动功能、细菌基因片段等多种因素密切相关。

具有细菌活化石之称的16STRNA的发现，为分析胆囊结石形成中的细菌序列同源性提供了有力手段。细菌是胆石症患者结石中一个极其重要的分离物，初步揭示了细菌在胆囊结石的形成初期具有重要作用。

（二）临床表现

胆囊结石时的急性胆囊炎是属于急性梗阻性胆囊炎，根据胆囊结石所发生的梗阻及其引起的并发症，胆囊结石的临床病理过程，可分为以下几个阶段。

1. 第一阶段

第一阶段指结石自胆囊内形成的时候开始，结石可能为单个的、大的胆固醇结石，也可为多数的、小的胆固醇结石。此时患者常无明显的自觉症状，或只有轻微的不典型消化道症状。此期的特点是胆囊仍保存其正常的吸收、浓缩功能，胆囊多只呈现轻度的慢性炎症改变。

2. 第二阶段

第二阶段为胆囊结石出现并发症的阶段，并发症多由于结石的梗阻引起，或起源于梗阻而发展起来的一些病理改变。程度不同的胆绞痛，一般是胆石梗阻的标志。

（1）较小的结石嵌顿于胆囊颈部，常导致剧烈疼痛，大的胆囊结石，有时却没有剧烈疼痛的症状。

（2）当胆囊的出口被结石梗阻时，胆囊内压力升高，胆囊内容物不能排出，高浓度的胆汁酸盐将引起胆囊黏膜的损害，可发生水肿、出血、化脓、坏疽等类型的急性胆囊炎。

3. 第三阶段

第三阶段为出现胆囊外并发症的阶段。并发症的发生及其严重性，一般与病程特别是患者的年龄有密切关系。60岁以上的胆石症患者，并发症严重，胆总管含石率高，疾病的病死率也较高。在诸多并发症中，常见于胆囊者为：胆囊积液、积脓、胆囊肠道内瘘（十二指肠、横结肠）。胆囊和胆管的感染、阻塞性黄疸、化脓性胆管炎、肝功能损害等在此时较常见。

（三）辅助检查及诊断

胆囊超声检查能证实诊断，因此是诊断胆石症高度敏感和准确的手段，其敏感性和准确性均为98%。

1. 超声检查是重要的诊断标准

当患者变换体位时，胆石可随之移动到新的附着处并伴有声影。此外，在小结石的边缘可有回声。

2. 超声检查的优点

超声检查准确、安全、不使用放射线。虽然超声检查应为胆石症最初的诊断方法，但当症状上提示有本病可能而超声检查为阴性或无法诊断时，仍应行胆囊造影检查。

3. 胆囊结石的超声特征

胆囊结石的超声特征如下。

（1）胆囊内有 1 个或多个实体强的回声光团。

（2）此光团可随患者体位的改变，沿着重力方向移动（嵌顿者除外）。

（3）在强回声团的远侧有直线形声影。

（四）鉴别诊断

（1）慢性胃炎：慢性胃炎主要症状为上腹闷胀疼痛、嗳气、食欲减退及消化不良。纤维胃镜检查对慢性胃炎的诊断极为重要，可发现胃黏膜水肿、充血、黏膜色泽变为黄白或灰黄色、黏膜萎缩。肥厚性胃炎可见黏膜皱襞肥大，或有结节，并可见糜烂及表浅溃疡。

（2）消化性溃疡：患者有溃疡病史，上腹痛与饮食规律性有关，而胆囊结石及慢性胆囊炎往往于进食后疼痛加重，特别是进高脂肪食物。溃疡病常于春秋季节急性发作，而胆石症及慢性胆囊炎多于夜间发病。钡餐检查及纤维胃镜检查有鉴别价值。

（3）胃神经官能症：胃神经官能症有长期反复发作病史，但与进食油腻无明显关系，往往与情绪波动关系密切。常有神经性呕吐，于进食后突然发生呕吐，一般无恶心，呕吐量不多且不费力，吐后即可进食，不影响食欲及食量。本病常伴有全身性神经官能症状，用暗示疗法可使症状缓解。鉴别不难。

（4）胃下垂：胃下垂可伴有肝、肾等其他脏器下垂的现象。上腹不适以饭后加重，卧位时症状减轻，立位检查可见中下腹部胀满，而腹上区空虚，有时可见胃形，并可有振水音，钡餐检查可明确诊断。

（5）肾下垂：肾下垂常有食欲不佳、恶心呕吐等症状，并以右侧多见，但其右侧上腹及腰部疼痛于站立及行走时加重，可出现绞痛，并向耻区放射。体格检查时分别于卧位、坐位及立位触诊，如发现右上腹肿物因体位改变而移位，则对鉴别有意义，卧位及立位肾 X 线平片及静脉尿路造影有助于诊断。

（6）迁延性肝炎及慢性肝炎：迁延性肝炎及慢性肝炎有急性肝炎病史，尚有慢性消化不良及右上腹不适等症状，可有肝大及肝功能不良，并在慢性肝炎可出现脾大、蜘蛛痣及肝掌，B 超检查胆囊功能良好。

（7）慢性胰腺炎：慢性胰腺炎常为急性胰腺炎的后遗症，其上腹痛向左肩背部放射，X 线平片有时可见胰腺钙化影或胰腺结石，纤维十二指肠镜检查及逆行胆胰管造影对诊断慢性胰腺炎有一定价值。

（8）胆囊癌：胆囊癌可合并有胆囊结石。本病病史短，病情发展快，很快出现肝门淋巴结转移及直接侵及附近肝组织，故多出现持续性黄疸。右上腹痛为持续性，症状明显时多数患者于右上腹肋缘下可触及硬性肿块，B 超及 CT 检查可帮助诊断。

（9）肝癌：原发性肝癌如出现右上腹或上腹痛症状，病情多已较晚，此时常可触及肿大并有结节的肝脏。B超检查、放射性核素扫描及CT检查分别可发现肝脏有肿瘤图像及放射缺损或密度减低区，甲胎蛋白阳性。

（五）治疗

1.胆囊胆固醇结石的溶解及碎石治疗

（1）药物溶石的选择：熊去氧胆酸有很快的溶石效果，同时没有对肝脏、胃肠道、血清胆固醇代谢等不良的作用，因而在临床上应用较广泛。熊去氧胆酸溶解胆固醇结石时的作用机制不同于鹅去氧胆酸，含熊去氧胆酸的胆汁促使卵磷脂与胆固醇处于液晶状态，因而增加了胆固醇的溶解而不受微胶粒溶解度的限制。

（2）药物溶石的治疗：药物溶石的治疗效果与结石的表面和溶剂的接触面积间有密切关系，因而直径大于15mm的结石，常不易溶解或溶解的过程甚缓；同时，若胆固醇结石的表面被一层钙质、色素、蛋白质所包裹，也妨碍溶石的效果。假如能将较大的胆固醇结石粉碎，例如粉碎至直径小于3mm大小的碎片，则可以在药物的治疗下，大大加速结石的溶解。目前，已有超声波或冲击波的体外碎胆石机，在碎石前后结合溶石治疗，大为缩短药物溶石治疗的疗程，用于胆囊功能良好、胆固醇性结石、单个或胆石容积在15mm以下、身体素质较好的患者，可获得较好的治疗效果。胆囊结石患者多伴有胆囊的排空功能不良，使结石碎块长期停滞在胆囊内。为克服此问题，临床上常将溶石治疗与碎石联用，即在碎石前2周开始应用鹅去氧胆酸-熊去氧胆酸治疗（每日7～8mg/kg），碎石治疗后继续服用，维持至结石消失后3个月。

溶石、碎石治疗都没有解决胆石产生的根本原因，复发率高、不良反应大、可能产生严重的并发症，因此临床应用并不普遍。

2.胆囊结石的外科治疗

胆囊结石的外科治疗可在紧急的情况下施行胆囊造瘘术治疗急性胆囊炎，还可切除含结石的胆囊，并适当地处理结石的胆囊外并发症。胆囊切除术是当前腹部外科中最常做的手术之一。

（1）术前准备：择期胆囊切除术后引起死亡的最常见原因是心血管疾病。除心血管疾病外，引起择期胆囊切除术后第二位死亡的原因是肝胆疾病，主要是肝硬化。除术中出血外，还可发生肝功能衰竭和败血症。慢性胆囊炎患者胆汁内的细菌滋生率占10%～15%；而在急性胆囊炎消退期患者中则高达50%。胆管内细菌的发生率随年龄而增长，故年龄在60岁以上，曾有过急性胆囊炎发作刚恢复者，同时合并胆总管结石的胆石症患者及合并慢性胆囊炎的患者，术前应预防性应用抗生素。

（2）手术治疗：腹腔镜胆囊切除术是对有症状胆石症患者的首选治疗方法。外科医师在遇到胆囊和胆管解剖不清，以及遇到止血或胆汁渗漏而不能有效控制时，应当及时中转开腹。目前中转开腹率在5%以下。常用手术有以下几种。

①腹腔镜胆囊切除术。

②开腹胆囊切除术。

在一般情况下，胆囊切除术的难度并不大，但此手术有一定潜在的危险性，并发症往往较严重。胆囊的位置较深，肝门处血管和胆管常有各种不可预测的解剖学变异。

胆囊切除术需要细致地解剖肝门，因而要求有良好的腹肌松弛和充分的手术野显露，以便于一旦有意外情况出现时，能够从容不迫地进行处理，过小的手术切口，常需强力牵引胆囊，改变了肝外胆管、血管的正常解剖关系，可能导致严重的后果。具体步骤如下所述。

①腹内探查：系统的腹内探查是做好胆囊切除术的一个基本步骤，手术中应对腹内脏器做系统的探查，包括脾、食管裂孔、胃、肠、盆腔脏器、肝、肝外胆管、胰腺等。对于那些诊断为慢性胆囊炎、胆囊及胆总管内均无结石的患者，应特别注意检查肝脏，必要时应行手术台上胆管造影，因为原发性肝内胆管结石在我国许多地区中比较常见。

②解剖胆囊三角：胆囊切除术的一个关键性步骤是解剖胆囊三角。胆囊三角含有重要的组织结构，而异常的解剖结构和病理改变在此处是常见的，如胆囊动脉的异位起始和行程，肝右动脉的异位起始和行程，各种类型的副肝管、胆囊管的解剖学异常等，均是增加手术复杂性的解剖学因素。在有急性或慢性炎症改变时，局部的炎症、水肿、纤维性粘连、肿大的胆囊淋巴结、嵌顿于胆囊颈部的巨大结石、长期梗阻所致的胆囊管改变，如异常扩张、缩短、粘连，有时胆囊可直接开口于胆总管上，此等解剖及病理上的因素，均增加手术难度。因此，需要仔细操作，保护重要组织免受损伤，应特别注意胆囊颈部嵌顿性结石，胆总管或肝总管与胆囊颈有紧密粘连，牵引胆囊时可使胆总管酷似胆囊管而被误伤。在病程长的慢性萎缩性胆囊炎、合并肝硬化门静脉高压或门静脉栓塞的患者，胆囊切除术是非常困难的，特别是门静脉栓塞的患者，胆囊及胆管周围常布满异常扩张的侧支循环血管，使手术无法进行或发生大量出血。

③处理胆囊动脉是手术的另一个重要步骤：约 30% 的患者有一支以上的胆囊动脉，并有部分胆囊动脉是来源于异位起始的肝动脉，比较常见而有一定危险性的是异位起始的肝右动脉。肝右动脉可能通过胆囊三角与胆囊管伴行，在紧靠胆囊颈处才分离出胆囊动脉，因而手术时有可能将肝右动脉误认为胆囊动脉而被结扎切断。肝右动脉的血流量大，管径较粗，因此，当遇有粗大的胆囊动脉时，应沿该动脉向胆囊解剖分离，直至进入胆囊壁，确为胆囊动脉无误后，才将其结扎切断。处理胆囊动脉时最常遇到的问题是出血，此种情况多发生在两血管钳间切断动脉时，因血管钳可能松脱或在打结时助手配合不好而滑脱，有时也可能由于血管钳牵引使胆囊动脉撕裂。遇有胆囊动脉出血时，助手应迅速将示指伸入小网膜孔，以拇指及示指压迫肝十二指肠韧带上的肝动脉暂时止血，然后进行处理。

④切除胆囊是手术的最后的关键性步骤：副肝管比较常见，误伤的发生率可高达 10% ～ 20%，主要出现在右侧，肝、胆囊交通管也较常见。有时副肝管的管径很细，很

难与一般的粘连带鉴别，故对所有的粘连均应钳夹并结扎，以避免术后胆汁渗漏。应注意保存较粗的副肝管免受损伤。结扎、切断胆囊管之前，必须将胆囊管开口上、下方的肝总管和胆总管辨认清楚，结扎时必须将胆囊松弛，不加牵引。

残留胆囊管长度以 0.3 ～ 0.5cm 为宜。对于开口很大的缩短的胆囊管，不宜用单纯结扎处理，最好将其开口用 3-0 线缝合修复，以避免结扎后发生组织坏死及胆汁外渗，可能影响胆总管的通畅。对由于结石在胆囊颈部长期压迫并造成胆囊胆总管瘘的患者，可以切开胆囊取出结石，剪除多余的胆囊壁，利用部分胆囊管壁缝合修复胆总管，胆总管内安放引流。

⑤引流：胆囊切除术时宜安放腹腔引流，引流管头置于 Winslow 孔处，术后进食无胆漏可拔除。

第五节 胆管扩张症

胆管扩张症为较常见的先天性胆道畸形，以往认为是一种局限于胆总管的病变，因此称为先天性胆总管囊肿。于 1723 年 Vater 首例报道，1852 年 Douglas 对其症状学和病理特征作了详细介绍。一个多世纪以来，随着对本病认识的加深，近年通过胆道造影发现扩张病变可以发生在肝内、肝外胆道的任何部位，根据其部位、形态、数目等有多种类型，临床表现也有所不同。本病在亚洲地区发病率较高，可发生在任何年龄，从新生儿至老年均有报道，由于产前超声的开展，很多患儿在产前就得到诊断，75% 病例在 10 岁以前发病而得到诊断。女孩多见，女男之比大约为 3 ∶ 1。

一、病因

有关病因学说众多，至今尚未定论。多数认为是先天性疾病，也有认为有获得性因素参与形成。主要学说有三种。

（一）先天性异常学说

在胚胎发育期，原始胆管细胞增殖为一索状实体，以后再逐渐空化贯通。如某部分上皮细胞过度增殖，则在空泡化再贯通时过度空泡化而形成扩张。有些学者认为胆管扩张症的形成，需有先天性和获得性因素的共同参与。胚胎时期胆管上皮细胞过度增殖和过度空泡形成所造成的胆管壁发育薄弱是其先天因素，再加后天的获得性因素，如继发于胰腺炎或壶腹部炎症的胆总管末端梗阻及随之而发生的胆管内压力增高，最终将导致胆管扩张的产生。

（二）胰胆管合流异常学说

由于胚胎期胆总管与主胰管未能正常分离，两者的交接处距乏特（Vater）壶腹部较远，形成胰胆管共同通道过长，并且主胰管与胆总管的汇合角度近乎直角相交。因此，胰管胆管汇合的部位不在十二指肠乳头，而在十二指肠壁外，局部无括约肌存在，从而失去括约肌功能，致使胰液与胆汁相互反流。

当胰液分泌过多而压力增高超过胆道分泌液的压力时，胰液就可反流入胆管系统，产生反复发作的慢性炎症，导致胆管黏膜破坏和管壁纤维变性，最终由于胆管的末端梗阻和胆管内压力增高，使胆管发生扩张。胰胆管造影也证实有胰管胆管合流异常高达 90% ～ 100%，且发现扩张胆管内淀粉酶含量增高。

（三）病毒感染学说

认为胆道闭锁、新生儿肝炎和胆管扩张症是同一病因，是肝胆系炎症感染的结果。在病毒感染之后，肝脏发生巨细胞变性，胆管上皮损坏，导致管腔闭塞（胆道闭锁）或管壁薄弱（胆管扩张）。但前支持此说者已渐减少。

二、病理

胆管扩张可发生于肝内、肝外的任何部位，基本上是囊状扩张和梭状扩张两种形态。常见型是胆总管囊状扩张，肝内胆管不扩张或有多发囊状扩张，而扩张以下胆管显著狭小，仅有 1 ～ 2mm 直径，胆管狭窄部位在胰外的游离胆总管与胰内胆总管的移行部，由于梗阻而致近侧胆管内压增高而导致囊形扩张和管壁增厚，合流形态为胆管 → 胰管合流型。胆总管梭状扩张病例的肝内胆管扩张至末梢胆管渐细，其狭窄部位在两管合流部和胰胆共通管的十二指肠壁内移行部两处，由于梗阻而致共通管轻度扩张和胆总管梭状扩张，合流形态为胰管 → 胆管合流型。发病时胆管扩张明显，症状缓解时略见缩小。

按病程的长短，扩张管壁可呈不同的组织病理变化，在早期病例，管壁呈现反应性上皮增生，管壁增厚，由致密的纤维化炎性组织组成，平滑肌稀少，有少量或没有上皮内膜覆盖。囊状扩张的体积不一，腔内液体可自数十毫升以至千余毫升。囊内胆汁的色泽取决于梗阻的程度，胆汁黏稠或清稀呈淡绿色，胆汁可以无菌，如并发感染，常为革兰阴性菌。炎性病变发展较突然者，甚至可引起管壁穿孔。可发现囊内有小粒色素结石存在。恶变率随年龄的增长而增加，小儿病例不足 1%，而成人病例高达 5%，病理组织学证明，以腺癌为多，在囊壁组织及免疫组化的研究中，发现胆管上皮化生与癌变相关。

胆管阻塞的持续时间决定肝脏的病理改变，在早期门脉系统炎性细胞浸润，轻度胆汁淤积和纤维化。在婴儿，胆管增生和小胆管内胆汁填塞，类似胆管闭锁所见，但病变是可逆性的。如果梗阻持续和（或）上行性胆管炎发生，则有胆汁性肝硬化，并可继发门静脉高压及其并发症，腹腔积液及脾肿大也有所见。

三、分类

胆管扩张症的分类方法较多，现今可按扩张的部位分为肝内、肝外和肝内外三大类型。又可按扩张的数目分为单发和多发。按扩张的形态分为囊状、梭状、憩室状等各种亚型。并可将并发的胰管异常、肝门狭窄、结石等一并作出表示。例如，多发性肝内胆管囊状扩张伴有结石，胆总管梭状扩张伴有胰胆管异常连接等。

四、临床表现

多数病例的首次症状发生于 1 ～ 3 岁，随着超声检查的普及，确诊的年龄较以往提早，目前已有较多产前诊断的报道。囊状型在 1 岁以内发病几乎占 1/4，其临床症状以腹块为主，而梭状型多在 1 岁以后发病，以腹痛、黄疸为主。

腹部肿块、腹痛和黄疸，被认为是本病的经典三联症状。腹块位于右上腹，在肋缘下，巨大者可占全右腹，肿块光滑、球形，可有明显的囊肿弹性感，当囊内充满胆汁时，可呈实体感，好似肿瘤。但常有体积大小改变，在感染、疼痛、黄疸发作期，肿块增大，症状缓解后肿块又可略为缩小。小的胆管囊肿，由于位置很深，不易扪及。腹痛发生于上腹中部或右上腹部，疼痛的性质和程度不一，有时呈持续性胀痛，有时是绞痛，病者常取屈膝俯卧体位，并拒食以减轻症状。腹痛发作提示胆道出口梗阻，共同管内压上升，胰液胆汁可以相互逆流，引起胆管炎或胰腺炎的症状，因而临床上常伴发热，有时也有恶心呕吐。症状发作时常伴有血、尿淀粉酶值的增高。黄疸多为间歇性，常是幼儿的主要症状，黄疸的深度与胆道梗阻的程度有直接关系。轻者临床上可无黄疸，但随感染、疼痛出现以后，则可暂时出现黄疸，粪色变淡或灰白，尿色较深。以上症状均为间歇性。由于胆总管远端出口不通畅，胰胆逆流可致临床症状发作。当胆汁能顺利排出时，症状即减轻或消失。间隔发作时间长短不一，有些发作频繁，有些长期无症状。

近年的报道，由于获早期诊断者日众，发现梭状扩张者增多，有三联症者尚不足 10%。多数病例仅有一种或两种症状。虽然黄疸很明显是梗阻性的，但事实上许多患者被诊断为肝炎，经反复的发作始被诊断。腹痛也缺少典型的表现，因此易误诊为其他腹部情况。肝内、外多发性胆管扩张，一般出现症状较晚，直至肝内囊肿感染时才出现症状。

Caroli 病：Caroli 于 1958 年首先描述肝内末梢胆管的多发性囊状扩张病例，因此先天性肝内胆管扩张症又称 Caroli 病，属于先天性囊性纤维性病变，认为系常染色体隐性遗传，以男性为多，主要见于儿童和青年。2/3 病例伴有先天性肝纤维化，并时常伴有各种肾脏病变，如多囊肾等，晚期病例并发肝硬化门静脉高压症。按 Sherlock 分类，分为先天性肝纤维化、先天性肝内胆管扩张症、先天性胆总管扩张症和先天性肝囊肿四类，统称为肝及胆道纤维多囊病。肝胆系统可同时存在一种或一种以上的病变。本病以肝内胆管扩张和胆汁淤积所导致的胆小管炎症和结石为其病理和临床特点，但由于临床症状常不典型，可起病于任何年龄，反复发作右上腹痛、发热和黄疸。在发作时肝脏明显肿大，待感染控制后随着症状的好转，则肝脏常会较快缩小。肝功能损害与临床症状并不成正比。起病初期常被诊断为胆囊炎或肝脓肿，如若并发有先天性肝纤维化或肝外胆管扩张症等其他纤维囊性病变，则症状更为复杂，可出现肝硬化症状、肝外胆道梗阻症状，以及泌尿系感染症状等。近年来，由于超声显像和各种胆道造影技术等诊断方法的应用，可获得肝内病变的正确诊断，因此病例报道也日渐增多，但往往将其他原因压迫所致的继发性胆道扩张也包括在内，从而使Caroli病的概念出现混乱。

五、诊断

本病的诊断可根据从幼年时开始间歇性出现的三个主要症状，即腹痛、腹块和黄疸来考虑。若症状反复出现，则诊断的可能性大为增加。囊状型病例以腹块为主，发病年龄较早，通过扪诊结合超声检查，可以作出诊断。梭状型病例以腹痛症状为主，除超声检查外，还可行MRCP检查，才能正确诊断。

（一）生物化学检查

血、尿淀粉酶的测定，在腹痛发作时应视为常规检查，有助于诊断。可提示本症有伴发胰腺炎的可能。或提示有胰胆合流，反流入胆管的高浓度胰淀粉酶经毛细胆管直接进入血液而致高胰淀粉酶血症。

同时测定总胆红素、碱性磷酸酶、转氨酶等值均升高，在缓解期都恢复正常。

（二）B型超声显像

具有直视、追踪及动态观察等优点。如胆道梗阻而扩张时，能正确地查出液性内容的所在和范围胆管扩张的程度和长度，其诊断正确率可达94%以上。应作为常规检查的诊断方法。

（三）磁共振胰胆管显像（MRCP）

MRCP是近年快速发展起来的一种非介入性胰胆管检查方法，它能清晰显示胆管树的立体结构甚至胰管形态，即使在先天性胆管扩张症并发黄疸或急性胰腺炎时仍可进行检查，为术者制订手术方案提供了较理想的解剖学依据，目前临床上已经取代ERCP的应用，其不足之处是部分病例的胰胆合流异常显示欠佳。

（四）术中胆道造影

在手术时将造影剂直接注入胆总管内，可显示肝内、外胆管系统和胰管的全部影像，了解肝内、肝外胆管扩张的范围、胰管胆管的反流情况，有助于选择术式和术后处理。

六、并发症

病变部的囊状扩张和远端胆管的相对狭窄所引起的胆汁引流不畅甚至阻塞是导致并发症的根源。主要并发症有复发性上行性胆管炎、胆汁性肝硬化、胆管穿孔或破裂、复发性胰腺炎、结石形成和管壁癌变等。

七、鉴别诊断

在婴儿期主要应与胆道闭锁和各种类型的肝炎相鉴别，依靠超声检查有助于诊断。在年长儿应与慢性肝炎相鉴别。往往在第一次发作有黄疸时，可能被误诊为传染性肝炎，对于梭状型胆管扩张，或扪诊肿块不清楚者，尤其如此。较长期观察和反复多次进行超声检查和生化测定，常能明确诊断。

八、治疗

症状发作期的治疗，采取禁食 2 ～ 3 天，以减少胆汁和胰液的分泌，缓解胆管内压力。应用解痉剂以缓解疼痛，抗生素 3 ～ 5 天以预防和控制感染，以及相应的对症治疗，常能达到缓解症状的目的。鉴于其频繁的发作和各种并发症，宜及时进行手术治疗。

（一）外引流术

应用于个别重症病例，如严重的阻塞性黄疸伴肝硬化、重症胆道感染、自发性胆管穿孔者，待病情改善后再作二期处理。

（二）囊肿与肠道间内引流术

囊肿空肠 Roux-en-Y 式吻合术，但仍存在胰胆合流问题，因而术后还是发生胆管炎或胰腺炎症状，甚至需要再次手术，且术后发生囊壁癌变者屡有报道。所以目前已很少采用。

（三）胆管扩张部切除胆道重建术

切除胆管扩张部位以及胆道重建，可采用肝管空肠 Roux-en-Y 式吻合术，主要是吻合口必须够大，以保证胆汁充分引流。目前腹腔镜下操作进行胆管扩张部切除、肝管空肠 Roux-en-Y 式吻合术已广泛应用于临床，其疗效也已达到开放手术的效果，目前，对其应用指征还需进一步规范，以避免不应出现的并发症产生。

至于肝内胆管扩张的治疗，继发于肝外胆管扩张者，其形态呈圆柱状扩张，术后往往可恢复正常。

如系囊状扩张则为混合型，肝外胆管引流后，不论吻合口多大，仍有肝内胆管淤胆、感染以致形成结石或癌变，故肝内有局限性囊状扩张者，多数人主张应行肝部分切除术。

Caroli 病的治疗：以预防和治疗胆管炎为主要方法，长期应用广谱抗生素，但治疗效果一般并不满意。由于病变较广泛，所以外科治疗也时常不能成功。如病变限于一叶者可行肝叶切除，但据报道能切除者不足 1/3 病例。长期预后极差，随着目前肝移植成功率的提高，本病已有根治的病例报道。

胆管扩张症根治术后，即使达到了胰液和胆汁分流的目的，但部分病例仍经常出现腹痛、血中胰淀粉酶增高等胆管炎或胰腺炎的临床表现，此与肝内胆管扩张和胰管形态异常有关。症状经禁食、抗炎、解痉、利胆后可缓解，随着时间的推移，发作间隔逐渐延长。长期随访 80% 病例得到满意效果。

第六节　胆道出血

胆道出血系因创伤、炎症、结石、肿瘤、血管疾病或其他原因造成肝内或肝外的血管与胆道病理性沟通，血液经胆道流入十二指肠而发生的上消化道出血。

胆道出血的临床表现取决于出血的量和速度。临床上所指的胆道出血，一般是指有较大量的出血，以胆绞痛、消化道出血、阻塞性黄疸三大症状为特征，多需急诊外科处理。

胆道出血其发病率占上消化道出血的1.3%～5%，仅次于溃疡病出血、食管胃底静脉曲张破裂出血与急性胃黏膜糜烂，病死率较高。我国胆道出血的病因及发病率与西方有着明显的差异，国外较多为外伤所致，少见原因有肝肿瘤、肝血管瘤等。国内胆道出血主要继发于胆道感染。近年来，胆道蛔虫与原发性胆管结石的发病率已趋下降，因而继发感染所致的胆道出血病例较前减少。随着经皮肝穿刺诊疗技术的推广应用和肝胆手术的广泛开展，医源性胆道出血的发病率有所增加。

一、分类

胆道出血根据出血的部位分为肝内胆管出血和肝外胆道出血。国外文献报道引起出血的部位，约一半位于肝内，胆囊与肝外胆管各占1/4，只有少数病例由胰腺出血进入胆道。在我国，来源于肝内胆管出血者占绝大多数。各种情况的胆道出血与胆管和血管之间的特殊的解剖学结构有关。

（一）肝内胆管出血

在肝内，胆管、肝动脉、门静脉分支包裹在Glisson鞘内，关系密切，并且肝内胆管的分支稠密，肝动脉分成许多分支围绕着胆管，组成胆管周围血管丛。所以胆道出血多来自肝内胆管。感染性胆道疾病如急性化脓性胆管炎、胆道蛔虫病、肝内胆管结石是引起胆道出血的常见原因。胆道出血也可继发于肝脏的外伤、肝脓肿、肝脏肿瘤的破溃。肝内胆道出血多来源于门静脉、肝动脉。出血部位通常是单发的，也可是多发的。

（二）肝外胆道出血

肝外胆道出血比较少见，除来源于胆管之外，也可来自胆囊的病变。肝外胆管的血液供给来自十二指肠后动脉、十二指肠上动脉、肝固有动脉、胆囊动脉，围绕着胆总管，形成胆管周围血管丛、黏膜下血管丛。胆总管的血管走向是呈轴向的，主要的血流从下向上，约占62%，在胆总管壁的3点钟和9点钟的位置处，有2支较粗的动脉，约有1/3的人有一门静脉后动脉，起源于腹腔动脉或肠系膜上动脉，紧贴胆总管的后壁，上行汇入肝右动脉。

（三）出血部位

根据肝外胆管与邻近血管解剖学关系的特点，肝外胆管出血时，临床上多见于以下部位。

（1）肝右动脉从左向右与胆总管或肝总管后壁的交叉处。

（2）胆总管的后壁。

（3）胆总管壁上9点钟与3点钟处。

国内所见的肝外胆道出血多见于急性化脓性胆管炎及胆道手术以后的出血。肿瘤或肝动脉瘤向胆道内溃破，肝外的门静脉胆管瘘引起的出血则比较少见。也可来源于急性出血性胆囊炎时胆囊黏膜面的溃烂，但此时出血量一般不多。

（四）胆道出血按病因分类

1. 感染性胆道出血

急性梗阻性化脓性胆管炎、肝脓肿、胆道蛔虫病、肝内胆管结石、急性胆囊炎。

2. 外伤性胆道出血

肝外胆道外伤、肝破裂。

3. 医源性胆道出血

PTC、PTCD、肝穿刺活检、手术后胆道出血。

4. 血管性胆道出血

肝动脉瘤破入胆道。

5. 肿瘤性胆道出血

胆道肿瘤、肝细胞癌破入胆道。

此外，还有一些较少见的情况引起胆道出血，如急性胰腺炎、胆道造影剂刺激、重症梗阻性黄疸、出血倾向、药物所致等。

二、病因病理

（一）感染性胆道出血

原发性胆管结石与胆道蛔虫所致的急性化脓性胆管炎是我国胆道出血最常见的原因，致病菌多为大肠杆菌。肝内感染可累及1个或多个肝叶、肝段。发病机制有以下几种。

（1）肝内弥漫性小胆管炎、胆管周围炎多发性小脓肿型。主要病变在汇管区，小胆管与小叶间静脉相沟通发生多个小胆管血管瘘，广泛的胆道血管沟通可汇集成胆道大出血。

（2）局限性脓肿。多因蛔虫、胆结石阻塞胆道而形成局限性脓肿。集聚的脓液有可能腐蚀附近的肝动脉或门静脉分支而发生胆道大出血。

（3）肝胆管溃疡型。溃疡可穿透邻近肝动脉、门静脉而发生胆道大出血。

（4）肝管内囊状结构。肝胆管炎症波及肝动脉或门静脉分支，形成感染性动脉瘤或门静脉扩张，然后突入肝胆管所致，破裂后血液进入胆道发生胆道出血。

胆囊急性感染后，囊壁可出现多发性糜烂，局灶性或广泛的坏死和出血。也可因结石嵌顿压迫胆管壁或胆囊管壁使之形成溃疡，累及伴行的血管并向胆管穿破，导致胆道出血。动脉血管与胆总管间的沟通可以是血管胆管瘘或是首先形成一假性动脉瘤，然后再破溃入胆总管。胆总管探查时，可发现胆总管后壁或一侧壁的穿透性溃疡，并有出血或血凝块。

（二）外伤性胆道出血

一般指工业生产、交通和其他意外事故所致的肝破裂和肝外胆管系统损伤，意外损伤后致胆道出血的机制有以下几种。

（1）肝损伤同时伤及肝动脉及胆管，导致动脉与胆管相通，早期即可发生胆道出血。

（2）肝脏的中央型裂伤，肝内血肿，严重的肝穿通伤后，未彻底清创、止血和引流，因血肿、坏死组织继发感染，逐渐腐蚀邻近胆管后引起胆道出血，所以常常不是发生于外伤的当时，而是在外伤后一段时间，称为延迟性胆道出血。延迟性胆道出血有下列特点。

①外伤后早期无伤口或胆道出血。

②有较长时期发热。

③肝表面缺少一敞开的引流口，胆汁、血液、血凝块、脓液及坏死组织不能充分流出。

肝内血肿机化，形成假性动脉瘤，再溃破入胆管导致胆道出血。

（三）医源性胆道出血

因各种创伤性诊疗技术或手术所造成的，是外伤性胆道出血的一种特殊类型。

1. 施行肝穿刺诊疗技术

近 10 年来，由于肝胆系统穿刺和引流技术的广泛开展，医源性胆道出血的发病率有增多趋势。肝内胆管与肝动脉、门静脉在解剖上关系密切，在有胆道梗阻、感染的情况下，肝动脉的血流增加，胆管周围血管丛增生、扩张，汇管区内的肝动脉支增多，管径增粗，这些都是穿刺置管时容易发生胆道出血的原因。

2. 手术后胆道出血

可见于以下几种情况。

（1）胆道手术中游离、结扎或缝合时损伤肝动脉、胆管壁的滋养动脉，可形成假性动脉瘤，后者腐蚀或漏穿入胆管形成胆管动脉瘘。

（2）探查、显露或取石时损伤胆管黏膜或取出结石后胆管壁上的溃疡出血。

（3）强行扩张肝总管、左右肝管的狭窄或癌肿时，损伤胆管与血管，术中即可发生胆道大出血或术后形成假性动脉瘤再向胆道穿破出血。

（4）胆囊切除术时将胆囊管与胆囊动脉或肝右动脉一并结扎或缝扎，术后可因缝线切割或因局部炎症使之直接沟通或形成假性动脉瘤后向胆道穿破。

（5）胆肠吻合手术时止血不妥，或缝线损伤了胆管旁的肝动脉，可于术后立即出血或先形成假性动脉瘤后，再向胆管穿破出血。

（6）胆管内置“T”形管或“U”形管，压迫胆管壁或因胆管缝线切割松脱引起继发性胆道出血。

（7）由于无机碘对胆道黏膜刺激性较强，较用有机碘溶液更易诱发出血。有报道称，经“T”管碘化钠造影可发生胆道出血不伴有明显消化道出血的小量胆道出血，或称隐性胆道出血的发病率高，有学者统计，25% 的胆囊切除术后及 37% 的胆总管切开探查后发生便血。

（四）血管病变

肝动脉及其分支动脉瘤向胆道穿破引起胆道出血。来自肝右动脉瘤破裂者多见，其次为肝固有动脉瘤、肝左动脉瘤、胆囊动脉瘤、胃十二指肠动脉瘤破裂。动脉瘤有动脉粥样硬化引起的真性动脉瘤和胆道感染、胆道损伤性假性动脉瘤。良性海绵状血管瘤发生胆道出血者少见。特发性动脉炎、先天性动脉薄弱等罕见。此外，尚有门静脉高压症胆道黏膜下静脉曲张破裂引起胆道出血的报道，均属少见。

（五）肿瘤所致的胆道出血

肝细胞性肝癌、肝内外胆管良性或恶性肿瘤、胆囊息肉或胆囊癌均可发生胆道出血。

（六）其他

有时胆道出血是肝硬化、凝血功能障碍、弥漫性血管内凝血等全身性出血性疾病的局部表现。

三、临床表现与诊断

胆道大量出血的典型临床表现为以下方面。

（1）剧烈上腹部疼痛。

（2）呕血及便血。

（3）黄疸。

（4）肿大的胆囊。

出血常呈周期性，每隔数天至 1 ～ 2 周重复发生，除胆道出血的症状外，患者也有原发病的临床表现。严重者可出现休克、严重贫血、低蛋白血症、全身水肿、营养不良、全身衰竭。

带有“T”管的手术后胆道出血时，腹痛的同时可见鲜血从“T”管内流出，并很快在管内凝固。胆道出血周期性发作的机制：大量的血液涌入胆道，造成胆道内高压，引起胆道及括约肌痉挛，表现为剧烈绞痛。由于胆道内高压，胆囊肿大，胆道系统的腔隙有限，出血后血压下降，血液在胆管内迅速凝固，故出血往往能自行停止。停止出血后胆道炎症更因引流受阻而加剧，待血凝块溶解后，出血又可再发，如此可周期性发作。

曾经做过胆肠吻合的患者，发生胆道大出血时，因无括约肌的强烈痉挛，疼痛程度较轻。由于大量血液突然涌入肠道也可发生肠绞痛，出血往往不能自行停止。来自门静脉的胆道出血，由于门静脉的压力较低，除引起上腹部的胀感不适外，可以不伴有明显的胆绞痛。胆道完全梗阻者可无消化道出血，诊断胆道出血的临床诊断主要是根据以下几点。

（1）病史如肝外伤，胆道病史。

（2）上消化道出血。

（3）胆绞痛。

（4）胆囊肿大极有可能黄疸。

（5）周期性发作的典型表现。

胆道出血是上消化道出血的一种，所以诊断胆道出血首先要排除其他引起上消化道出血的原因。出血部位的定位诊断对治疗措施的选择以及治疗结果有重要的意义。目前在胆道出血的诊断和定位诊断上通常采用以下几种辅助检查。

（一）X 线造影检查

1. 选择性肝动脉插管造影

在急性出血期，选择性肝动脉插管造影被认为是胆道出血中最佳的定位诊断方法。可见造影剂从肝动脉支漏出汇集于肝动脉假性动脉瘤囊内，或经动脉胆管瘘流进胆管或肝内腔隙。间歇期动脉造影多表现为假性动脉瘤。如果出血来源于门静脉或肝静脉，则不能在动脉造影上显示。由于这种检查方法显影率高，定位准确，可重复检查以及能清楚显示肝动脉的解剖，为手术及选择性肝动脉栓塞止血提供依据。

有上腹部手术史者，由于腹腔粘连、解剖结构改变，易造成肝动脉插管失败。选择性肝动脉插管是一种比较安全的方法，它的主要并发症是可能加重出血或引起新的动脉破裂出血和假性动脉瘤形成。

近来有学者推行术中肝动脉造影，用于术中一般探查难以确定的病灶。因为胆道出血患者多起因于胆道感染，对多发性、双侧性或居肝深面病灶常常难于定位，通过胃右动脉或胃十二指肠动脉插入直径 2mm 聚乙烯导管到肝固有动脉，注入 50% 泛影葡胺 20ml，从注入 15ml 时开始拍片，摄影时间需 2.5 ～ 3s，根据造影结果发现的病理改变选择术式，达到止血和处理原发病灶的目的。

2. 胆道造影

（1）造影的方法有以下几种。

①术中胆道造影。

②术后“T”管造影。

③静脉胆道造影，但是在肝功能严重障碍或黄疸时不适宜。

（2）胆道出血的患者在胆道造影中可见以下几种表现。

①血凝块堵塞肝胆管，该部位出现特殊性充盈缺损。

②造影剂与肝内血肿、动脉瘤或肝腔隙相通。

③肝胆管有狭窄、囊性扩张、结石、肿瘤或其他病灶，有助于推测胆道出血的部位。

（二）纤维内窥镜检查

可在直视下排除食道、胃、十二指肠上段疾病引起的上消化道出血，可经十二指肠乳头明确出血是来源于胆道系统。此外，还可通过逆行胆道造影，显示血管胆道交通的部位，以助出血部位的诊断。然而临床上胆道出血量大时或在胆道出血间歇期内，常常不能清楚分辨出血的来源。

（三）超声显像、CT、同位素 Tc 肝胆核素显像

这些检查方法可发现肝内各种原发病灶，如肝内血肿、肝脓肿、良性或恶性肿瘤、胆管有无扩张等。B 型超声显像检查方便易行，无损伤性。CT 的优点在于可以显示肝和肝周器官及组织的断面图像，有助于定位诊断。肝胆核素检查反映是否存在血管和胆道之间的交通。

（四）手术探查

如果术前未能确定出血部位，病情不允许做进一步检查或观察时，则可考虑手术探查，以明确原因及处理。

依序探查胃、十二指肠、肝、胰，排除其他原因的出血后再探查胆道。仔细探查肝表面质地与周围粘连等，可疑部位可做穿刺，对定位也有帮助。胆道出血时肝动脉扪诊有震颤，这是由于肝动脉管腔狭窄，受压迫或破裂，引起的血液漩涡所致，在胆道大量出血时可作为参考。胆管增粗，胆总管穿刺吸得血液，诊断即可明确。如胆囊有明显急性炎症，甚至坏疽，则出血可能来自胆囊。有时肝内胆道出血时，胆囊可充满血液和凝块，因此在诊断胆囊出血时需注意探查，认真鉴别，防止遗漏肝内病变。

胆总管探查是术中诊断胆道出血最简单有效的方法。切口应靠近肝门，要有足够的长度，以便观察左、右肝管开口。首先迅速取尽胆管内残留的血液凝块和坏死组织，探查肝外胆管有无胆石，管壁有无溃疡，肝外胆管有无与血管相通的病灶。如出血已停止，可分别置塑料管于双侧肝管，冲洗和吸尽洗液后，按摩肝脏诱发出血，确定出血来源。

术中胆道造影、胆道镜检查、术中 B 超检查、肝动脉造影和门静脉造影等，这些检查也都有助于定位诊断。

四、治疗

近几年对本病的病因、病理日趋明确，诊断水平逐渐提高，治疗方法的选择也更为合理，使疗效已有所提高。国外报道胆道出血经治疗后病死率为 25% ～ 50%，国内报道病死率为 7.2% ～ 33%。

胆道出血的处理主要根据出血部位、出血量、病理特点结合患者全身情况，选择相应的治疗方法。

近期临床研究表明选择性肝动脉栓塞（TAE）是治疗胆道出血的首选方法，尤其是治疗肝内胆道出血。这种方法的优点有以下几点。

（1）它将胆道出血的诊断、定位及治疗结合起来，一次性完成。

（2）高选择性肝动脉分支的栓塞部位接近出血部位，效果满意，并可减少因肝动脉侧支循环引起的复发性出血。

（3）止血速度快。

（4）肝功能损害小，很少发生大面积肝坏死。

（5）对肝内感染所致的肝静脉出血，也因肝动脉栓塞后，肝静脉与门静脉内压降低，常可达到止血的目的。

（6）对合并胆道损伤、狭窄需二期手术修复的，可提供最佳择期手术时机。此法对患者的全身状况扰乱较小，特别适用于病情重、手术后出血、肝外伤出血、肿瘤性出血、复发性出血的患者。通常所用的栓塞剂是不锈钢弹簧和吸收性明胶海绵。

选择性肝动脉栓塞治疗胆道出血的常见不良反应可有腹痛、发热和 SGP 升高等，其他少见并发症有肝脓肿和胆道感染以及侧支循环引起的复发性出血。许多报道都认为选择性肝动脉栓塞对治疗胆道出血的近期效果是满意的，至于远期再出血的复发情况尚无明确报道。

（一）非手术治疗

非手术治疗适应证。

（1）出血量不大，且逐渐减少者。

（2）胆道大出血的第 1 ～ 2 个周期。

（3）无梗阻性黄疸或化脓性胆管炎的临床表现。

（4）经纤维内窥镜检查、“T”形管造影、选择性肝动脉造影或已做手术探查，但出血病灶仍不明确者。

（5）全身情况太差，不能耐受手术者。

非手术治疗包括输血、补液、抗休克、营养支持疗法、应用抗生素和止血药物。带有“T”形管的胆道出血患者，可试用肾上腺素或去甲肾上腺素生理盐水，反复冲洗胆道。本病的特点是周期性反复出血，因此非手术疗法止血后，宜继续用药巩固 10 天以上，以防再度出血和促使残余血块排出。血止后仍需作进一步检查，如胆道造影、B 型超声、同位素扫描、CT 等，明确出血病因和病灶部位，以利于根治。

对胆道大量出血和经非手术治疗仍继续出血的患者，应给予手术治疗。

（二）手术治疗

1. 手术适应证

（1）反复大量出血超过 2 个周期者。

（2）伴出血性休克不易纠正者。

（3）经查明出血病灶较严重，需要手术处理。

（4）有梗阻性化脓性胆管炎的临床表现，非手术治疗不能控制者。

2. 手术时机

出血量大伴有休克，抗休克治疗又不易纠正，应施行急诊手术，出血期进行手术易判定病灶部位，增加手术止血的确切性。出血病灶定位明确，出血暂停或出血量较少，可择期或出血间歇期施行手术治疗。

（三）手术方式选择

手术术式的选择要根据病变的部位和性质、患者的全身情况来确定。

1. 胆囊切除术

适用于急性出血性坏疽性胆囊炎、胆囊肿瘤、胆囊动脉瘤或肝动脉瘤等所造成的胆囊出血。

2. 胆总管探查加“T”管引流

胆总管探查加“T”管引流术因未能处理出血灶，除对部分因胆管黏膜炎性溃疡，引流后出血可渐停止外，对大多数胆道出血不能奏效，仅适用于严重的胆道感染和一般情况差，不能耐受复杂手术的患者。胆总管探查加“T”管引流的作用在于以下几方面。

（1）探查出血来源，去除梗阻原因。

（2）引流胆汁，减低胆道内压，有助于控制感染、减轻黄疸、促进出血灶的越合和改善肝功能。

（3）观察术后再出血。

（4）可经“T”管注入抗生素或造影剂或止血药物。

（5）部分因胆道黏膜炎症溃疡引起的出血可望治愈。

3. 肝动脉结扎术

肝动脉结扎只能阻断出血灶的血供，未处理出血病灶，故其应用范围受到一定限制，仅适用于以下几方面。

（1）确属肝动脉支破裂引起的活动性肝内胆道出血。阻断肝动脉血流时，震颤消失，出血停止。

（2）双侧肝内胆道出血，肝内没有明显局限性病灶可见者。

（3）手术中出血已停止，不能明确出血灶。

（4）不能切除的肝肿瘤或胆管癌所致的胆道出血，或不能耐受手术者。

结扎部位以肝固有动脉为好，肝动脉结扎术选择结扎越接近出血部位的动脉分支，效果越好。若出血来自一侧肝胆管者，结扎患侧肝动脉止血效果较好，结扎时应细致解剖肝门，如有异常的肝副动脉，应一并结扎。若结扎后仍然出血，应做术中肝动脉、门静脉造影等进一步检查。有重度休克时或门静脉有血栓形成者，不宜采用肝动脉结扎术。

肝动脉结扎术治疗胆道出血的效果，取决于下列因素。

（1）术前必须确定患者胆道出血主要来自肝动脉胆管瘘，虽然肝动脉结扎可降低部分门静脉压力，但对较大的胆道静脉瘘或多发性胆道小静脉瘘难以奏效。

（2）结扎的动脉是否是出血灶的血管，肝动脉结扎后其原有灶区肝动脉震颤消失、出血停止，方确认有效。

（3）肝动脉结扎是否有效：肝动脉震颤消失是结扎有效的依据肝动脉结扎术治疗胆道出血，可造成肝功能损害，复发出血较多。肝动脉变异的发生率可高45%，侧支循环多达26条，术后很快通过小叶间动脉、包膜下动脉及膈下动脉形成广泛侧支循环方面可改善肝动脉主干被结扎所致的肝功能损害，同时也是造成肝动脉结扎后胆道出血复发的原因。

4. 肝动脉结扎、切除

用于肝外胆管壁的溃疡蚀破肝动脉分支所致的胆道出血，出血来源多为以下几方面。

（1）肝右动脉胆管后部分，出血处在肝总管后壁。

（2）门静脉后动脉，出血在胆总管后壁。

（3）胰十二指肠上前动脉，出血处在胆总管下段前壁。出血可以发生在胆肠吻合内引流术后或继发于急性化脓性胆管炎。

处理的方法应该找出出血相应的动脉支，将出血段的两头结扎并切除，该处动脉壁多已破坏，若切除动脉段有困难，则必须将出血处动脉上、下方妥善结扎。

5. 肝部分切除术

肝叶或肝段切除治疗肝内胆道出血，既达到止血目的，又去除病灶，是一种彻底的治疗手段。但手术创伤大、出血量大，对处于失血和感染双重侵袭下的重危患者来说，肝叶切除确有一定的危险性。

肝部分切除的指征如下。

（1）可切除的肝脏良性或恶性肿瘤。

（2）定位局限的肝内感染或损伤灶。

（3）出血来自一侧肝内，但不能明确出血灶的病理性质。

（4）患者全身情况可耐受肝切除手术者。目前多是在选择性肝动脉栓塞失败或肝动脉结扎后胆道出血复发时采用。

其他手术治疗方式：如果胆道出血的原因由门静脉胆道瘘引起，可采用结扎门静脉分支，术中静脉穿刺插管行选择性门静脉分支栓塞。由胰腺假性囊肿引起胆道出血较少见，可采用囊肿切除或切开囊肿、缝扎出血的血管并行囊肿空肠内引流术。

第七节　急性胰腺炎

一、定义

目前的诊治指南对急性胰腺炎（AP）及其并发症的定义均采用1992年亚特兰大国际

AP 研讨会制定的分类系统。AP 指的是胰腺的急性炎症过程，可以伴随一个或多个周围或远处脏器的累及。满足以下至少 2 项者即可确诊 AP：

（1）典型的持续性放射至背部的中上腹痛。

（2）血清淀粉酶或脂肪酶高于正常上限的 3 倍以上。

（3）影像学检查出现相应胰腺形态学改变。除非 CT、MRI 或者 ERCP 发现慢性胰腺炎（CP）证据，否则均应诊断为 AP。

二、流行病学

AP 的发病率在不同国家和地区有所不同，在英国、丹麦和美国的发病率为 4.8/100 万～ 38/100 万。我国只有散在小规模的地区或者医院的数据，尚无大规模的基于人群的发病率调查。这一发病率的数据不一定非常准确，因为一部分 MAP 可能漏诊，而大约 10% 的 SAP 在诊断之前可能就已经死亡。

AP 的发病随着生活方式的改变呈上升趋势，因为人们越来越胖，作为 AP 最常见病因的胆结石的发病率越来越高，而 AP 的死亡率则下降了 5% ～ 10%。

三、自然病程

AP 表现为两个清晰的病程。第一个病程和炎症的级联反应相关，大多持续一周左右时间。在这个阶段，胰腺腺泡损伤引起全身炎症反应，进而继发胰外器官衰竭，后者决定了 AP 的严重程度。此时，感染并发症并不常见，发热、心动过速、低血压、呼吸窘迫以及白细胞升高都与全身炎症反应综合征（SIRS）相关，包括血小板活化因子、肿瘤坏死因子、白细胞介素等多种细胞因子参与这一过程。在此期间，胰腺或胰周的缺血和水肿逐渐消退或演变为不可逆的坏死和液化，或者胰腺或胰周的液体积聚。这些改变通常和胰外器官衰竭的严重度相关，但器官衰竭可独立于胰腺坏死。

75% ～ 80% 的 AP 患者在第一个病程中痊愈（间质性胰腺炎），不进入第二个病程。然而有约 25% 的患者病程迁延，发生坏死（坏死性胰腺炎），持续数周到数月。第二阶段的 AP 病程和多种因素相关，包括继发于无菌性坏死的器官衰竭、感染性坏死，以及外科手术并发症。AP 存在两个死亡高峰：第一个高峰发生于 2 周内，多死于器官衰竭，其中 1/4 死于入院 24 小时内，1/3 死于入院 48 小时内；第二个高峰为 2 周之后，多死于感染并发症，老年及合并其他疾病的患者死亡率更高。SAP 幸存患者多发生胰腺的瘢痕，导致主胰管狭窄、梗阻，进而发展为慢性胰腺炎、糖尿病和消化不良。

四、发病机制

AP 发病机制的第一步是胰腺腺泡内胰蛋白酶原大量激活为胰蛋白酶，而激活的胰酶的清除机制被压制。胰蛋白酶又催化自身及其他酶原激活，胰蛋白酶还能激活补体和激肽系统。活化的消化酶对胰腺产生自消化，启动更多的消化酶激活。正常情况下，仅有少量的胰蛋白酶原在胰腺内自发激活。

多年来，一直认为胰蛋白酶原在腺泡细胞被激活为胰蛋白酶，是急性胰腺炎发病机制中最先的一步。接着胰蛋白酶再将多种酶原转变为活性酶，包括弹力蛋白酶、磷脂酶A2（PLA2）和羧肽酶。胰蛋白酶可激活补体和激肽系统。胰蛋白酶原激活肽（TAP）在胰蛋白酶原被激活为胰蛋白酶时亦被分解。此外，TAP在血浆、尿及腹水中的浓度与胰腺炎症反应的严重性有相关性，伴腺泡坏死和胰内出血者，其浓度最高。腺泡细胞内具有几种防止胰蛋白酶激活的机制：胰液中含有少量胰酶抑制物可中和少量激活的胰酶，如胰分泌性蛋白酶抑制物（PSTI，现多称为SPINK1）；胰腺腺泡细胞具有特殊的代谢功能，阻止胰酶侵入细胞；进入胰腺的血液中含有中和胰酶的物质；胰管上皮有黏多糖保护层。只有当它进入十二指肠后，刷状缘上的肠激酶催化胰蛋白酶原转变为胰蛋白酶。另外，组织蛋白酶B，一种溶酶体水解酶也能将胰蛋白酶原激活为胰蛋白酶。随后再激活其他各种消化酶原。腺泡细胞及小叶内胰管细胞的细胞旁屏障破裂，使胰酶易外渗至细胞间隙，故在急性胰腺炎时很快出现间质水肿及血清胰酶增高。此外，还有一些其他因素的参与才会引起炎症的级联反应，从而引起组织损伤。

胰酶在胰腺内被激活后引起胰组织的自身消化，激活的胰酶被吸收到全身循环引起广泛反应并损坏包括肺在内的一些远处器官。比这更重要的是激活的多核白细胞及其分泌物。总括起来，腺泡受损后，胰酶渗漏至间质组织，引起水肿、炎症。脂肪酶及其辅酶亦在周边腺泡细胞漏出，导致胰周脂肪坏死。损伤的脂肪细胞可产生有害因子，更加重周边腺泡细胞的损伤。此时，胰腺的磷脂酶A2亦在胰周引起腺泡细胞膜的损伤。血供不足亦可损坏周边腺泡细胞。受损的腺泡细胞还可产生氧自由基，加重细胞膜损伤。由于以上过程导致中性粒细胞趋化物质的产生，吸引中性粒细胞到胰腺内损伤区。同时，还有许多其他产物的释放，激活附近血管的内皮细胞，使中性粒细胞更趋向炎症区。此外，还有巨噬细胞、单核细胞、淋巴细胞及其他细胞，在胰腺和其他组织释出各种炎症递质如血小板活化因子，氧反应性物质及细胞因子。粒细胞的弹性蛋白酶更具破坏性，还激活激肽、补体、凝血及纤溶等系统。已知成人呼吸窘迫综合征可能是氧反应物、中性粒细胞、磷脂酶A2及血小板活化因子所介导的。巨噬细胞和单核细胞释放的肿瘤坏死因子（TNF）还可致毛细血管渗漏并产生发热。磷脂酶A2攻击细胞膜释放花生四烯酸的产物如白三烯、前列腺素等。

胰腺微循环障碍可使间质性胰腺炎演变为坏死性胰腺炎。因此，保护胰腺微循环在限制或防止胰腺坏死上至关重要。

除胰腺坏死和脏器功能失调外，往往在发病数天及2周后出现感染，因为肠道通透性增加，细菌从结肠移位至肠系膜淋巴结、腹膜液及血液，再从这些部位到达胰腺。

五、病因

多种因素导致AP的发生，这个表单毋庸置疑会越来越详细，而所谓的“特发性”因素会随着我们对这个疾病的进一步理解而减少。胆石症和慢性酗酒约占所有AP病因的70%。

（一）梗阻性因素

最常见的导致 AP 的梗阻性因素为胆石症。正常情况下，胆总管和胰管共同开口于 Vater 壶腹者占 80%，汇合后进入十二指肠，这段共同管道长 2 ～ 5mm，在此“共同通道”内或 Oddi 括约肌处有结石、胆道蛔虫或发生炎症、水肿或痉挛造成阻塞，胆囊收缩，胆管内压力超过胰管内压力时，胆汁便可反流到胰管内激活胰酶原引起自身消化，即所谓“共同管道学说”，40% 的 AP 由此引起，尤其以胆管结石最为常见。若胆石移行过程中损伤胆总管、壶腹部或胆管炎症引起 Oddi 括约肌功能障碍，如伴有十二指肠腔内高压，导致十二指肠液反流入胰管，激活胰酶产生 AP。此外，胆道炎症时，细菌毒素释放出激肽可通过胆胰间淋巴管交通支激活胰腺消化酶引起 AP。胆结石直径小于 5mm 者更容易发生 AP，是因为小结石更易于通过胆囊管导致壶腹部梗阻。胆囊切除及清除胆管结石能预防胰腺炎复发，更证明了其因果关系。胆泥又称微型结石、微型结晶、假性结石或胆砂。胆泥是一种沉淀于胆汁中的颗粒状固体物，由胆固醇结晶、钙胆红素、钙盐、黏液、细胞碎片和其他蛋白类物质组成。当胆囊发生功能与动力障碍，以及妊娠、腹部手术等引起胆囊收缩力降低时可引起胆泥沉聚，胆泥不能顺利从胆总管排入十二指肠，此时胆总管压力升高，胆泥可逆流进入胰管，激活胰腺消化酶引起胰腺自身的消化破坏。此外，肿瘤及其他一些梗阻因素如十二指肠憩室、环状胰腺等均可导致 AP 的发生。

（二）乙醇 / 其他毒素类 / 药物

约 30% 的 AP 由乙醇导致，其中发达国家中乙醇是 CP 的最常见病因。其机制可能为：

（1）乙醇激活胃泌素泌酸，进而刺激胰液分泌，并对 Oddi 括约肌也有影响。

（2）乙醇可改变胰液中蛋白质成分，增加乳铁蛋白，胰液黏稠度增加，导致胰小管内塞子（Plug）形成。

（3）乙醇增加溶酶体酶，使胰蛋白酶原及其抑制物失去平衡而激活胰蛋白酶。

（4）乙醇的代谢产物乙醛可直接导致胰腺腺泡细胞损伤。

（5）乙醇可引起胃及十二指肠黏膜炎症、水肿，CCK 使 Oddi 括约肌松弛，十二指肠液逆流入胰管，也可导致 Oddi 括约肌痉挛，胰液分泌增加和流出不畅。甲醛、有机磷农药等也可引起 AP，吸烟增加酒精性和特发性胰腺炎的风险，对胆源性胰腺炎影响不大。超过 120 种药物被认为可能引起 AP，如硫唑嘌呤、肾上腺皮质激素、四环素、噻嗪类利尿药、L- 天冬酰胺酶等。

（三）代谢因素（高脂血症及高钙血症）

家族性高脂血症患者合并 AP 的机会比正常人明显升高。高脂血症时，脂肪栓塞胰腺血管造成局部缺血，毛细血管扩张，损害血管壁；在原发性甲状旁腺功能亢进症患者，7% 合并胰腺炎且病情严重，病死率高；25% ～ 45% 的患者有胰腺实质钙化和胰管结石，结石可阻塞胰管，同时钙离子又能激活胰酶原，可能是引起胰腺炎的主要原因。

（四）感染

腮腺炎病毒、柯萨奇病毒、ECHO、巨细胞病毒等病毒感染可引起AP，但多数为自限性。乙肝病毒急性重型肝炎可引起胰腺炎。HIV 病毒可感染胰腺，但很少引起重症胰腺炎。寄生虫感染如胆道蛔虫病也可引起 AP。其他微生物如沙门菌、痢疾杆菌、军团杆菌、弯曲菌、钩端螺旋体感染可伴 AP，但多属其毒素引起。

（五）血管性因素

胰腺血管缺血导致AP发作很罕见。大部分情况下都为MAP，少数可为坏死性胰腺炎。血管炎（系统性红斑狼疮）、结节性多动脉炎、动脉粥样硬化均可导致缺血的发生。

（六）创伤及手术后

上腹部手术或外伤可引起胰腺炎。手术后胰腺炎多见于腹部手术，如胰、胆道、胃和十二指肠手术，偶尔见于非腹部手术。其原因可能为术中胰腺损伤、术中污染、Oddi 括约肌水肿或功能障碍，术后使用某些药物，如抗胆碱能、水杨酸制剂、吗啡、利尿药等。ERCP 术后胰腺炎多发生于选择性插管困难和反复胰管显影的情况下。一般情况下，ERCP 时胰管插管成功率在 95% 以上，但偶有在胰管显影后，再行选择性胆管插管造影时不顺利，以致出现多次重复胰管显影，刺激及损伤胰管开口；或因无菌操作不严格，注入感染性物质达梗阻胰管的远端；或注入过量造影剂，甚至引致胰腺腺泡、组织显影，诱发 ERCP 后胰腺炎。一般反复胰管显影 3 次以上，ERCP 后胰腺炎的发生率明显升高。轻者只有血、尿淀粉酶升高，重者可出现重症胰腺炎，导致死亡。

（七）遗传因素

遗传性胰腺炎是一种常染色体显性疾病，具有多种可变的外显率。

（八）有争议的因素

胰腺分裂和 Oddi 括约肌功能紊乱能否导致 AP 尚存争议。

（九）其他因素

炎症性肠病，尤其是 Crohn 病患者发生胰腺炎的概率明显增高，但也有认为可能与 5- 氨基水杨酸、硫唑嘌呤等药物相关。

六、临床表现

单凭病史及体格检查很难诊断 AP，因为其临床表现类似于其他多种急性腹痛。

（一）症状

1. 腹痛

95% 以上的患者均有不同程度的腹痛。多为突发性、持续性剧痛或刀割样疼痛，伴有阵发加剧，但老年体弱者腹痛可不突出，少数患者无腹痛或仅有胰区压痛，称为无痛性急性胰腺炎。腹痛一般位于上腹部，其范围常与病变的范围有关。腹痛以剑突下区为最多，右季肋部次之，左季肋部第三，全腹痛约6%。如病变主要在胰头部，腹痛偏右上腹，并可向右肩或右背部放射；病变主要在胰颈和体部时，腹痛以上腹和剑突下为主；尾部病变者腹痛以左上腹为突出，并可向左肩背部放射；病变累及全胰时，呈上腹部束腰带样痛，可向背部放射。随着炎症发展，累及腹膜，扩大成弥漫性腹炎时，疼痛可涉及全腹，但仍以上腹部为主。患者常取屈髋侧卧位或弯腰前倾坐位，甚至扭转翻滚。腹痛原因主要是胰腺水肿引起的胰腺肿胀，被膜受到牵扯，胰周炎性渗出物或腹膜后出血侵及腹腔神经丛，炎性渗出物流注至游离腹腔引起的腹膜炎，以及胰管梗阻或痉挛等。

2. 恶心、呕吐

2/3的患者有此症状，发作频繁，呕吐物为食物、胆汁甚至血性物。呕吐多为反射性的，呕吐后腹痛并不缓解。引起呕吐的原因可能是后腹膜炎症累及胃后壁、麻痹性肠梗阻和急性胃扩张。

3. 发热

多为中度热，38～39℃，一般3～5天后逐渐下降。重型者则可持续多日不降，提示胰腺感染或脓肿形成，并出现中毒症状，严重者可体温不升；合并胆管炎时可有寒战、高热。

4. 黄疸

约20%的患者于病后1～2天出现不同程度的黄疸。其原因可能为胆管结石并存，引起胆管阻塞或肿大的胰头压迫胆总管下端或肝功能受损出现黄疸，黄疸越重，提示病情越重，预后不良。2周后出现的黄疸，多考虑并发胰腺脓肿或囊肿。

5. 休克

休克多见于急性出血坏死型胰腺炎，由于腹腔、腹膜后大量渗液出血，肠麻痹肠腔内积液，呕吐致体液丧失引起低血容量性休克。另外吸收大量蛋白质分解产物，导致中毒性休克的发生。主要表现为烦躁、冷汗、口渴、四肢厥冷、脉细、呼吸浅快、血压下降、尿少。严重者出现发绀、呼吸困难、谵妄、昏迷、脉快、血压测不到、无尿、BUN＞35.8mmol/L、肾衰竭等。

6. 手足抽搐

手足抽搐为血钙降低所致。系进入腹腔的脂肪酶作用，使大网膜、腹膜上的脂肪组织被消化，分解为甘油和脂肪酸，后者与钙结合为不溶性的脂肪酸钙，因而血清钙下降，如血清钙＜1.98mmol/L，则提示病情严重，预后差。

7. 其他

胰性脑病发生率为5.9%～11.9%，表现为神经精神异常，定向力缺乏，精神错乱，伴有幻想、幻觉、躁狂状态等，常为一过性，可完全恢复正常，也可遗留精神异常。由于呕吐可造成各种水、电解质、酸碱平衡紊乱。此外，可发生心力衰竭与心律失常，酷似心肌梗死，以及急性肾衰竭、ARDS 等。

（二）体征

1. 腹部压痛及腹肌紧张

其范围在上腹或左上腹部，由于胰腺位于腹膜后，故一般较轻，重型者腹内渗出液多时，则压痛、反跳痛及肌紧张明显，范围亦较广泛，但不及溃疡穿孔那样呈“板状腹”。

2. 腹胀

重型者因腹膜后出血刺激内脏神经引起麻痹性肠梗阻，使腹胀明显，肠鸣音消失，呈现“安静腹”，渗出液多时可有移动性浊音，腹腔穿刺可抽出血性液体，其淀粉酶含量甚高，对诊断很有意义。

3. 腹部包块

部分重型者，由于炎症包裹粘连，渗出物积聚在小网膜囊或脓肿形成或发生假性胰腺囊肿，在上腹可扪及界限不清的压痛性包块。

4. 皮肤瘀斑

部分患者脐周皮肤出现蓝紫色瘀斑（Cullen 征）或两侧腰部出现棕黄色瘀斑（Grey-Turner 征），其发生乃胰酶穿过腹膜、肌层进入皮下引起脂肪坏死、出血所致，铁盐沉着可引起永久性变色。皮肤表现较少见，约 3%，但通常预后差，死亡率可达 35%。

七、影像学检查

（一）X 线检查

腹部可见局限或广泛性肠麻痹（无张力性小肠扩张充气、左侧横结肠扩张积气），小网膜囊内积液积气，胰腺周围有钙化影。还可见横膈抬高，胸腔积液，偶见盘状肺不张，出现 ARDS 时肺野呈“毛玻璃状”。

（二）B 超检查

对诊断和鉴别急性水肿型胰腺炎和急性出血坏死型胰腺炎有一定的帮助。另外，对胰腺并发症如假性胰腺囊肿、脓肿和是否合并胆系结石的诊断有价值。超声内镜在诊断胆源性胰腺炎的敏感性大于腹部 B 超，但其精确性是否等同于 ERCP，尚无定论。

（三）CT 动态增强检查

CT 扫描是目前急性胰腺炎诊断最准确的影像学方法。其总的敏感性为 87%，对胰腺坏死的发现率为 90%。其主要作用有：

（1）诊断。

（2）炎症反应分期。

（3）发现并发症，特别是胰腺实质和胰周坏死的定性和定量分析。加做对比造影有助于识别胰腺坏死，因为微循环完整性的丧失可减少胰实质的灌流，因此在应用造影剂后，坏死部位并不随造影剂的增加而增强，若胰腺仅水肿而微循环是完整的，那么在静脉注射造影剂后胰实质呈均匀显影增强。若有肾损害，应在充分输液后才可进行增强对比造影 CT。

（四）MRI 检查

在确定胰腺坏死和液体积聚方面的作用类似于 CT，但在确定胆总管结石方面 MRCP 优于 CT 检查。

（五）其他方法

ERCP 在诊断急性胰腺炎是非必需的，但可帮助发现并取出胆道结石。

八、严重度预判

胰腺炎早期进行严重度的预判对于预防并减少器官衰竭和并发症具有重要意义。目前有多种评分标准及实验室指标用来预判 AP 的严重度。

（一）Ranson 评分

包括患者入院时及之后 48 小时的 11 项临床及实验室指标，最初的表单是为酒精性胰腺炎设计的，8 年后的改良标准则用于胆源性胰腺炎。分值越高则越严重，并发症越多，死亡率越高。MAP（＜2 分）死亡率为 2.5%，SAP（＞3 分）死亡率可高达 62%。其缺点是评价系统烦琐，对于不同病因要有两套系统；须在入院 48 小时完成，错过了一个潜在的早期治疗窗；同时它的评分系统中包括了在医院中不能常规收集到的项目。Ranson 评分总的敏感性是 40% ～ 88%，特异性是 43% ～ 90%，阳性预测值约 50%，阴性预测值约 90%。Imrie 或 Glasgow 评分是此基础上的改良标准（包括 8 项指标），在英国广泛采用，具有和 Ranson 评分类似的缺陷。

（二）APACHE- Ⅱ

在美国常用于预测严重度。其总分是急性生理评分、年龄指数和慢性健康指数三者之和，其中急性生理评分监测指标有 14 项，除 Glasgow 昏迷记分外，其他每个指标的升高或降低又分别分为 4 个等级。1992 年亚特兰大会议认为 APACHE- Ⅱ＞8 时，提示 SAP。APACHE- Ⅱ评分到目前仍被认为是最为有效的评价 AP 严重程度的指标，1992 年亚特兰大会议和 1999 年 Santorini 会议一致认为因其结果可以迅速获得，APACHE- Ⅱ评分为最好的标准。在病房中可根据临床需要反复检测，连续观察其分值的动态变化，有助于更准确地评估患者的预后，但其缺点在于计算起来非常费时、烦琐，也需要 48 小时才能完成。

（三）急性胰腺炎严重度的床边指数（BISAP）

这是一项新的预测系统，已被提议为早期判断患者死亡风险的准确方法，B1SAP 评分运用 5 个指标：BUN＞25mg/dl（8.93mmol/L）；有明确证据证明受损的精神状态；系统性炎症反应综合征（SIRS）；年龄＞60 岁；胸腔积液。总分 5 分，每个指标各占 1 分，大于 3 分被列为重症。这个评分系统推导和验证的相关数据是从美国 200 余家医院 37000 名急性胰腺炎患者中得出，它在 AP 严重度评估中的价值已在包括回顾性及前瞻性验证研究中都得到证实。BISAP 评分在急性胰腺炎的危险分层上是一种比较准确的方法，它的组成成分都是临床相关的和易得到的。在初期研究中使用很好，尤其在对住院患者早期死亡率的判断上，预测的准确性与其他几类评分相似。但 BISAP 评分可能在初期评估疾病严重程度以及分流那些需要严密观察和重症监护的患者有作用，而不是用来评估持续的器官衰竭及其最终结局。

（四）器官衰竭

很多胰腺学家使用器官衰竭来预测严重度。亚特兰大标准也认为肺、肾及心等器官衰竭尤为重要。目前认为多器官衰竭或持续的单器官衰竭比单器官一过性功能紊乱更为重要。

（五）生化指标

生化指标包括血细胞比容、CPR、IL-6 等都可以用来预测 AP 严重度。

（六）CT

广泛的液体积聚和胰腺坏死与疾病的严重度密切相关。由 Balthazar 和其合作者发展的 CT 严重分数（CTS1）可以准确地划分急性胰腺炎形态学上的严重程度。根据 Balthazar 的系列研究，指数为 0 ～ 1 的患者无死亡率和并发症发生，分数为 2 的并发症发生率为 4%，分数为 7 ～ 10 的死亡率为 17%，并发症发生率为 92%。

九、病理学

急性胰腺炎是胰酶消化胰腺及周围组织引起的急性炎症，好发于中年男性，发作前有暴饮暴食或胆管疾病史，临床表现为突然发作的上腹部剧烈疼痛并可出现休克。按照病理变化不同，分为急性水肿性胰腺炎和急性出血性胰腺炎。

急性水肿性胰腺炎较多见，病变多局限在胰尾。病变的胰腺肿大变硬，镜下间质充血水肿伴中性粒细胞及单核细胞浸润，可伴有局限性脂肪坏死，但无出血。本型预后较好，少数病例可转为急性出血性胰腺炎。

急性出血性胰腺炎发病急剧，病情及预后均较水肿型严重，病变以广泛的胰腺坏死、出血为特征，胰腺肿大质软，切面暗红出血，分叶状结构模糊，胰腺、大网膜及肠系膜散在白色斑点状或小块状脂肪坏死灶，坏死灶是溢出的胰脂肪酶将中性脂肪分解形成的脂肪酸与钙离子结合成不溶性的钙灶。镜下胰腺组织呈大片凝固性坏死及出血，细胞结构模糊不清，间质小血管壁也有坏死，可见中性粒细胞及单核细胞浸润。

急性胰腺炎临床常出现休克，急性腹膜炎，血尿和腹腔穿刺液淀粉酶升高，血清钙离子、钾离子、钠离子水平下降等症状。局部并发症包括胰腺及胰周坏死、脓肿形成、假性囊肿、胃肠道瘘及出血等。急性水肿性胰腺炎预后较好，经治疗后常于短期内消退痊愈，死亡率为 10% ～ 15%；急性出血坏死性胰腺炎的死亡率可达 50%，预后较差亡。

十、治疗

急性胰腺炎的治疗原则是支持治疗，特别强调补液和并发症的防治，气道监护，必要时予以ICU监护。未来成功减少死亡率的关键在于防止全身并发症，防止胰腺坏死，如果胰腺发生坏死则预防并发感染。

（一）液体复苏

炎症过程中伴有大量的液体进入腹腔从而导致血液浓缩。胰腺低灌注、微循环障碍可以导致胰腺坏死。入院时血细胞比容如果大于47%且24小时内未能降低者，强烈提示发生坏死性胰腺炎。重症患者需要在开始几天维持足够的血管内容量，一般需要每天5～10L液体补充。呼吸窘迫多提示ARDS，和血管内容量无关。对于心输出量不明的患者，最好使用Swan-Ganz导管以避免充血性心力衰竭。

（二）呼吸监测

低氧血症（氧饱和度小于90%）的患者吸氧，鼻导管或面罩吸氧。ARDS是AP最严重的并发症，常表现为严重的呼吸困难、进行性低氧血症，以及高死亡率。多发生于疾病的第2～7天（也能在入院时即可出现），肺泡毛细血管通透性增加导致间质水肿，胸片见多叶肺泡浸润。治疗需气管插管，辅以呼气末正压通气（PEEP）。痊愈后肺的结构和功能多可恢复正常。

（三）心脏监测

SAP的心血管并发症包括充血性心力衰竭、心肌梗死、心律失常、心源性休克。如果经足量液体复苏后仍存在低血压，静脉使用多巴胺有助于维持血压，多巴胺不像其他一些缩血管药物，不会损害胰腺的微循环。

（四）代谢并发症

SAP最初几天可以发生高血糖，但多随着炎症的消退而恢复正常。血糖波动，需谨慎给予胰岛素治疗。白蛋白降低所致的低血钙没有症状，也不需要特殊治疗。但血中离子钙降低可引起神经肌肉激惹，需要适量补充，但前提是血钾正常和未使用洋地黄药物。合并低镁血症的低钙血症可通过静脉补充镁剂予以纠正。

（五）抗生素

不存在感染的情况下，MAP不需要预防性使用抗生素。对于SAP是否需要预防使用抗生素，争论颇多。目前建议CT明确存在坏死的胰腺炎，建议预防性使用抗生素。须选用渗透性好的、能通过血胰屏障的抗生素，如亚胺培南、三代头孢、喹诺酮等，并可联用甲硝唑。

（六）内镜治疗

对于重症胆源性胰腺炎合并上行性胆管炎（黄疸及发热）者需急诊行ERCP术。对于早期胰管支架置入的争议不一，有认为可以减少并发症，缩短住院日期，也有相反意见，认为可能增加感染的风险。

（七）营养支持

目前认为，SAP 患者使用肠内营养较全胃肠外营养更经济、更少的并发症和住院天数。

（八）外科治疗

2002 年国际胰腺病学联合会外科治疗急性胰腺炎的指导建议关于手术治疗的原则包括：

（1）MAP 不是外科治疗的指征。

（2）对有感染表现的患者做细针穿刺加细菌学检验，区分无菌性和感染性坏死。

（3）有感染症状及体征的感染性胰腺坏死是手术治疗及放射介入引流的指征。

（4）无菌性胰腺坏死（细针穿刺阴性）的患者应采用保守疗法，仅对一些特殊病例手术治疗。

（5）除非有特定指征，在发病后 14 天内对坏死性胰腺炎患者不推荐施行早期手术。

（6）手术或其他干预手段应尽量有利于脏器的保护，包括坏死组织的清除与术后持续腹膜后引流相结合，充分清除坏死组织和渗液。

（7）为预防胆源性胰腺炎复发应行胆囊切除术。

（8）轻型胆源性胰腺炎患者一旦恢复就应立即行胆囊切除术，而且最好在同一次住院期间手术。

（9）SAP 应在炎症控制良好、患者恢复后再行胆囊切除术。

（10）对不宜手术切除胆囊的胆源性胰腺炎患者，可以行内镜下十二指肠乳头肌切开术预防复发。

（九）其他可能有效的治疗

加贝酯是最常用的胰酶抑制剂，以及生长抑素及其类似物奥曲肽，都可能有一定治疗作用。其他包括一些炎症因子拮抗剂未能证实有确实的治疗作用。

九、病理学

急性胰腺炎是胰酶消化胰腺及周围组织引起的急性炎症，好发于中年男性，发作前有暴饮暴食或胆管疾病史，临床表现为突然发作的上腹部剧烈疼痛并可出现休克。按照病理变化不同，分为急性水肿性胰腺炎和急性出血性胰腺炎。

急性水肿性胰腺炎较多见，病变多局限在胰尾。病变的胰腺肿大变硬，镜下间质充血水肿伴中性粒细胞及单核细胞浸润，可伴有局限性脂肪坏死，但无出血。本型预后较好，少数病例可转为急性出血性胰腺炎。

急性出血性胰腺炎发病急剧，病情及预后均较水肿型严重，病变以广泛的胰腺坏死、出血为特征，胰腺肿大质软，切面暗红出血，分叶状结构模糊，胰腺、大网膜及肠系膜散在白色斑点状或小块状脂肪坏死灶，坏死灶是溢出的胰脂肪酶将中性脂肪分解形成的脂肪酸与钙离子结合成不溶性的钙灶。镜下胰腺组织呈大片凝固性坏死及出血，细胞结构模糊不清，间质小血管壁也有坏死，可见中性粒细胞及单核细胞浸润。

急性胰腺炎临床常出现休克，急性腹膜炎，血尿和腹腔穿刺液淀粉酶升高，血清钙离子、钾离子、钠离子水平下降等症状。局部并发症包括胰腺及胰周坏死、脓肿形成、假性囊肿、胃肠道瘘及出血等。急性水肿性胰腺炎预后较好，经治疗后常于短期内消退痊愈，死亡率为10%～15%；急性出血坏死性胰腺炎的死亡率可达50%，预后较差。

第七章 胆管系统肿瘤

近年来，胆管系统恶性肿瘤发病有上升趋势。胆管系统恶性肿瘤包括胆囊癌和胆管癌。这里胆管癌是指肝外胆管癌。目前外科手术切除仍是最有效的治疗手段。但由于胆囊癌和胆管癌特殊解剖关系。其早期缺乏特异临床表现。临床能够发现的早期病例很少。获诊的患者中能够行根治性手术切除的病例仅有 20%～30%。使外科手术在胆管恶性肿瘤治疗中价值有限。更多病例治疗有赖于其他治疗手段。近年来不能手术的患者多采用介入方法行动脉灌注化疗、胆管内外引流术、支架植入内引流术。同时辅以全身化疗、放疗以减轻患者痛苦，延长生存时间。

第一节 胆囊癌临床诊断治疗概要

胆囊癌是一类高度恶性的肿瘤，因早期常无特异性症状，或仅有慢性胆囊炎、胆囊结石的某些表现，至晚期时才表现出明显的临床症状，因此术前确诊率很低，报道为 1%～15.2%，甚至只在手术时或术后病理检查才能确诊。手术根治性切除率低：术后 5 年生存率保持在 2%～3%的低水平，预后很差。如何提高对胆囊癌的早期诊断率和治疗效果，一直受到临床医务工作者的关注。

一、发病率

胆囊癌的确切发病率很难确定，而且存在地理分布和人群的差异。一般来讲，胆囊癌的发病居消化道恶性肿瘤的第 5 位。我国一项胆管肿瘤的全国性调查发现，胆管癌占 75.2%，胆囊癌占 24.8%。从国内其他综合性医院的统计资料报道看，胆囊癌发病率仍存在地区差异。在我国北方各省份，胆囊癌的发病率要高于子胆管癌，主要与胆囊结石的相对发病率高有关。在国外，南美洲国家的胆囊癌发病率较高，欧洲国家次之，而美国和英国的胆囊癌发病率较低。Segi 等研究了 24 个国家胆囊癌的发病率，结果日本最高。

在性别上，女性发病率高于男性，在日本男女比例约为 1 ∶ 1.6，西方国家女性发病率占 66%～77%。而在我国，多家研究报道的胆囊癌男女发病率比例约为 1 ∶ 2。胆囊癌多发生在老年女性，发病高峰年龄在 60 岁左右，50 岁以上者发病率占 82.3%，随着年龄的增加发病率增加，平均发病年龄为 65.2 岁。

临床上，对于因胆囊良性疾病行胆囊切除术、术中或术后偶然发现的胆囊癌称为意外胆囊癌（UGC），UGC 是医患都未预料到的，虽然临床报道的病例数不多，但危害极大，应当引起重视。UGC 的发生率各家报道不一，传统的开腹胆囊切除术 UGC 的发生率为 0.3%，而腹腔镜胆囊切除术的 UGC 发生率，国外报道为 0.15%～2.85%，国内报道为 0.12%～3.86%，UGC 的发生主要与胆囊癌的早期诊断困难、胆囊癌高危因素的认知缺乏有关。

二、发病危险因素

胆囊癌的病因目前尚不清楚，但胆囊结石、胆囊炎、胆汁酸代谢紊乱、胆管感染等是胆囊癌发生的危险因素。

（一）胆囊结石与慢性胆囊炎

胆囊结石及胆囊慢性炎症与胆囊癌关系密切，是胆囊癌最常见的危险因素。有关胆囊结石与胆囊癌并发的报道中，国外为 54.3%～96.9%，国内为 31%～89%，中位并发率为 60%。单个结石直径超过 3cm，导致胆囊癌发生的危险性明显增加。结石诱发胆囊癌可能与结石嵌顿引起胆管阻塞，使胆汁淤积引起胆囊黏膜慢性炎症、增生有关，而胆囊癌的癌变过程则是从黏膜单纯增生开始到不典型增生，最终发展为原位癌。有研究发现，慢性结石性胆囊炎患者存在肿瘤抑制基因甲基化现象。

Mirizzi 综合征患者是发生胆囊癌的高危人群。有报道显示，在 Mirizzi 综合征患者中胆囊癌发病率要高于一般胆结石患者。另外，胆囊结石合并细菌感染也是诱发胆囊癌的重要因素。研究表明，胆结石合并细菌感染的胆囊中厌氧菌、梭状芽孢杆菌能使胆酸脱氢为去氧胆酸和石胆酸，而这两种物质与致癌物多环芳香烃结构相似。有报道发现，伤寒沙门菌感染也可能是胆囊癌的诱发因素。有研究表明，在结石合并有伤寒沙门菌感染的患者中，伤寒沙门菌紧贴于结石表面的同时，可在结石表面形成生物被膜，有助于细菌抵御外源性物质对其进行降解。伤寒沙门菌诱发胆囊癌的机制目前尚不清楚，可能与其形成的生物被膜使其抵抗外源性降解物质能力增强，以及持续产生的葡萄糖醛酸酶使毒素及胆汁酸解离，同时产生高活化的中间产物与 DNA 结合导致其突变有关。

（二）胆囊腺瘤样病变与胆囊癌

胆囊腺瘤是常见的良性肿瘤，由胆囊腺瘤引发的胆囊癌已经引起了人们的广泛注意。有研究发现，在直径超过 1cm 的腺瘤中异倍体明显高于直径小于 1cm 的腺瘤，直径超过 1cm 的腺瘤恶变概率明显增大。一般认为无蒂、直径超过 1cm 的腺瘤以及病理类型为管状腺瘤者具有明显的癌变潜能。

腺瘤诱发胆囊癌的依据主要有：

（1）组织学上存在腺瘤向腺癌的移行。

（2）大部分浸润性腺癌中有腺瘤组织成分。

（3）随着腺瘤的增大，癌变的概率增加。

（4）从腺瘤到腺癌患者的发病年龄有递增趋势。

(5) 良性腺瘤直径一般小于 1cm，而恶性腺瘤直径通常都超过 1cm。

目前普遍认为胆囊腺瘤、胆囊黏膜的肠化生是癌前病变，胆囊的良性息肉与胆囊腺瘤和胆囊癌之间存在发病顺序的关系，从胆囊黏膜不典型增生发展到癌通常需要 3 ～ 10 年的时间。

（三）胰胆管合流异常（APBJ）与胆囊癌

APBJ 是一种少见的先天性胆管系统畸形，胰管与胆管在十二指肠壁外提前汇合，形成的共同通道长度超过 15mm，使 Oddis 括约肌失去调节作用，致使胰液和胆汁相互混合及逆流，最终导致胆管和胰腺发生病变。许多学者指出，胆胰管合流异常者胆囊癌的发病率上升。

APBJ 诱发胆囊癌的机制仍不明确，可能为失去括约肌调节作用使胰液反流，而反流到胆管中的胰蛋白水解酶和磷脂酶 A2 被激活，后者产生溶血性磷脂酰胆碱发挥细胞毒作用，刺激胆囊黏膜上皮增生，黏膜反复地变质、渗出、增生及肠上皮化生，最终引起癌变。

另有研究表明，基因表达在 APBJ 中起重要作用。有研究发现，在胆囊癌合并胰胆管合流异常的胆囊黏膜上皮中，有 K-ras 基因、p53 基因突变以及 p53 蛋白过量表达。研究结果表明，在 APBJ 患者中，基因突变是引起胆囊癌变的重要因素。

（四）瓷化胆囊与胆囊癌

瓷化胆囊是指胆囊壁因钙化而形成质硬、易碎且呈淡蓝色的一种特殊形状的胆囊，胆囊内有结石或钙沉淀物及浓稠的胆汁。瓷化胆囊在胆囊切除标本中仅占 0.06%～0.08%，但发生胆囊癌的危险度为 12.5%～61%。特别是选择性胆囊黏膜钙化与胆囊癌关系密切。

瓷化胆囊引起胆囊癌的机制仍不清楚，可能与胆管阻塞导致黏膜中钙盐沉积、胆汁淤积在胆囊内有关，也可能与胆石嵌顿引起胆囊钙化，导致营养缺乏、免疫力低下，使囊壁出血、瘢痕形成及透明化有关。又有学者指出，瓷化胆囊与胆囊癌的发生无关，因此，瓷化胆囊引起癌变的机制仍需进一步研究。

（五）胆囊腺肌增生症与胆囊癌

胆囊腺肌增生症是以胆囊腺体和平滑肌增生为特点的一种非炎症性胆囊疾患，分为基底型、节段型、弥漫型。过去认为胆囊腺肌增生症无癌变可能，最近有报道指出，胆囊腺肌增生症可发生癌变。有研究指出，在节段型胆囊腺肌增生症患者中，胆囊癌发病率为 6.6%；而在无腺肌增生症患者中，胆囊癌发病率为 4.3%，而其他两种类型腺肌增生症未发现与胆囊癌发生相关。

胆囊腺肌增生症引起胆囊癌的机制尚不清楚，有研究发现，节段型胆囊腺肌增生症易引起胆囊结石的形成。目前多数学者认为胆囊腺肌增生症，尤其是节段型胆囊腺肌增生症为胆囊癌的癌前病变。

（六）女性性激素与胆囊癌

各国流行病学调查均显示女性胆囊癌发病率高于男性，女性性激素可能在胆囊癌的发病中起着重要作用。动物试验发现，在小鼠体内雌激素（ER）-α过量表达可导致胆固醇大量合成、胆汁分泌过多。高浓度的胆固醇胆汁有利于胆固醇结晶的析出和结石的形成，结石的机械性刺激和并发的炎症反应促进了胆囊癌的发生。临床研究发现，胆囊癌组织内雌激素受体和黄体酮受体表达升高，且黄体酮受体表达与肿瘤分期呈负相关，Cox回归分析表明，黄体酮受体是发生胆囊癌的独立的危险因素（$R = 0.2238$）。因而认为女性性激素与胆囊癌的发生关系密切，且黄体酮受体表达率可作为胆囊癌患者预后的重要指标。

（七）其他危险因素

研究证实，长期接触橡胶、金属的产业工人是胆囊癌的高发人群。有病例对照研究表明，总热量及碳水化合物摄入过多与胆囊癌的发生呈正相关，而纤维素、维生素C、维生素B_5、维生素E及蔬菜水果能减少胆囊癌发病的危险性。另外，肥胖患者也是胆囊癌的高危人群，肥胖患者体内的胆固醇合成量绝对增加，胆固醇易过饱和，而胆固醇过饱和是形成结石的重要原因。

三、病理与临床分期

（一）病理类型

胆囊癌起源于胆囊黏膜的不典型增生，进而演变为胆囊原位癌、浸润癌，从黏膜不典型增生发展为原位癌的平均时间为5年，原位癌演变为浸润癌的平均时间为10年。不同部位胆囊癌的发病率不同，位于胆囊底部的占60%，位于胆囊体部的占30%，10%位于胆囊颈部。大体形态上，胆囊癌一般分为以下四型：

1. 肿块型

癌肿呈肿块状向胆囊腔内生长，易导致局部组织坏死和脱落，引起出血和感染；位于胆囊颈或胆囊管的肿瘤有时可阻塞胆囊出口而引起急性胆囊炎。此型约占15%。

2. 浸润型

浸润型最常见，占75%～80%，癌肿在胆囊壁内浸润性生长，胆囊壁弥漫性增厚、变硬也容易浸润到周围脏器和组织，预后差。

3. 乳头型

肿块呈乳头状、菜花状外观，肿块大小、硬度不定，突入胆囊腔，有时为黏液变性而呈胶冻样，胆囊壁常有癌肿侵犯。

4. 混合型

肿块多呈结节性或乳头性浸润，较少见。

组织学上，腺癌最常见（占60%～98%），又分为硬化性腺癌、乳头状腺癌、管状腺癌和黏液腺癌。其次为未分化癌（9.8%），恶性程度高，转移早，预后差；少见的有鳞状细胞癌（3%）、腺鳞癌、棘皮瘤等。

根据国际抗癌协会（UICC）的标准，胆囊癌依其分化程度可分为高分化（G1）、中分化（G2）、低分化（G3）和未分化癌（G4）四级，大多数胆囊癌为G3级。

（二）临床分期

胆囊癌的临床分期是判断预后的可靠依据，其意义优于肿瘤组织学、肿瘤分级及其他生物学指标。目前胆囊癌的常用临床分期方法有 Nevin 分期和 TNM 分期两种。

1. Nevin 分期

Nevin 等根据癌肿在胆囊壁的浸润深度和扩散范围，提出了如下分期方案：

Ⅰ期：肿瘤侵犯仅限于黏膜层的原位癌。

Ⅱ期：肿瘤侵犯至黏膜下及肌层。

Ⅲ期：肿瘤侵犯至胆囊壁全层，但尚不伴淋巴结转移。

Ⅳ期：胆囊壁全层受累合并胆囊管周围淋巴结转移。

Ⅴ期：肿瘤侵犯至肝或其他脏器伴胆总管周围淋巴结或远处转移。

2. TNM 分期

UICC 采用 TNM 方法来规范恶性肿瘤的临床分期。UICC 和美国抗癌联合会（MCC）公布了统一的胆囊癌 TNM 分期标准，成为全面衡量病情、确定治疗策略和评估预后的重要参考。UICC 规范了胆囊癌的分期标准（表 7-1）。

表 7-1 胆囊癌的 TNM 分期

TNM 分期	原发肿瘤（T）	区域淋巴结（N）	远处转移（M）
0	Tb	N0	M0
Ⅰ	T1	N0	M0
Ⅱ	T2	N0	M0
Ⅲ	T1 或 T2	T1	M0
	T3	N0 或 N1	M0
Ⅳa	T4	N0 或 N1	M0
Ⅳb	Tx	N2	M0
	Tx	Nx	M1

注：T：原发肿瘤；

Tx：原发肿瘤无法评估。

Tis：原位癌。

T1：肿瘤侵及黏膜或黏膜肌层。

T2：肿瘤侵及肌层周围结缔组织，但未突破浆膜或侵及肝脏。

T3：肿瘤突破浆膜层（脏层腹膜），或直接侵犯一个邻近脏器（浸润肝脏深度浅于 2cm）。

T4：肿瘤浸润肝脏深度超过 2cm 和（或）侵及 2 个以上相邻脏器。

N：区域淋巴结。

N0：无区域淋巴结转移。

N1：胆囊管、胆总管周围和（或）肝门部淋巴结已有转移。

N2：胰头旁、十二指肠周围、门静脉周围、腹腔动脉和（或）肠系膜上动脉周围淋巴结转移。

M：远处转移。

M0：无远处转移。

M1：有远处转移。

四、临床表现

胆囊癌早期无明显症状和体征，在临床上不易引起重视。至晚期可出现持续性腹痛、黄疸等，往往提示肿瘤很难根治性切除。胆囊癌的临床表现主要有腹痛、上腹部肿块及黄疸等。随着病情的发展患者会有明显消瘦、贫血、出血及邻近脏器压迫等表现。

（一）腹痛

腹痛是胆囊癌最多见的症状，约有80%的患者以右上腹钝痛为首发症状，开始为间歇性发作，后变为持续性钝痛。胆囊浆膜及胆囊床受侵犯时，患者可同时伴有右肩胛部放射性痛。位于胆囊管或胆囊颈部的癌肿时，常产生胆绞痛；或阻塞胆囊管出口，引起胆囊肿大及急性胆囊炎的症状。因急性胆囊炎而施行胆囊切除术的患者，有1%的病因是胆囊癌，其临床表现很难与结石引起的急性胆囊炎症状区别。

（二）右上腹肿块

当胆囊癌阻塞胆囊管引起胆囊积液、肿大时，右上腹可触及肿大的胆囊；硬化性的胆囊癌表现为胆囊区不规则的硬结，随呼吸可上下移动。胆囊癌侵犯邻近脏器时也可发现上腹部肿块，如肝脏侵犯转移引起肝大，临床上往往诊断为肝脏占位性病变；当横结肠受侵犯并与大网膜包裹时，也可形成上腹部包块。当上腹部出现质硬固定、表面高低不平的肿块时，往往提示胆囊癌已属晚期。

（三）黄疸

当癌肿侵犯肝门部或肿大的淋巴结压迫肝外胆管时，可出现阻塞性黄疸。癌肿组织坏死脱落，进入胆总管也可阻塞胆管引起阻塞性黄疸。胆囊癌侵及肝实质，可引起肝细胞性黄疸。若黄疸出现后，85%的胆囊癌患者已经失去手术根治的机会。

（四）其他

部分患者可出现上消化道出血，一般为癌肿组织坏死脱落所致；也可是肿瘤侵及邻近血管引起的出血。晚期患者可出现消瘦、腹水等恶病质表现。

五、诊断

胆囊癌发病隐匿，早期无特异性表现，术前确诊率很低，国内报道一般为15%左右，而国外报道不及10%。当胆囊癌患者因上腹痛、右上腹肿块和黄疸而入院时，往往提示肿瘤已到晚期，根治性切除机会很少。胆囊癌的诊断目前尚缺乏特异性的肿瘤标志物，主要依赖影像学诊断。近年来随着超声、CT、MRI和ERCP等技术的广泛应用，胆囊癌的总体诊断率有所提高，但早期诊断率依然较低。

（一）B超

B超是胆囊癌的首选检查方法，一般的诊断率为80%左右。虽然B超可以发现直径1～2cm的胆囊壁病变，但要明确胆囊癌的诊断是很难的。

B超下胆囊癌的图像改变通常有四种类型：隆起型、壁厚型、混合型和实块型。B超对胆囊隆起样病变的动态观察更是具有独特的优越性，彩色多普勒超声检查尚可提供有关门静脉及肝动脉有无受侵犯的图像信息，有助于对肿瘤的可切除性做出评估。由于B超易受腹壁肥厚、肠管积气以及操作者经验等因素的影响，早期胆囊癌仍较难检出。一般早期胆囊癌往往被描述成胆囊息肉样病变或隆起样病变。

为了避免肠腔积气和肠内容物对超声分辨率的影响，近年来开展了内镜超声（EUS）检查的新技术，即采用高频探头隔着胃或十二指肠对胆囊进行扫描，由于其避免了肠道气体的干扰，能够判定胆囊壁各层结构受肿瘤浸润的程度以及区域淋巴结有无转移，因而可提高胆囊癌的早期诊断水平，有助于肿瘤的临床分期，对手术治疗有指导意义。

B超检查胆囊癌的特点如下：

1. 腔内息肉样病变

胆囊壁向腔内突出的强回声光团，不伴声影的息肉样突起；直径大于1cm，基底较宽。

2. 弥漫浸润性病变

肿瘤沿胆囊壁浸润生长，显示胆囊壁增厚、表面凹凸不平，胆囊腔变小。

3. 晚期胆囊癌

癌组织侵及邻近组织，胆囊角内淋巴结肿大，形成肝门肿块的图像回声。胰头部淋巴结肿大则形成胰头肿大的声像，有时出现肝内胆管扩张。

近来还有通过在超声引导下穿刺抽取胆汁，做脱落细胞检查或胆汁中CA19-9和CEA检查。有利于提高诊断率，亦可直接穿刺病变组织行病理学检查，阳性率能达到74%。

（二）CT

CT在发现胆囊小的隆起样病变方面不如B超敏感，但在定性方面优于B超。CT检查不受胸部肋骨、皮下脂肪和胃肠道气体的影响，而且能用造影剂增强对比及薄层扫描，是胆囊癌的主要诊断方法之一。

其早期诊断要点有以下几点：

（1）胆囊壁局限或广泛增厚，多超过0.5cm，不规则，厚薄不一，增强扫描有明显强化。

（2）胆囊腔内有软组织块影，基底多较宽，增强扫描有强化，密度较肝实质低而较胆汁高。

（3）合并慢性胆囊炎和胆囊结石时有相应征象。

厚壁型胆囊癌需与慢性胆囊炎鉴别，后者多为均匀性增厚；腔内肿块型需与胆囊息肉和腺瘤等鉴别，后者基底部多较窄。

CT 越来越普遍用于临床，对胆囊癌总体确诊率高于 B 超，结合增强扫描或动态扫描适用于定性诊断。以及了解病变与周围脏器的关系，有利于手术方案的制订。但是，对于胆囊癌的早期诊断，CT 仍无法取代 B 超。

（三）磁共振（MRI）

胆囊癌的 MRI 表现与 CT 相似，可有厚壁型、腔内肿块型和弥漫型等。MRI 价值和 CT 相仿，但费用更昂贵。磁共振胰胆管成像（MRCP）是根据胆汁含有大量水分且有较长的 T2 成像时间，利用 MRI 的重 T2 加权技术效果突出长 T2 组织信号，使含有水分的胆管、胰管结构显影，产生水造影结果的方法。胆汁和胰液作为天然的对比剂，使得磁共振成像在胆管、胰管检查中具有独特的优势。胆囊癌表现为胆囊壁的不规则缺损、僵硬或胆囊腔内软组织肿块。MRCP 在胆胰管梗阻时有很高价值，但对无胆管梗阻的早期胆囊癌效果仍不如超声检查。

（四）经皮肝穿刺胆管造影（PTC）

应用 PTC 诊断肝外胆管梗阻操作容易，诊断价值高，但对早期胆囊癌的诊断帮助不大，其诊断价值在于抽取胆汁行细胞学检查。PTC 属于侵袭性的检查，术后出血、胆瘘是较常见的并发症。

（五）内镜逆行胰胆管造影（ERCP）

ERCP 对胆囊癌常规影像学诊断意义不大，仅有 50% 左右的病例可显示胆囊，早期诊断价值不高，适用于鉴别肝总管或胆总管的占位病变或采集胆汁行细胞学检查。

（六）血管造影

血管造影对胆囊癌的定性诊断及浸润深度判断的正确性比 B 超、CT 和胆管造影高。胆囊癌常见的血管造影异常为胆囊动脉扩张、胆囊壁不规则和中断、胆囊壁呈高低不平的增厚以及肿瘤区有新生血管形成动脉包绕。日本学者报道，胆囊癌在 4mm 大小时便可见肿瘤新生血管形成，动脉造影可见肿瘤染色现象，肿瘤 1.5cm 时可清楚显示。当有肝脏浸润时，造影可见肝右动脉有新生血管形成、肝静脉早期瘀血和肝右动脉缺损。尽管选择血管造影可成功发现早期病变，但毕竟是创伤性检查，加之技术要求较高，有一定的并发症，目前尚难在临床上广泛应用。

（七）分子水平诊断的研究

近年来，随着分子生物学技术的迅速发展，人们已经认识到，恶性肿瘤的发生是由于癌基因、生长基因及其受体基因的活化，以及抑癌基因的失活或丢失引起的，所以在基因水平上诊断和治疗是人类征服癌症的突破点。现在已经可以直接检测和鉴定一些缺陷基因，使胆囊癌的诊断从传统的形态学诊断上升到基因诊断。

目前，研究较多的与胆囊癌相关的癌基因有ras、src、C-erbB-2、bcl-2、C-myc、bax和Fas基因等，抑癌基因有p53、p16、mn23、p27和Rb基因等。有研究发现，胆囊癌p53基因杂合性缺失（LOH）达90%，其发生较蛋白表达更频繁且更早；提示对p53基因进行LOH检测可能有助于胆囊癌的早期诊断。此外bcl-2基因在早期肿瘤的发展中发挥着重要的作用，其他基因及其产物在胆囊癌中的变化也在研究之中。近年来的研究表明，胆囊癌的发生和发展涉及多种癌基因与抑癌基因的异常改变，是多基因变异积累的结果。有实验证实，对血清中一些抑癌基因的甲基化检测可望对胆囊癌的早期诊断有着潜在价值。基因诊断在胆囊癌的早期诊断中有着广阔的应用前景，但尚需要进一步的研究。迄今为止，尚未发现对胆囊癌有特异性的肿瘤标志物，故肿瘤标志物检测只能作为诊断胆囊癌的参考，应结合临床资料具体分析。

六、治疗

胆囊癌是一种侵袭性很强的恶性肿瘤，死亡率很高，整体5年生存率不足5%，平均生存期5～8个月。胆囊癌最有效的治疗是手术治疗。既往术后5年生存率维持在2%～3%的低水平。自20世纪80年代以来，随着根治性及扩大根治性手术的开展，胆囊癌术后5年生存率有所提高，有报道伴有淋巴结转移者经根治术后5年生存率为45%，而不伴有淋巴结转移者经根治术后5年生存率为85%，总体5年生存率为65%。因此，对胆囊癌的治疗应持积极的态度，以求进一步提高术后生存率。

第二节　胆管癌临床诊断治疗概要

一般认为，胆管癌的发病率较低，占胃肠道肿瘤的3%，仅及胆囊癌的50%左右，但近年其上升很快，目前认为至少不低于胆囊癌和胰腺癌。高发年龄在60～65岁，以男性稍多。发病部位分为上、中、下段胆管癌，其中以上段胆管癌最多见，占60%～70%，又称为肝门胆管癌。

一、病因

具体病因尚不明确，可能与胆管结石、先天性胆管囊肿、原发性硬化性胆管炎、胆-胰管合流异常、胆管寄生虫和溃疡性结肠炎等因素有关。胆管乳头状瘤和腺瘤可能是胆管癌的癌前病变。胆管癌患者中1/3有胆管结石；在日本，17.5%胆管囊肿会发生癌变；原发性硬化性胆管炎本身为癌前病变。近年报道胆管癌与HCV感染有一定关系，日本肝癌协作组统计了10年间胆管癌1491例，男性HCV-Ab阳性率为28.3%，女性为26.6%，而正常人感染率仅为1%。

二、病理

胆管癌大体上可分为硬化型、乳头型、结节型和弥漫型，以硬化型最多见，占50%～65%，多发生于肝门部；乳头型以胆管下段多见；结节型则多处于中段。组织学上95%为腺癌，少见的有乳头状癌、鳞癌、腺鳞癌等。

临床上将肝外胆管癌分为4型：Ⅰ型，肿瘤位于肝总管汇合部以下；Ⅱ型，肿瘤侵犯汇合部，但未累及左、右肝管；Ⅲ型，肿瘤侵犯一侧肝管；Ⅳ型，肿瘤侵犯双侧肝管。

AJCC将胆管癌依据TNM分为5期：0期，TisN0M0；Ⅰ期，T1N0M0；Ⅱ期，T2N0M0；Ⅲ期，T1～2N1～2M0；Ⅳ期，T3NxM0或TxN1M1。T1指肿瘤侵及胆管上皮下结缔组织或肌层；T2指肿瘤侵及肌层周围结缔组织指肿瘤侵及邻近器官。N1、N2和M1意义同胆囊癌。

三、临床表现

无痛性进行性黄疸是胆管癌的主要症状，同时可出现乏力、食欲缺乏、消瘦、瘙痒和陶土样大便、尿色加深等。下段胆管癌还可因胰管阻塞而引起腰背部持续性痛、脂肪泻和继发性糖尿病等；中段癌与下段癌均可触及肿大胆囊；肝门胆管癌胆囊多空虚。

四、诊断

肝外胆管癌的诊断主要依靠临床表现、肿瘤标志物和影像学资料。

经典和临床常用的肿瘤标志物有CEA、CA19-9、CA50和CA24-2，往往联合检测可有较高的敏感性，但特异性较差；近年新出现的标志物较多，但大多未经大规模临床验证，包括：

1. 肿瘤细胞表面相关抗原

RCAS1，敏感性为74%，特异性为96%；Mac-2连接蛋白；MUC5AC，阳性者死亡危险性比阴性者高2.5倍。

2. 胆管癌细胞产物

如CYFRA21-1；IL-6；胆汁纤维连接蛋白，敏感性为57%，特异性为79%。

3. 基因型标志物

如k-rus；bcl-2，阳性者淋巴结转移率显著高于阴性者；P14和P16，预示疾病前期或早期；P53；DNA非整倍体，胆汁中脱落细胞通过流式细胞计数法和数字影像分析法检测的敏感性分别为52%和90%，特异性分别为96%和100%。

影像学检查顺序为B超、CT和MRI、PTC和ERCP，进一步检查还有动脉造影、PET等。在影像资料上往往只能观察到胆管梗阻的间接征象如近端胆管扩张等，肿瘤本身不易显现，B超可清晰显示胆管扩张情况，近年推广的管内超声将探头经PTC或ERCP途径进入胆管内直接探查，常可发现微小肿瘤，并可诊断肿瘤的浸润程度和有无门静脉侵犯，据报道其正确率可达 80%～90%，但本法对淋巴结是否转移则不很敏感；CT 和 MRI 则对胆管肿瘤本身显现更佳，还能辨别淋巴结转移情况和对局部血管的侵犯状态：PTC 和 ERCP 属于有创检查，对于胆管癌并非常规必需，应用经皮胆管镜或经口胆管镜可直接观察胆管，如狭窄部位发现不规则、扩张扭曲的血管，常提示为胆管癌；动脉造影和 PET 则在判断可切除性上有一定临床意义。

五、治疗

（一）手术治疗

中、下段癌多需行胰－十二指肠根治术。肝门胆管癌过去根治切除率很低，近年随着手术范围的扩大，尤其是联合肝叶切除概念的逐渐得到共识，RO 切除率有了很大提高，在国际各大专业治疗中心联合肝叶切除率可达 60%～ 90%，根治性切除率提高到 50%～ 80%。

（二）辅助治疗

理论上胆管癌对放疗和化疗均缺乏敏感性。放疗分为体外放疗和介入腔内放疗两种。体外放疗目前多应用于无法切除而成功减黄者，可延长生存期。介入腔内放疗是指将放射源经 T 管、PTCD 和 ERCP 等途径置入胆管腔内。

化疗有全身静脉化疗、经肝动脉栓塞化疗（TACE）及胆管腔内局部化疗。全身静脉化疗多采用以吉西他滨为主的联合氟尿嘧啶、铂类、紫杉醇等化疗方案；TACE 的化疗方案与全身静脉化疗相似，可与外放射治疗联合应用，对无法切除的肝内胆管癌有效率达 20%～ 30%；胆管腔内局部化疗可通过 T 管等引流管注入铂类和丝裂霉素，从而达到杀伤、抑制癌细胞的作用。无法切除的肝门胆管癌可采用置管减黄加光动力治疗。

第三节　胆管系统肿瘤介入治疗

一、胆囊及胆管的血管解剖

（一）胆囊

1. 动脉

胆囊供血动脉为胆囊动脉。通常为 1 ～ 2 根，偶有 3 根。起自肝右动脉右缘。胆囊动脉尚发 1 ～ 2 分支到肝管、胆囊管、肝总管上部。胆囊动脉常有变异。按起始位置不同分为 7 种类型。

Ⅰ型：胆囊动脉在胆囊三角内起于肝右动脉的占 54.2%。

Ⅱ型：胆囊动脉在肝管左侧起于肝右动脉的占 20%。

Ⅲ型：胆囊动脉起于肠系膜上动脉发出的肝右动脉占 8.4%。

Ⅳ型：胆囊动脉起于肝左或肝中动脉的占 10.3%。

Ⅴ型：胆囊动脉起于肝总动脉或肝固有动脉的占 2.6%。

Ⅵ型：胆囊动脉起于胃十二指肠动脉或十二指肠后动脉的占 2.6%。

Ⅶ型：胆囊动脉起于肠系膜上动脉。发出Ⅲ型以外的其他变异肝右动脉的占 1.9%。

2. 静脉

多与胆囊动脉伴行，小分支分别汇于肝静脉、门静脉右支及门静脉。

（二）胆总管

1. 动脉

胆总管上部，由胆囊动脉分支供血。胆总管中部，由肝固有动脉右支发出的分支供血。胆总管下部，由胰十二指肠上后动脉的分支供血。上述动脉分支构成血管网。

2. 静脉

胆总管前面静脉从直接注入门静脉；胆总管上部静脉经胆囊静脉进入肝静脉。

二、胆管系统恶性肿瘤血管介入治疗的适应证、禁忌证

胆管系统恶性肿瘤发病隐匿，大部分就诊已是晚期，对于不能手术、术后复发者及肝转移者，血管介入治疗是综合治疗的手段之一。目前包括选择性动脉灌注化疗或栓塞化疗术、经植入式导管药盒系统灌注化疗术。其中在胆管引流术基础上对阻塞胆管的肿瘤病灶进行选择性动脉灌注化疗或栓塞化疗术，称之为双介入疗法。

（一）适应证

（1）不能手术切除的晚期胆管癌、胆囊癌。

（2）肝门部胆管癌姑息性治疗。

（3）中下段胆管癌伴梗阻性黄疸的术前减黄（结合 PTCD 或 ERBD 退黄肝功改善后方可进行 TAE 或 TAI）。

（4）肝内外胆管广泛狭窄者。

（5）术前灌注化疗，为根治手术创造条件。

（6）术后复发者。

（7）高龄体弱或不愿意接受外科手术者。

（8）心肺功能差、解剖位置复杂、手术困难、危险性大者。

（二）禁忌证

（1）有严重出血倾向者。

（2）大量腹水。

（3）恶病质者。

（4）肝肾功能衰竭者。

（5）碘过敏者。

三、血管介入治疗方法

（一）操作方法

采用 Seldinger 技术穿刺股动脉，插入 RH 或 Cobra 导管，选择腹腔动脉造影，了解肿瘤血供情况，尽可能超选择肿瘤供血动脉血管进行灌注化疗和（或）栓塞化疗。

（1）胆囊癌者：胆囊动脉若起于肝右动脉、肝左或肝中动脉、胃十二指肠动脉或十二指肠后动脉、肝总动脉、肝固有动脉，则导管分别超选择插入上述动脉行灌注化疗。若不能判定则肝总动脉或肝固有动脉或肝右动脉灌注化疗。

（2）胆管癌者：选择胆囊动脉、肝固有动脉、胃十二指肠动脉或腹腔动脉灌注化疗、胆管癌合并肝转移者在胆汁引流基础上可行 TACE 术；胆管梗阻先行 PTCD 或支架植入术（ERBD）引流，1 ～ 2 周后再行动脉灌注化疗和（或）栓塞化疗（双介入法）。肿瘤供血不丰富者或有条件者，可用全植入式导管药盒系统（PCS）。行肝动脉 PCS 植入术，可反复多次灌注化疗，避免多次介入操作。

（二）灌注化疗方案

常用化疗药有氟尿嘧啶（5-FU）500 ～ 1000mg/m^2、四氢叶酸钙（CF）100mg/ m^2、顺铂（DDP）80 ～ 100mg/m^2、丝裂霉素（MMC）10 ～ 10mg/m^2、吡柔比星（ADM）50mg/m^2、健泽（GEM）1000mg/m^2 等。多选择 2 ～ 3 种药物。如 5-FU ＋ CF ＋健泽或 5-FU ＋ DDP ＋ MMC 用生理盐水稀释后。一次性经导管缓慢注入（10 ～ 15 分钟）；化疗检栓时加碘化油制成混悬液，用量视病灶大小及血供情况定；若肿瘤较大，供血丰富，可用少量明胶海绵颗粒栓塞供血动脉；有文献报道，配合血管紧张素Ⅱ升压灌注或肾上腺素灌注化疗，将提高肿瘤细胞药物浓度。将 10μg 肾上腺素经导管注入肝动脉，20 秒后进行灌注化疗。灌注化疗间隔以 3 ～ 4 周为宜，4 ～ 5 次为一个疗程。PCS 者，方案为 5-FU 500mg、DDP 20mg、MMC 4mg 联合灌注，连续 5 天为一个疗程，每月 1 次，3 ～ 5 个疗程。

四、血管介入治疗的并发症及处理

（一）消化道反应

较多见。上腹不适、恶心、呕吐、食欲缺乏，2 ～ 3 天可缓解。为化疗药物副作用。也可能由于化疗药物或栓塞剂反流入胃十二指肠动脉损伤胃肠黏膜所致。

（二）胆囊炎、胆囊坏死

剧烈腹痛时，应考虑大剂量化疗药进入胆囊动脉，造成动脉损伤导致缺血甚至坏死。需禁食、抗炎，必要时行外科手术。

（三）感染

抵抗力低且多有胆管梗阻，均有不同程度的混合细菌感染，需加强抗炎，联合使用抗生素。

五、血管介入治疗的疗效评价

胆管恶性肿瘤是消化道预后极差的肿瘤。传统的以手术为主的综合治疗方法 5 年生存率为 0%～5%，1 年生存率不到 20%。国外报道，胆囊癌、胆管癌采用肝动脉灌注化疗，总有效率为 48%～60%，中位生存期为 14 个月，对照组为 4 个月，而且药物毒性低，5 年生存率无明显区别；另报道，胆囊癌肝转移者行肝固有动脉灌注治疗后一般状态好转，1～4 个月肿瘤缩小 40%～80%；胆囊癌Ⅳ期患者外科手术前行 2 个周期的肝动脉灌注化疗，4 周后行根治性手术，患者 3 年仍存活；国内报道，胆管癌在 PTCD、ERBD 基础上行灌注化疗，一定程度上可抑制肿瘤生长、缩小肿瘤，再通胆管，减压祛黄。姜成文报道，3 例胆管癌患者，行 ERBD 时，肿瘤组织硬，支架扩张不完全。行动脉灌注及化疗栓塞 4 周后，肿瘤缩小，支架扩张良好；肝门胆管癌患者，术前 4～8 周对受侵犯的肝右叶行 TAE，可使左叶显著的代偿性增大，从而获得半肝切除的机会。随着近年介入治疗在胆管癌中广泛应用，胆管内支架的成功使用，2 年生存率上升至 40%～70%。单纯动脉灌注化疗或栓塞化疗在治疗胆管恶性肿瘤方面国内外报道较少。而且生存时间与接受治疗的患者肿瘤分期也有重要关系。还需要临床工作者对更多病例进行进一步探讨。目前，在治疗胆管癌的疗效较差的情况下，主张综合模式治疗，如手术＋ PTCD 或 ERBD ＋动脉灌注＋栓塞化疗＋胆管内外放射治疗＋免疫治疗。尤其对中晚期胆管癌者，虽不能达治愈目的，但可减轻患者痛苦、减轻黄疸，提高患者情况，提高生活质量，延长生存时间。在提高手术机会、减少药物毒性方面也起到重要作用。

第四节　经皮肝穿胆管引流术及胆管内支架植入术

一、经皮肝穿胆管引流术

经皮肝穿胆管引流术是指在影像设备（通常为 X 射线透视或 B 超）引导下经皮经肝穿刺胆管并置入引流管，使胆汁流向体外或十二指肠的一系列技术。主要用于胆管梗阻的治疗。包括外引流、内引流和内外引流，是所有胆管梗阻介入治疗的基本技术。

（一）适用范围

胆管梗阻引起胆管扩张及阻塞性黄疸，为本术的主要适应证。急性化脓性胆管炎亦可行本术。大量腹水和弥漫性胆管狭窄不宜采用本术治疗。

1. 器材

（1）千叶针：千叶针用于经皮肝穿刺胆管造影。可通过微导丝引入导管，亦可在其外套以套管针，引导穿刺。

（2）套管针：套管针由一针芯（实心或空心）和外套管（塑料或金属）组成。一般长度为 15 ～ 20cm，外径为 6F 或 7F，用于胆管穿刺并引入导丝。

（3）胆管引流管：胆管引流管一般为多侧孔短导管，外径 6 ～ 8F，长度 30 ～ 40cm。现流行用较软且抗折曲的聚酯材料。外引流管头端常为钩形或猪尾形，侧孔 2 ～ 5 个，多在弯曲部内侧，以防与胆管壁密切接触造成引流不畅。头端常有一尼龙丝由内腔引出至尾端，再由锁定装置固定，使头端形态固定，防止导管脱出。在拔管时应注意先松开锁定装置，使尼龙丝松弛方可拔出，以免该线切伤胆管。内外引流管的侧孔位于导管头端及干部，中间留有 3 ～ 5cm 的无孔区置于胆管狭窄部。头端应入十二指肠。有侧孔的干部应置于扩张的胆管内，切勿置于肝实质内，否则，可造成持续的血胆汁或导管内血块阻塞。

（4）导丝：可采用常规导丝或超滑、超硬导丝。与引流管相应直径的扩张器亦常备。

（二）技术方法

1. 入路的选择

（1）腋中线入路：腋中线入路适用于大多数患者。患者平卧于检查床，选其体厚的中点，在透视下选右肋膈角下二十肋间（大多数在 8 ～ 9 肋间）作为进针点。局部麻醉并切一长 0.5cm 的小口。

（2）剑突下入路：剑突下入路适用于左肝管的阻塞和腋中线入路不能完成操作者。一般选择在剑突下 3 ～ 4cm，偏左侧 2 ～ 3cm。应透视下观察该点是否已避开心影、胃泡和胀气显示的横结肠。

2. 胆管穿刺

胆管穿刺分为一步穿刺法和两步穿刺法。通常采用两步穿刺法，即先用千叶针行胆管造影。腋中线入路进针时水平刺向第 11 或第 12 胸椎体右缘约 2cm 处。剑突下入路进针时向右侧指向肝门区穿刺。用 5mL 注射器抽稀释的对比剂，边注入边后撤穿刺针，直至胆管显影。其显影的标志为管道持续显影，并缓慢流动形成树枝状管道，继续加注 5 ～ 10mL 对比剂，至主要的胆管显影。若刺中肝静脉则显示对比剂向第二肝门迅速排空，提示穿刺层面偏背侧。若刺中肝动脉或门静脉，显示对比剂较快速流向肝内并消失，提示胆管在其邻近，可将穿刺层面略偏背侧或腹侧。肝外和包膜下穿刺则显示条状或片状密度增高影。肝实质或肿瘤内穿刺可显示小团状影，弥散缓慢。应注意胆管内不可过多注入对比剂，以免胆管内压突然增高，使感染的胆汁逆行入血造成菌血症。

用套管针穿刺选定的胆管。术者左手持针体，右手顶紧针芯勿使其退入针套，进入皮下组织后嘱咐患者闭气，迅速刺进肝包膜，然后调整方向，向已显影的胆管分支穿刺。部位一般选择胆管分支为宜，以利后续操作。一般刺入胆管时可见管壁先受压变扁。退出针芯，缓慢后退针套，观察有无胆汁流出，一旦有胆汁顺利流出，即可送入导丝。若流出血液则稍候，观察后来是否流出胆汁或血中是否混有胆汁（胆汁常较黏稠并带丝，将其滴于干净纱布上，可于周边显示明确的黄色带）。否则，继续后撤外套管，一般要求套管勿退出肝包膜，以免肝包膜多处损伤，造成出血。有时胆汁过于黏稠不易流出，可采用注入对比剂观察的方法。本法的优点为：第2次行套管针穿刺时，可根据胆管显影的情况，选择有利于胆管插管等后续操作的胆管分支及部位进行。缺点为：行套管针穿刺时，有时难以一次成功，对肝脏损伤相对较大。一步穿刺法有两种：如配有微导丝，可沿千叶针送入，然后退出穿刺针，再沿导丝送入5F扩张管，最后引入导丝；如为PTCD套装则可沿千叶针直接送入套管针。本法损伤相对较小，操作较简单。若因穿刺的胆管部位不满意，有时难以完成后续的胆管插管等操作，仍需行第二次穿刺。

3. 胆道插管

胆管穿刺成功后，先送入较柔软的导丝，尽量使其进入胆总管。需做内外引流时可通过狭窄区进入十二指肠。可顺手沿导丝推送外套管深入。撤出导丝后，放出部分胆汁，并注入少量对比剂做进一步观察，以明确管端的位置和胆管情况。换入超硬导丝，并用相应的扩张器扩张穿刺的通道，再置入引流管。单纯外引流可用猪尾形导管置于狭窄的近端。内外引流则用多侧孔的内外引流管，远端置于十二指肠内，近端置于扩张的胆管内，切忌其侧孔置于肝实质内和肝包膜外，否则，可造成出血、胆汁腹腔漏和导管堵塞。若梗阻平面较高，位于肝门区同时累及左右肝管，而导丝经反复尝试仍不能通过狭窄段进入胆总管，引流管可置于左右肝管的较大分支内或骑跨于2个分支。

为提高引流效果，可同时经剑突下和右腋中线入路行左右肝胆管引流术。引流管置入后，即观察胆汁是否顺利流出及胆汁性状。若胆汁流出困难，则透视下调整管端位置，并注入对比剂观察其是否位于胆管内。可用生理盐水注入导管，待胆汁自行流出，必要时可稍加抽吸。

4. 引流管的外固定

观察到胆汁顺利流出后方可进行外固定。首先将导管固定线轻轻拉紧，旋紧接口螺丝或固定器，剪去多余固定线。可用专用导管固定器将导管夹紧，将固定器贴于皮肤上。简易的方法是用大块手术膜或透气良好的带敷料的胶布固定。

（三）术后观察及护理

术后24小时内应严密观察患者生命体征。每天胆汁流量和性状是观察的重要指标。单纯外引流者每天胆汁流出量为400～2500mL，胆管不全阻塞者胆汁量稍少。胆汁过少时，应考虑导管脱落和阻塞的可能，必要时行造影复查。导管阻塞时可用生理盐水冲洗后待其自然流出。抽吸的方法易使残渣堵塞导管，多不采用。必要时可用导丝疏通引流管。术后早期可出现血胆汁，但不能结成血凝块，否则提示胆管出血。通常引流24小时后胆汁应不含血色，否则，应在透视下观察导管侧孔是否位于肝实质内或胆管内是否存在残余血凝块。必要时可用维生素K等止血药止血。正常胆汁为金黄色，绿色或混浊胆汁常提示合并感染，应采样送检和行细菌培养。感染者可经引流管注入庆大霉素8万～12万U或0.5%甲硝唑10～20mL，保留1～2小时后再开放引流，每日2～3次。胆汁黏稠或有血凝块残余于胆管者，可加用糜蛋白酶溶于生理盐水中作保留灌注。引流过程中禁用负压吸引装置。每隔 1 周左右对局部皮肤消毒，更换固定器具。

二、经皮经肝穿刺胆管内支架植入术

经皮经肝穿刺胆管造影（PTC）由 Nakayama 首先报告，在 PTC 基础上发展起来的胆管引流术（PTCD 或 PTBD）已成为胆胰疾病常用的有效治疗方法。其中，经 PTC 途径植入胆管内支架行胆道内引流术近年来临床应用日益广泛，取得了理想的效果。

（一）适应证及临床疗效

各种良恶性胆道梗阻是经皮经肝穿刺胆管内支架植入术的主要适应证。各种良恶性胆道梗阻所致的黄疸，药物治疗常难以奏效，如果不能及时解除胆道梗阻以减轻黄疸，终会导致肝功能衰竭而成为患者的直接死亡原因。实践表明，经皮经肝穿刺胆管内支架植入术可有效地解除胆道梗阻。此外，经皮经肝穿刺胆管内支架植入术还被用于胆漏和胆石症等疾病的治疗。

1. 恶性胆道梗阻

恶性胆道梗阻临床常见，多由胆管癌、胆囊癌、胰腺癌、肝门部或肝外胆管周围淋巴结原发性病变或转移性癌肿所致。恶性胆道梗阻患者，经皮经肝穿刺胆管内支架植入术可以提高健康状况、提高生存质量、创造手术和放化疗机会，并适当延长生存期。与外引流相比，内引流符合生理、生活方便、疗效优越，易于为医生和患者所接受。Shinchi 等报告无法手术切除的肝门部胆管癌患者，内引流（10 例）与外引流（10 例）相比，可明显延长平均生存时间（分别为6.4个月和4.4个月，$P < 0.05$），提离生存质量（Karnofsky 积分分别为68.1 和 57.7，$P < 0.05$），缩短生存期内住院时间（每月平均 14.2 天和 27.3 天，$P < 0.05$）。Polikarpov 等报告恶性阻塞性黄疸患者，外引流 18 例、内引流 38 例，平均生存期分别为 2.1 个月、7.9 个月，1 年生存率分别为 10%、25%，结果也表明内引流明显优于外引流。与塑料内支架相比，一般认为金属内支架引流时间更长、引流效果更理想。文献报道金属支架 5 ～ 6 个月通畅率 60% ～ 70%，20% ～ 25% 的病例需要再次介入治疗。

2. 良性胆管狭窄

良性胆管狭窄常见于原发性硬化性胆管炎或胆道手术后。原发性硬化性胆管炎最终可发展为胆汁淤积性肝硬化，尚无特效治疗方案。文献报道原发性硬化性胆管炎患者经 PTC 途径植入金属内支架是一种有效的姑息性辅助疗法。

3. 胆漏

胆漏常见于手术或某些疾病患者，随着腹腔镜下胆囊切除术的广泛应用，其所引起的胆漏也日益多见，通过 PTC 途径植入胆道金属支架是行之有效的治疗方法。

4. 胆石症

复发性肝内胆管结石合并肝内胆管狭窄的患者常用的治疗方法为肝内狭窄胆管的扩张术和震波碎石等，但治疗后胆管狭窄的症状一般难以彻底缓解。

（二）并发症

经皮经肝胆管支架植入术的常见并发症包括胆管炎、支架移位、出血、败血症、胆漏等。胆管炎是PTCD的主要并发症，高达47%。右侧穿刺置管时，左侧胆管炎发生率达25%。但术前有无胆管炎并不会增加操作的并发症。胆管炎的发生率与引流管粗细、抗生素应用与否、术后冲洗与否等有关。10～12F粗导管置管时胆管炎发生率低。当术后以生理盐水冲洗时，胆管炎发生率低。有文献报道一种可冲洗的引流管，临床观察发现其胆管炎发生率较低。术前术后应用抗生素也可降低术后胆管炎发生率，但也有文献对此持有异议。术后远期发生的胆管炎多是支架堵塞所致，支架堵塞的原因常为浓缩的胆汁、组织碎片、肿瘤在支架两端过度生长所致。支架堵塞时可气囊清理或在原支架腔内再次植入支架。覆膜支架可以防止肿瘤长入支架网眼，堵塞管腔。对既往植入的塑料支架堵塞时，经PTC途径以一硬导丝插入十二指肠，再以气囊导管在支架近端扩张可将该塑料支架送入十二指肠，并植入金属内支架。

第八章　直肠肛管疾病

第一节　肛门、肛管、直肠和结肠镜检查

一、受检体位

肛门、肛管、直肠和结肠镜检查常取以下体位，它们各有优点和不足之处。原则是应按患者身体状况、疾病的要求和医疗设施选择合适的体位。

1. 左侧卧位

患者左侧卧位着床，臀部靠近床边，两腿屈曲向前靠近腹部，左下肢微伸。是常用的检查体位，患者舒适。

2. 膝胸位

患者双膝屈跪着床，腰部放松、臀部抬起，胸部尽量接近检查床面（台面）。若以肘部着床，两肘关节屈曲抵于检查床，则谓之肘膝位。此种体位不太舒适，但局部显露较好，适用于一般检查和肛镜检查、直肠、乙状结肠镜检查。对于年老体弱及病重的患者，此体位则不适宜。

3. 截石位

仰卧两腿向前屈曲，置于腿架。臀部移至检查台或检查床边缘。是肛门直肠手术最常用的体位。此体位显露良好，尤其适用于肥胖者及女性患者。但此体位需要相应的检查床。

4. 蹲位

患者下蹲排便姿势，增加腹压向下用力，充分显露内痔、息肉和直肠黏膜脱出。也可自己从肛门下方照镜子观察病变，是自我检查的理想体位。

二、检查方法

（一）视诊

1. 肛门部位

患者所取体位应根据其身体状况、病变的情况选择。要求显露良好、光线充足，且患者易于接受。

2. 观察记录方法

先外后内。先观察肛周及肛缘，再以两手拇指或示指、中指将肛缘轻轻分开，同时嘱患者做轻度排便动作，观察肛管。然后按胸膝位或截石位钟表计位法记录各部位之病变。

3. 观察内容

观察肛门有无肛裂、溃疡、脱出物、脓血；肛缘有无肛瘘外口、外痔、湿疹、肿块和脓血黏液；对蹲位脱出的内痔要观察其部位、色泽、大小和有无出血等。

（二）触（指）诊

肛周触诊和肛内指诊，是一项极其重要的检查手段。其简便易行、准确可靠且又经济。临床上有视指诊为“指诊眼”，应特别引以重视。尤其是对尽早发现直肠癌有重要价值。

1. 触诊、指诊方法

（1）示指检查法：一般用右手戴手套，示指涂以液状石蜡、甘油或肥皂液。先触肛管缘皮肤有无肿块、瘘管索状物和外痔，并令患者深呼吸放松腹部和肛门肌肉以减轻腹压和肌肉紧张。然后将手指轻柔地进入肛管直肠内，依次检查肛门括约肌的松紧程度和触摸肛管直肠环。正常肛管有收缩和弹性，仅能伸入一指。括约肌松弛，则失去弹性，可伸 2 ～ 3 指，并有排便失禁。触诊直肠应由前壁、两侧至后壁，特别是直肠后壁是直肠癌多发区，要尽量将示指伸入肛内，向后、向上触摸。注意肛管直肠有无狭窄、肿物、溃疡和脓血。指诊切忌突然插入和用力过猛，以免引起括约肌痉挛和疼痛，或以致造成肛裂。示指能触及的直肠深度为 7 ～ 8cm。

（2）双合诊法：将一手示指触伸入直肠，另一手四指置于下腹部或阴道内即可进行直肠与腹部或阴道的双合诊检查；也可用一手进行肛门拇、示双合诊。双合诊的优点是可触清直肠与前列腺（或子宫、阴道）的关系，对瘘管、癌肿和肌瘤等侵犯范围提供有价值的诊断资料。

2. 检查准备及注意问题

（1）检查前患者排空大便。

（2）给患者安排一合适的检查体位。

（3）术者应戴上消毒手套，并要示指套上涂擦润滑剂。

（4）指诊前先触诊肛缘，指诊时动作轻柔仔细，由前壁到两侧壁至后壁，由下到上，然后由上至下，反复摸肠壁，注意有无结节肿块、触痛、压痛、肠黏膜松弛、内脱垂，以及肿块与肠壁邻近的前列腺或阴道、子宫颈等关系。还应注意直肠膀胱陷凹或直肠子宫间陷凹处有无触痛、是否饱满、被肿块填充等。

（5）注意观察直肠黏液的颜色，是否有血，粪便与血性黏液是否混合。

（三）肛镜检查

1. 肛镜类型

肛镜是检查和治疗肛管直肠疾病的重要工具。临床上常用肛镜有圆口镜、斜口镜、喇叭镜和二叶、三叶镜。

2. 肛镜操作

（1）检查前患者排空大便。

（2）术者应先视诊和指诊，如发现肛裂和严重肛管狭窄或肛周脓肿等，则应缓期检查或检查应在麻醉下进行。

（3）检查时肛镜体涂以润滑剂。进镜方向先对向脐孔，通过肛管后改为对向骶尾部以至到达直肠壶腹。然后取出芯子，照入灯光，边退镜边观察直肠肛管情况。应注意从不同角度反复进入，观察不同方位的病变。

（4）主要观察有无充血、出血、溃疡、肿瘤、息肉、异物、黏膜水肿、肛乳头肥大、肛隐窝炎以及瘘管内口等。

（四）直肠乙状结肠检查

大约 70% 的直肠结肠癌可以用直肠乙状结肠镜直接看到，它可以弥补指诊检查部位受限和 X 线检查时小病灶易漏诊的不足之处。操作简便易行。

1. 指征

（1）明显便血、黑便、脓血便者。

（2）慢性腹泻、大便形状改变、腹胀、腹痛。

（3）X 线钡剂灌肠检查或气钡双重造影检查疑有病变或发现病变而不能定性者。

（4）肛管直肠息肉、肿块者。

（5）直肠、乙状结肠保留肛门的根治性切除术后，应定期检查了解有无肿瘤复发。

（6）观察直肠乙状结肠疾病的发展和好转。

2. 禁忌证

（1）肛管直肠狭窄，镜管无法插入者。

（2）有腹膜炎或有腹膜刺激症状疑有肠穿孔者。

（3）肛管直肠急性感染期。

（4）妇女经期、孕期。

（5）严重高血压、贫血、冠心病或心肺功能不全者。

（6）腹部大动脉瘤、肝硬化腹水、晚期癌性腹膜炎。

（7）精神病或检查不合作的患者。

3. 检查前准备

（1）对患者讲明此检查的必要性、目的和检查中可能引起的不适，以消除其思想顾虑并主动配合检查。

（2）检查直肠镜、乙状结肠镜是否完好，镜管长度、口径大小。闭孔器、充气皮球、目镜、光源、活检钳等应备齐全。

（3）镜检前应常规灌肠 2 次。

（4）镜检操作

①取膝胸位或截石卧位。②镜检前先做指诊了解肛管直肠有无狭窄。③将带有芯子的直肠或乙状结肠镜涂以润滑剂，其后缓缓插入肛内以旋转动作逐渐进入直肠。开始时

镜尾端向脐部，在距肛缘5cm深度时则将镜尾端指向骶部，取出芯子，打开光源，装上目镜，然后边看边进镜至直肠中段，距肛8cm处可见到直肠瓣。当镜进入肛内15cm达直肠的狭窄部，此处即为直肠乙状结肠交界部。此时，应在直视下小心继续伸入。可适当注入空气使肠管扩张开以利镜管前进，最后直到镜管全部伸入到肛内。最后缓慢向外边退镜边观察。注意黏膜的色泽、充血程度、有无出血点、溃疡、糜烂、黏液颜色、息肉、结节肿块以及肠黏膜内脱垂等。如见可疑病变，则应取组织病理检查。创面用于棉球填压止血。④检查后及时将观察的结果记录在病历上。记录时应描述病变部位、范围、局部形态病理改变、是否取活组织病检。⑤如检查中取组织病检，术后嘱患者检查当天进食无渣饮食。应注意若有血便即来复诊。⑥镜检后患者发生剧烈腹痛疑有肠穿孔者则应及时做腹部X线平片检查，或留院观察。如确诊肠穿孔则应立即手术。

（五）纤维结肠镜检查

纤维结肠镜检查可直接检查直肠、各部结肠、盲肠、回胃部和回肠末端。可看到X线检查不能发现的病变。并可取组织活检，息肉切除和电灼以及电凝止血还可帮助早期诊断结肠疾病；避免一些开腹探查手术。

1. 指征

（1）急性、慢性下消化道出血，原因不明的贫血。

（2）鉴别慢性结肠炎、憩室炎、息肉和癌，并可确定病变部位、范围。

（3）随诊检查结肠癌或结肠息肉切除的复发、慢性结肠炎药物治疗的效果。

（4）X线检查不能诊断的病变可用纤维结肠镜确诊。

（5）切除息肉、活组织检查以及对某些原因不明的结肠出血（血管畸形）行电凝止血。

2. 禁忌证

（1）急腹症患者。

（2）肛门肛管和直肠有急性炎症。

（3）患脑血管疾病、心肌梗死、心肺功能不全和精神患者，应十分慎重做这种检查。

3. 检查前准备

（1）同乙状结肠镜检查。

（2）肠道准备：检查前2天流质饮食；术前1天下午先服50%硫酸镁30mL，番泻叶10g泡饮，然后服饮灌洗液2000mL（限于2小时内）。

（3）检查前1小时皮下注射山莨菪碱10mg、安定10mg。

（4）检查纤维镜、光源及各部件是否完备齐全，证实光源良好，透镜清晰，焦距满意，活检孔通畅，活检钳、电凝器、电圈套器等效能满意，方能使用。

4. 操作方法

（1）检查体位一般取仰卧位或左侧卧位，屈曲双腿。

（2）操作一般由术者、助手两人进行。术者掌握操作部，助手握住镜末端和镜管部。

先应做肛管直肠指诊，后将涂擦润滑剂的镜尾端轻缓插入直肠内。术者左手握镜头操作部，左示指操作吸引，打气和喷水开关；右手调节调整方向装置，在直视下沿肠腔中心徐徐推进。通过直肠瓣、直肠乙状结肠连接处、乙状结肠降结肠接连部、脾曲和肝曲，进入升结肠。在进镜时常需注入少量空气，使肠管扩张，看到肠腔后再推镜前进。如果未看到前方肠腔，且不可贸然推镜前进。如结肠壁出现苍白或患者感觉疼痛，则应停止进镜，以免造成结肠损伤。

镜管通过乙状结肠时是沿肠腔的外缘前进，不能充分检查全部肠腔；向外拉回时沿肠腔内缘可看到全部肠腔。乙状结肠黏膜皱褶的大小和形状不同，有竖褶和横褶，乙状结肠的长度也不一致。如有畸形、炎症、粘连和固定推进结肠镜困难，需转动镜身，弯曲尾端，推进和拉回，手压腹壁，再向前推进，有时需 X 线透视帮助。

乙状结肠与降结肠接连部可见肠腔缩窄和黏膜正常的窄环，乙状结肠与降结肠成角，有时进镜困难。可将镜弯曲成角，固定乙状结肠上端，（或在 X 线透视下）将镜身回拉一定距离，使乙状结肠变直变短，则镜端可顺利通过此连接部。或将镜管由肛门拉出 25cm，镜尾端向患者左侧逆时针旋转 180°，镜尾则向患者的右侧，再向前推进入降结肠。降结肠是三角形肠腔。黏膜皱褶呈环形，分布比较一致。镜达脾曲时，体瘦者在腹壁左侧可看到亮光。脾曲可见一特殊黏膜皱褶，形似鸡爪；悬于肠腔，将肠腔分为 2 个短道，1 个向上向外，成为盲端；一个弯向右，通于横结肠。若进入横结肠后不能前进，常因结肠镜管弯曲，使乙状结肠扩张向上，有时触到膈肌，可引起不适、恶心和腹痛，此时可将镜尾端钩在脾曲，拉回结肠镜，使乙状结肠变直，增加镜尾端力量，通过横结肠。横结肠过长和胃结肠韧带松弛，通过困难，可改变患者为左侧卧位或垂头仰卧位，压迫腹前壁帮助通过。

肝曲有时可见松弛黏膜皱褶，悬于肠腔，表示横结肠与升结肠的界限，由此处到达结肠回胃部并不困难。进入盲肠可见回盲瓣，有时可进入回肠末端。结肠镜到达盲肠后缓慢拉出时尽力弯曲镜尾端，以便较好地察看到各部结肠的全周黏膜。应注意黏膜充血、水肿、糜烂、溃疡、突起物和瘢痕；结肠憩室及其出口排出物；结肠炎的范围、部位；腺瘤和癌的部位、形状、大小、活动度、侵犯肠周径范围，亦可行腺瘤电切，或取组织病理检查。检查完毕时吸出肠内气体，减少肠腔压力，使患者舒适。

（3）详细记录发现病变和异常情况的部位、与肛缘间的距离。

（4）检查完毕后用清水冲洗镜管全部，并用吸引器冲洗各管道，然后用 1/1000 苯扎溴铵液或 75％乙醇溶液冲洗数次，后将管道吹干，擦干镜管表面，涂蜡保护，悬吊于结肠镜柜中保持伸直位置。

5. 并发症

发生率平均为 0.25％～ 0.4％。

（1）肠穿孔：发病率为 0.06％～ 0.2％，需手术治疗。因结肠空虚，若穿孔较小，腹膜刺激征不明显，也可非手术治疗。

（2）出血：黏膜损伤所致，浆肌层撕裂，肠系膜撕裂损伤或脾损伤所致腹腔出血，少量出血可观察和非手术治疗，严重出血则需要积极处理，必要时也应手术治疗。

（3）腹膜后和纵隔气肿：可自行消散，腹膜后气肿并有少量腹内积气的患者，可非手术治疗，但要密切观察。

（4）菌血症：发病率高达21%，常见拟杆菌、梭状芽孢杆菌、甲型溶血性链球菌和葡萄球菌。给予抗生素治疗。

（5）腹胀、低血压、结肠梗阻和扭转：常非手术治疗症状缓解。

（六）X线检查

此检查是诊断肛肠病的主要方法之一，近年来，其他先进的影像学检查方法虽然逐步采用，但X线检查仍有其重要意义，选择检查方法应循适应需要、由简至繁、减少痛苦、减轻负担的原则。

1. X线胸部摄影

确定有无肺结核和肿瘤转移；腹部平片看有无结肠狭窄、梗阻，并确定病变部位和性质；骨盆摄影了解有无肿瘤骨转移，骶、尾骨侵犯受损。

2. 静脉肾盂造影

静脉肾盂造影确定肿瘤是否与输尿管粘连、侵犯、压迫，而引起输尿管梗阻，肾盂积水。

3. 钡剂灌肠或气钡双重对比结肠造影

钡剂灌肠或气钡双重对比结肠造影，可观察直肠结肠形状，有无梗阻、肿瘤及慢性炎症、过敏性结肠炎和结肠憩室、畸形。

一般在X线检查前做普通灌肠2次，或服缓泻剂。检查之后亦应服泻药或盐水灌肠清除钡剂，以免肠内残留钡剂变成硬块嵌塞造成肠梗阻。

4. 血管造影及介入治疗

血管造影及介入治疗为经股动脉插管做腹腔动脉、肠系膜上或下动脉选择性或超选择性造影，用于供血区的不明原因出血、血管性病变、肿瘤性病变的诊断和治疗，如药物灌注、栓塞，或栓塞加化疗等。

5. 瘘管造影

为用碘剂注入瘘管的造影方法。用于对肛瘘及其他有关瘘管的诊断。可以了解瘘管的位置、数目、大小、形态、深度及走向。

6. 排粪造影

排粪造影是测定肛门括约肌和肛管直肠形态功能及动力学功能的方法，测定肛管直肠角、肛管轴和直肠轴移位，耻骨直肠悬韧带作用和盆底肌肉功能。能指出肛管直肠角的大小，盆底下降程度，直肠排空动力学的障碍，直肠构型的改变，如直肠前突、直肠套叠。指征：

（1）长期便秘、排便困难者。

（2）直肠排空不尽的感觉。

（3）非肿瘤性的肛坠胀感觉。

（4）便秘史有不同程度失禁。

（七）肛肠CT检查

CT扫描是检查肛管、直肠和乙状结肠癌的较灵敏方法。可发现骶前、盆侧壁、盆器官和淋巴结的癌侵犯。确定癌的大小、肠壁内、向直肠周围脂肪、子宫和肌肉内的扩散。如将直肠以空气膨胀，扫描时静脉注射高血糖素和泛影酸盐，可更准确分期早 期直肠癌。可早期发现结肠直肠癌手术后局部复发、盆腔肿块范围、远处转移、输尿管移位和梗阻、腹膜后腺病、肝转移和腹膜反折与会阴之间区域侵犯。能鉴别盆腔内复发肿块和手术后组织移位及纤维变性、输尿管癌侵犯和纤维变。但不能指出直肠壁结构，不能区别因癌侵犯肌肉增厚或因纤维变性增厚、放疗后水肿或纤维变性、肛提肌或梨状肌区内肿瘤。手术前、手术后CT扫描可帮助制定手术、化疗、放疗合适的治疗措施。

（八）肛裂检查

肛裂（anal fisser）是指齿线以下肛管皮肤裂开性溃疡，多见于青壮年。

三、病因

1. 解剖因素

肛管后方系外括约肌浅部形成的尾骨韧带，伸缩性差。肛提肌大部分附着肛管两侧，对肛管两侧有较坚强的支持作用，且肛管与直肠末端相连形成了一定的曲度。排便时肛管后方承受压力最大，故易损伤。

2. 慢性炎症

肛门皮炎、慢性湿疹、肛窦炎、乳头炎、直肠炎等，其反复发作，导致肛管皮肤弹性减弱，易于撕裂破损。

3. 损伤

干结粪块、分娩、排便过度用力、肛管直肠检查操作不妥均可造成肛管皮肤直接损伤，继发感染则可形成肛裂。

四、病理

急性肛裂，因病期短，裂口新鲜，底浅、整齐，无瘢痕形成。慢性肛裂常见一深达内括约肌的慢性溃疡，上端有肥大的乳头，下端有结缔组织外痔（前哨痔），即称三联征。并存肛周脓肿，即四联征，或有肛瘘，五联征等。

五、检查与诊断

肛门视诊、触诊，两手拇指轻轻分开肛门口，即可看到溃疡。一般不做指检、肛镜检查，如有必要，应在局部麻醉下进行。

六、鉴别诊断

1. 肛管结核性溃疡

曾有结核病史，其溃疡的形状不规则、边缘不整齐、疼痛不明显，无前哨痔。分泌物涂片找结核分枝杆菌，组织病理检查可以明确诊断。

2. 克罗恩（crohn）病

溃疡不规则、底深、边缘潜行，常并存有瘘，且伴有全身症状，如贫血、腹痛、间歇发热等特征。

3. 肛管癌

皮肤形成不规则溃疡、坚硬，表面有特殊臭味的分泌物，持续剧痛。组织病理检查可以确诊。

七、诊断标准

（1）病史常有肛痛、出血、便秘、肛门瘙痒等症状。

（2）肛门视诊。必要时取组织病检鉴别诊断。

八、治疗

1. 非手术治疗

（1）保持排便通畅。养成良好的排便习惯；使大便软化，可服缓泻剂，多食含纤维素丰富的食物。

（2）保持肛门局部清洁。每晚或排便后可用 1 ∶ 5000 高锰酸钾溶液或 3% 温盐水坐浴。

（3）局部麻醉下扩肛，解除肛门括约肌痉挛。

2. 手术治疗

（1）内括约肌切断术：局部麻醉下在肛管侧位的内、外括约肌间沟处做 1.5cm 长纵向切口，用有槽探针或血管钳进入内外括约肌间挑起内括约肌下缘将其切断，断端结扎止血，缝合切口。术后肛门坐浴（1 ∶ 5000 高锰酸钾溶液），1 周后拆线。

（2）肛裂切除术：局部麻醉或腰麻下全部切除前哨痔、肥大的肛乳头、肛裂，必要时切断部分内括约肌。术后换药、坐浴，保持大便通畅。

九、疗效与预后

（1）创面越合，无并发症。

（2）症状缓解或消失。

第二节　肛窦炎、肛乳头炎

一、概述

肛窦炎是肛窦和肛瓣发生感染的炎症，肛乳头炎（anal papillitis）则是乳头红肿肥大。前者又称肛隐窝炎（anal cryptitis）。二者因解剖关系，其病因、症状相似。

二、病因

肛腺感染，炎症扩散，可至括约肌间隙或直接蔓延，沿淋巴扩散或沿联合纵肌的纤维扩散，因而可导致肛管直肠周围各部位发生脓肿。

三、诊断

1. 症状与体征

（1）肛周脓肿位于肛门旁皮下，局部红、肿、热、痛，可扪及波动感。全身症状较轻。

（2）坐骨直肠窝脓肿：有高热、寒战、乏力、食欲缺乏。肛管直肠疼痛，为跳痛，排便时疼痛加剧。指检患处有触痛，并可触及包块。B超可探及液性包块，穿刺肿块可抽出脓液。

（3）骨盆直肠窝脓肿：患者有高热、寒战、头痛等较重的全身中毒症状，直肠肛管坠胀，排尿不畅致尿潴留。指检有深压痛。B超探及盆腔可发现液性包块。

（4）直肠后窝脓肿：全身中毒症状较重，骶尾部胀痛，尾骨处压痛明显。直肠后壁触压痛，有波动感，穿刺可抽出脓液。

（5）直肠黏膜下脓肿：全身症状较轻，直肠局部刺激症状明显。有便频、里急后重、肛坠、黏液便等。指检可触及肿块，有波动感。穿刺可抽吸出脓液。

2. 实验检查

X线检查及B超检查结果均为确诊的主要依据。

3. 诊断性穿刺检查

简而易行，但不适用于结核性感染和恶性肿瘤继发脓肿。

四、鉴别诊断

1. 肛周毛囊炎、疖肿

多发生于尾骨及肛周皮下，局部肿胀，略隆起，有脓溢出，可见脓栓。

2. 骶骨前畸胎瘤合并感染

肛内指检，直肠后肿块光滑，有囊性感，无明显压痛。X线检查可见肿块位于骶前，将直肠推向前方，X线片上还可见散在钙化阴影。术后病理可确诊。

3. 克罗恩病并发肛周脓肿

发病率为20%，局部红肿，多自溃破，常伴有肛瘘，疼痛不明显。结肠镜检查和病理检查可明确诊断。

五、诊断标准

（1）病史有全身发热、畏寒、乏力或头痛。局部有肛痛、肛坠胀。排便刺激症状，如便频、里急后重等，有的可发生尿潴留。

（2）肛诊、直肠指诊、肛镜检查可了解病灶部位、大小、范围。

（3）实验室检查、X线及B超检查有助于诊断和鉴别诊断。

（4）诊断性穿刺检查简易可行。

六、治疗

1. 非手术治疗

（1）全身应用抗生素，如青霉素、庆大霉素、喹诺酮类药氟哌利多，或磺胺类、甲硝唑等。

（2）局部理疗；温水坐浴可促进炎症吸收。

2. 手术治疗

（1）深部脓肿：穿刺定位，切开脓肿，放置引流条。引流要通畅。术后坐浴，换药。保持大便通畅。

（2）肛旁皮下脓肿：应做放射状切口，切口敞开，以利引流。

（3）坐骨直肠窝脓肿：一般在距肛门3cm处做一前后纵向切口，手指分离纤维直达脓腔。切口应宽大，防止过早闭合影响引流。

（4）直肠后窝脓肿：切口应距肛缘1.5cm，在后正中稍偏波动明显的一侧，做前后纵行切口，不会损伤尾骨韧带。

（5）直肠黏膜下脓肿：在双叶肛门镜下显露黏膜下脓肿，纵行切开黏膜，并切除部分黏膜，引流管由肛门引出。

（6）脓肿切开一期挂线：适于肛提肌以下但有内口在肛管直肠环之上的脓肿。切开脓肿后，按肛瘘挂线操作进行挂线术。术后坐浴、换药。此法避免了二次手术。

七、疗效与预后

（1）治越率达85%～90%。

（2）慢性期可并发肛瘘。肛窦是肛瓣与直肠之间形成的一个底在下、口向上的小袋。深3～5mm，袋内有肛腺的开口。干结粪块可直接损伤，稀粪便可存留其中，均能引起炎症。肛窦炎常并发肛乳头炎，肛裂、肛瘘也最易并发肛乳头炎。

第三节 肛管直肠周围脓肿

一、概述

发生于肛管直肠周围软组织及其间隙的急性化脓性感染，称为肛管直肠周围脓肿。

二、病因

因肛管直肠周围为丰富的蜂窝组织，容易感染形成脓肿。其病因如下：

1. 感染因素

（1）肛腺感染。

（2）肛门周围皮肤损伤，如肛裂、直肠异物、肛管直肠手术不恰当操作、内痔注射等损伤后的继发感染。

2. 全身因素

全身因素糖尿病、白血病、再生障碍性贫血等，致使患者全身虚弱，抗感染力下降，易诱发肛周感染、脓肿的发生。

第四节 肛 瘘

一、概述

肛管直肠与肛门周围皮肤相通的感染管道，称为肛瘘（anal fistula）。亦多发生于青壮年。

二、病因

多系肛管直肠周围脓肿转变为慢性感染的结果。此外，少数可由结核感染、溃疡性结肠炎、克罗恩病等引起。

三、病理

肛瘘有原发内口、瘘管、支管和继发性外口。内口是感染源的入口，90%为原发性，多位于肛窦内及其附近。其中 80%左右又处在肛管后正中线的两侧。继发性内口多为医源性，如探针检查或手术操作不当造成。也有少数因为脓肿向直肠肛管内破溃所引起的。瘘管有直有曲；有时有主管道，也有分支。外口即为脓肿破溃处或是引流部位。多位于肛管周围的皮肤。因感染、粪便不断地流入管道引起炎性反应，管壁组织增生，管内填充炎性肉芽组织，可使其经久不越。瘘管引流不畅，可再发生脓肿向周围扩散，又形成新的脓肿。脓肿破溃产生另一个新的外口，故外口可有多个。

根据瘘管的病理变化，瘘内口的位置、瘘管的行经途径，按 Parks 分为四类。

（1）括约肌间肛瘘（低位肛瘘）。

（2）经括约肌肛瘘（低位或高位肛瘘）。

（3）括约肌上肛瘘（高位肛瘘）。

（4）括约肌外肛瘘（高位肛瘘）。

四、检查与诊断

1. 肛管检查

肛缘周围皮肤可见一个或几个外口，呈乳头状突起或肉芽组织隆起，按压有脓液溢出。低位肛瘘皮下可触及一索状物，自外口通向肛管。高位肛瘘外口有时可有多个，如肛管左右侧均有外口，应考虑为“马蹄铁”形肛瘘。将肛门正中横行画一直线，外口在此线前方多为直形瘘；若外口在此线后方，则多为弯形瘘，且内口多在肛管后正中处。

2. 肛镜检查

肛镜检查内口充血、水肿、凹陷或有脓液流出。指检内口处压痛，为硬结。探针由外口探入内口，另一手示指在肛内以助确定内口部位。此法多用于单纯瘘管。

3. 染色法检查

肛内置 1 块白纱布，从外口注入亚甲蓝，取出纱布看染色，以确定内口的大致部位。

4. X 线造影

自外口注入造影剂后摄片，可了解瘘管行经途径及内口数目、位置。

五、鉴别诊断

1. 化脓性汗腺炎

其病变在皮肤、皮下组织。窦道与肛管不相通。

2. 骶尾部囊肿

骶尾部囊肿，病程较长或为先天性疾病。常有尾部胀痛，瘘口多在尾骨附近，距肛缘远。瘘口内陷，不易闭合。探针可探及骶前一较大囊腔，不与直肠肛管相通。X 线肠道和囊肿造影、组织病理检查以助鉴别诊断。

3. 肛管直肠癌

癌肿晚期，可溃烂形成瘘管。其特点是肿块坚硬，呈菜花状，溃疡深大，分泌物恶臭，局部持续剧痛。组织病理检查可鉴别。

六、诊断标准

（1）有肛周感染、脓肿病史。肛门周围皮肤伤口反复流脓或红肿、破溃，经久不愈。

（2）肛门周围皮肤有外口，经探针检查或染色法可发现内口，必要时做 X 线瘘管造影。

（3）组织病理检查确诊瘘管性质。

七、治疗

肛瘘必须手术治疗，能否治愈，关键是准确找到内口，并将其完全切开或切除。

1. 挂线疗法

挂线疗法是一种简单而易行的慢行切割法。方法是在局部麻醉下，探针由外口探入内口穿出。将橡皮筋系在探针头上，然后退回探针，橡皮筋则由内口经瘘管被牵至外口。切开内外口间的皮肤层，收紧橡皮筋结扎。术后坐浴、换药。

2. 瘘管切开术

若对于低位肛瘘，原则是将瘘管全部切开，并切除部分皮肤，刮除管壁内肉芽组织。若内口在肛管直肠环上方（括约肌上瘘或括约肌外瘘），则瘘管不可全部切开。应切除瘘管肛缘外的部分，经肛管直肠环部采用挂线疗法。术后坐浴、换药。

3. “马蹄铁”形肛瘘的治疗

亦多用切开加挂线疗法。先用有槽探针由两侧外口探入，分别切开两侧瘘管至后中线出汇合。然后根据探查内口与肛管直肠环关系，决定是否加挂线疗法。如果内口在肛管直肠环以上，则应加挂线疗法；如果内口在肛管直肠环以下，则可一次性全部切开瘘管、括约肌浅部和皮下部，不会导致肛门排便节制功能受到影响。术后坐浴、换药。

第五节　痔

一、概述

痔（hemorrhoids）是直肠下端黏膜和肛管皮肤下静脉丛扩张、迂曲形成的柔软静脉团，是一种常见病。男女皆可得病，女性发病率高，且 20 ～ 40 岁较多见，俗称“十人九痔”。

二、病因

痔的病因并不完全明了，常与多种因素有关。目前认为主要与下列几种因素有关：

1. 肛垫滑脱学说

肛垫是肛管血管垫的简称，位于直肠肛管上的组织垫。为解剖学的正常组织。它由静脉或静脉窦、结缔组织、平滑肌（又称 Treitz 肌）所组成。Treitz 肌一部分附着肛管黏膜下肌肉壁上，还有一部分包绕痔静脉丛和放射到肛周皮肤，起着坚强的固定和支撑作用。当某些原因使这种结构受到破坏，就失去其支撑作用和效能，则血管膨胀、静脉曲张，肛垫下移到肛管则成为痔。如便秘、妊娠，还有体位、饮食等均可使肛垫充血，易诱发痔的发生。

2. 静脉回流受阻

直肠上静脉属门静脉系，无静脉瓣。痔静脉丛及小静脉壁很薄弱，对静脉内增高的压力抵抗力较低，且直肠下端黏膜组织疏松，故易于使血液淤积、静脉扩张。若某因素使静脉回流受阻，则痔静脉迂曲、扩张为痔。如引起腹腔压力增高的便秘、妊娠、腹水、盆腔巨大肿瘤、前列腺肥大等均可并发痔的出现。

3. 炎症

肛周感染、肛腺炎引起静脉周围炎，静脉壁纤维化，失去弹性而扩张成痔。

三、病理

一般来讲，痔组织和正常的痔区组织在显微镜结构上无明显差异。主要成分有：黏膜和肛管上皮；大量的血管和平滑肌纤维；丰富的结缔组织。据此，临床上可分为外痔、内痔、混合痔。因痔发生的病理过程中表现不同的症状，内痔可分为四期：

Ⅰ期：痔静脉淤血，痔区黏膜呈结节隆起，痔块不脱出，排便时带血，有时滴血、喷鲜血。

Ⅱ期：静脉淤血加重，痔块变大，排便时痔块脱出。便后痔块可自行还纳入肛内，便时可伴较多的出血。

Ⅲ期：由于支撑肛垫的组织纤维化，失去弹性，排便后痔块脱出不能自行还纳入肛内，需借助手托送或平卧休息后回纳肛内。稍有咳嗽、剧烈运动等腹压增大时，痔块就脱出来，便血却较少。

Ⅳ期：痔块因长期脱出肛外，即使复回，便时又脱出，此已是内外痔相通，表面覆盖黏膜和肛管上皮。肛门常有分泌物、瘙痒。

四、检查与诊断

肛门视诊：可见肛门有无外痔、混合痔、痔脱出等。双手拇指牵开肛门，还可见内痔的病理表现。直肠指诊，可扪及内痔有血栓形成或纤维化。同时，还可了解肛管直肠中下段的其他疾病。肛门镜检查：观察痔块的部位、数目、大小，有无糜烂、溃疡、出血等。必要时可取组织病理检查。

五、鉴别诊断

1. 肛裂

肛裂便血伴疼痛，呈周期性。检查可能发现肛门后正中或前正中肛管皮肤有全层纵行裂口、溃疡形成、乳头肥大。

2. 低位直肠息肉

息肉多发于幼儿。单发息肉有细长蒂，呈乳头状，紫色或暗红色，易出血，质柔软，指诊可扪及。多发性息肉，个小呈颗粒状凸起，散在分布，易出血。

3. 直肠脱垂

除病史外，多发于儿童、老年。脱出的直肠黏膜呈圆形、红色，表面光滑为“放射性”

的皱襞。若直肠全层脱出，则呈圆柱状，有同心圆似的环形沟，表面光滑柔软，为正常黏膜，可回纳。

4. 肛乳头肥大

较大的肛乳头有时脱出，擦破出血。位于齿线，呈三角形，覆盖上皮，色灰白或黄白，质硬有触痛。

5. 肛管直肠癌

肛管低位直肠癌可能有出血及齿线上下方肿块，但出血呈暗红色或果酱色。肿块质硬，表面不光滑，常有溃疡或呈菜花状。直肠指诊、肛门镜检查及取组织病理检查，可资鉴别诊断。

六、诊断标准

1. 病史

内痔常有间断性排便后出血、脱出或肛门有分泌物、瘙痒不适。有时肛门坠胀感。劳累或食刺激性食物可诱发。若排便后突然感到肛门剧痛，影响行走，可想到血栓性外痔发作，即内痔脱出嵌顿。

2. 肛门视诊

直肠指诊、肛门镜检查可以对各类痔做出明确诊断。

3. 内镜检查及取组织病理检查

可以了解肛管、直肠疾病，有助于鉴别。

七、治疗

1. 一般疗法

（1）调理粪便服用缓泻剂，如麻仁丸、便乃通等，使大便通畅，但不可服剧烈泻剂，造成腹泻。

（2）饮食食物应容易消化，少含渣滓。应注意粗粮、细粮搭配，肉类、水果都要有。要少食或不食浓茶、咖啡、酒以及辛辣食物，减少对肛管的刺激。

（3）局部处理避免刺激肛门，减少摩擦。不宜久坐，便后热水坐浴。局部涂擦痔疮膏。

2. 注射疗法

注射疗法适用于无并发症的内痔Ⅰ、Ⅱ期。常用5%的苯酚植物油溶液1～2mL，注入痔顶端的黏膜下。切忌注入齿线以下的皮肤内，每次注射内痔块1～3个。每两个注射点有一定间隔，否则，注射处组织纤维化连成一片，可导致肛门狭窄。每隔5～7天注射一次。一般注射后无不良反应，仅感肛门坠胀。如操作时局部消毒不严，或注射过深，可引起肛周感染，形成脓肿。注射治愈率为90%以上。

3. 胶圈套扎法

胶圈套扎法适用于各期内痔，但以Ⅱ期为主。方法可用吸入套扎器将痔块用胶圈套扎在其根部；亦可用血管钳套扎法将胶圈套扎在痔块根部。每次套扎 1 ～ 3 个，术后用高锰酸钾溶液坐浴。术后 24 小时内不宜排便，以防痔脱出、水肿或嵌顿出血。

4. 冷冻疗法

此疗法适用于Ⅰ～Ⅱ期内痔。应用液态氮（−196℃），并通过特别探头接触到痔。每次 1 ～ 2 分钟，痔组织 变为白色冰球。术后分泌物较多，疼痛剧烈，且持续时间长。伤口愈合缓慢，易复发。

5. 红外线照射疗法

此法适用于Ⅰ～Ⅱ期小型内痔，产生黏膜下纤维化，固定肛垫，减轻脱垂。探头对准痔基部黏膜，照射 15 秒。每个痔块照射 4 个点。方法简单，疗效快，无痛，但复发率高。

6. 肛管扩张法

肛管扩张可解除肛门括约肌痉挛，改善局部血流供应与静脉回流，降低直肠内压力，对痔出血疗效较好。适用于肛门括约肌紧张，肛管高压静 9.8kPa（100mmH_2O）。老人、经产妇及腹泻者忌用。方法：1% 普鲁卡因局部浸润麻醉。两手示指中指缓慢伸入肛内，向左右牵拉 5 分钟。术后定期用扩肛器扩肛数月。

7. 手术治疗

手术治疗适用于Ⅱ、Ⅲ、Ⅳ期内痔，特别是外痔为主的混合痔。

（1）外剥内扎法：在局部麻醉或骶管麻醉下，肛管扩张后，经肛门在肛缘做“V”形切口，行外痔剥离。剥到内痔根部，拉起痔块，在痔根部予以缝扎，然后切除痔组织，创面敞开。术后坐浴、换药。

（2）痔环形切除术：适用于严重的环行痔或伴有直肠黏膜脱垂。缺点创面大，术后若感染，易引起肛门狭窄。方法是在齿线下做一环形切口，细致分离肛管下端所有曲张静脉团，并予以切除。然后将直肠黏膜与肛缘皮肤间断缝合。术后第 2 天坐浴、换药。

第六节　直肠脱垂

一、概述

直肠脱垂（rectal prolapse）是指肛管、直肠和乙状结肠向下移位。仅是黏膜下脱的是不完全脱垂；直肠全层下脱的为完全性脱垂。脱垂部分在直肠内是内脱垂；脱出肛门外是外脱垂。按脱垂程度分为三级。

二、病因

1. 解剖因素

小儿骶骨发育不完全，弯曲度尚未形成，直肠呈垂直状；或直肠前凹处腹膜反折较正常的。当腹压增高，肠襻可直接压于直肠前壁，并将其向下推出而致脱垂。

2. 盆骶组织薄弱

老年人肌肉松弛、萎缩，女性生育过多或分娩损伤会阴部，幼儿发育不全均可致盆底筋膜发育不全、萎缩，不能支持直肠于正常位置。

3. 长期腹内压增高

如慢性腹泻、长期便秘、前列腺肥大排尿困难、慢性咳嗽病等都可为直肠脱垂的诱因。

三、病理

不完全脱垂是直肠下部黏膜与肌层分离，向下移位，形成皱褶。有时为部分黏膜，有时为全周黏膜。临床称为 1 级脱垂。脱出肛外的黏膜呈“放射性”皱襞。表面黏膜有光泽，可有散在出血点或糜烂。完全脱垂可因括约肌收缩导致静脉回流受阻，黏膜红肿糜烂。后期，直肠由骨盆后壁分离，乙状结肠下脱，括约肌和肛提肌松弛，肛管增大，有时小肠脱垂于直肠内。如长期不能恢复，可发生绞窄性肠梗阻。

四、检查与诊断

1. 体检

可发现脱出肛外的直肠黏膜或直肠全层脱出。不完全脱出的黏膜为红色球形肿块，突出肛外 2 ~ 5cm，由肿块中心呈“放射状”的皱襞。直肠全层脱出肛外，可见一圆柱形肿物，表面为环形皱褶的黏膜。内脱垂时，侧卧位或蹲位指诊，在直肠壶腹部可触及套叠的黏膜，柔软、光滑，上下可移动，脱垂部与肠壁间可触及一环形沟。

2. 内镜检查

见脱垂黏膜，肠壁塞满肠腔，黏膜充血、水肿、肥厚，或有散在的小溃疡、出血。

3. 排便造影

排便造影是有诊断价值的检查，且能与其他排便障碍综合征鉴别。

五、鉴别诊断

（1）环状内痔除病史外，环状内痔脱出，可见到充血肥大的痔块，呈梅花状，易出血。直肠指检括约肌收缩有力，而直肠脱垂肛门松弛。

（2）直肠内黏膜脱垂应与排便障碍综合征相鉴别。经内镜检查及 X 线造影检查可以确诊。

六、诊断标准

（1）多见于儿童、老年人。病史有便秘、排便不规律，直肠胀满、排便不尽。排便时有肿物脱出，便后缩回，久站、咳嗽及剧烈活动又脱出。有时伴有排尿困难，腰部、尾部不适等症状。

（2）体格检查肛门视诊可见肛门外有脱出的黏膜或脱出的全层直肠管壁。直肠指诊可触及套入肛管、直肠内拥塞的黏膜或肠管壁。

（3）内镜检查及 X 线造影可以对各类直肠脱垂确诊，同时可以对其他排便障碍综合征鉴别诊断。

七、治疗

1. 改善情况

改善患者全身情况，去除引起腹内压增高的因素。

2. 儿童治疗

儿童直肠脱垂多可自越。发病时手法复位，用纱布卷堵住肛门，再将两臀部用胶布固定，暂时封住肛门。

3. 注射疗法

用 5% 苯酚植物油注射于直肠黏膜下或直肠周围一圈。分 4 ～ 5 处注射，每处 2mL，总量 10mL。注射途径：

（1）经肛镜在直肠内将药液注射到黏膜下层，使黏膜与肌层粘连。

（2）经肛周皮肤在直肠指诊下做直肠周围注射，使直肠与周围粘连固定，7 ～ 10 天一次，共 2 ～ 3 次。此法适用于老年、体弱者。

4. 手术治疗

手术治疗适用于重度直肠脱垂。

（1）直肠悬吊固定术：经腹将直肠后壁游离到尾骨尖再把直肠向上牵拉，用两条阔筋膜带或人造织品带子（尼龙或丝绸带），一端缝合在直肠前壁侧面，另一端固定于骶骨岬前筋膜上。术中注意防止损伤骶前静脉和神经。手术简单，复发率及死亡率低。

（2）肛门圈缩术：该法用银丝环置入肛管周围皮下组织，使松弛的括约肌紧缩。2 ～ 3 个月后取出。适用于老年、体弱者。方法简单，复发率较高。

（3）脱垂肠管切除术：经腹游离直肠，提高直肠，固定直肠于骶骨岬前筋膜，并切除冗长的乙状结肠。复发率低。

第七节　直肠癌

一、概述

直肠癌（rectal carcinoma）系发生在直肠的上皮组织恶性肿瘤，是消化道最常见的恶性肿瘤之一，发病率仅次于胃癌、食管瘤，且有增加的趋势。男性较常见，多见于 40 岁以后。国内青壮年直肠癌发生率高于国外。

二、病因

确切病因仍不甚清楚。目前大家公认的首列因素，如直肠腺瘤，特别是绒毛状腺瘤与家族性腺瘤病，血吸虫病肠炎和肉芽肿，直肠慢性炎症等均可发生癌变。高脂肪、高蛋白、低纤维素饮食及维生素缺乏与直肠癌的发生也有一定的关系。

三、病理

直肠癌的病理包括其形态分型、组织分型、恶性程度分级、病理分期和传播扩散方式等。

形态分型与组织分型：

1. 隆起型或息肉样癌

其为组织分化程度高的腺癌。常局限于较小的范围肠壁，与周围组织分界较清楚。转移较晚，预后好。

2. 溃疡型

溃疡型最为常见，约占50%，低分化腺癌。表现为恶性溃疡，边缘硬面整齐、向外翻转，外观似火山口状。表面易出血、坏死和感染。向肠壁深层浸润，以致穿透浆膜，侵犯邻近器官，转移较早。

3. 狭窄型和环型

组织分型多呈低分化腺癌或未分化癌。肿瘤在黏膜面并不形成明显或较大的肿块，而是由黏膜面向黏膜下及肠壁深层环绕肠腔浸润生长，常累及肠管全周，使局部肠壁增厚，周径明显缩小形成环状狭窄。

4. 胶样癌

肿块外形不一，或隆起或伴溃疡形成，有大量凝胶表现。组织学类型多为印戒细胞癌或黏液细胞癌。生长较慢，转移较晚，局部侵犯广泛，不易彻底切除，常伴局部复发。此外，直肠腺棘细胞癌和鳞状细胞癌均为少见。多发生于肛管和肛周皮肤。前者为腺癌与鳞状细胞癌两种成分混合存在。多为浸润性生长，预后较差。依癌细胞分化程度，腺癌可分为Ⅰ、Ⅱ、Ⅲ、Ⅳ级，即低恶性（高分化）、中等恶性、高恶性（低分化）和未分化性癌四级。黏液腺癌和印戒细胞癌恶性度较高，未分化癌恶性度最高，预后差。

四、检查与诊断

（1）肛管直肠指诊，可触及肿块的位置、形态、大小、活动度、侵犯范围以及与邻近脏器的关系。低位直肠癌晚期腹股沟区有时可触及转移的淋巴结。

（2）直肠镜检可直接观察肿瘤的病理变化，并可取活组织病理检查确诊。

（3）如无明显的肠梗阻，应行钡剂灌肠和纤维结肠镜检查。可明确结肠有无多发性癌灶。

（4）直肠内B超、盆腔CT检查等，可了解肿瘤局部侵犯的范围，腹盆腔脏器，如卵巢、肝脏和淋巴结有无转移及腹水。

（5）胸部 X 线片可了解肺部有无转移。

（6）CEA 检查对临床术前诊断无特异性。但对术后复发的临床监测有重要价值。

（7）SPECT 检查对于肿瘤的骨转移诊断很有临床意义。

五、鉴别诊断

1. 痔

内痔出血鲜红，轻者便后滴血，重者为喷血，且排便后自行停止。直肠癌早期，便血可鲜红或暗红，量不多，且间歇发作，主要为脓血便。直肠指诊、镜检以资鉴别。

2. 直肠息肉

直肠镜检取活组织病理检查确诊。

3. 肠炎、痢疾

出现腹泻、脓血便、里急后重等症状。需做肠道细胞学检查，直肠镜、纤维结肠镜检查有助于明确诊断。

六、诊断标准

（1）临床症状排便习惯改变，便血或为血性黏液便，粪便变形、变细，便次增多，有里急后重感，或排便困难等。

（2）肛管直肠指检可扪及直肠内肿块，或肠壁变硬，肠腔变狭窄，指套有血性黏液。

（3）直肠镜检查可发现肠内有新生物，取组织病检确诊有癌细胞。

（4）B 超：腹、盆腔 B 超可发现卵巢、肝脏等有转移癌灶。

七、治疗

直肠癌以手术治疗为主，辅以化疗、放疗等综合治疗。

1. 手术治疗

（1）腹会阴联合切除术（Miles 术）适用于直肠下段癌。切除肿瘤后行左下腹永久性乙状结肠造口术；或会阴部原位结肠造口，一期股薄肌或臀大肌再造括约肌术；或行结肠人工套叠式肛门直肠重建术。

（2）非晚期的直肠中上段癌均考虑经腹直肠癌切除吻合术。吻合口位置较低，手法吻合困难时可用吻合器吻合，或因在腹腔内吻合困难而改为经肛拉下式肛外吻合。

（3）如癌肿已侵犯阴道后壁、子宫，就行子宫全切除或子宫、附件、阴道后壁切除术。

（4）直肠癌肝转移者，尽量争取切除原发病灶而保留肛门，然后行肝动脉插管化疗。如肝脏为单个或局限于肝脏可行择期肝叶切除术。如局部病灶切除不彻底，则行姑息性肠段切除，直肠残端缝闭，左下腹乙状结肠造口术。如原发在齿线附近，则只能行姑息性腹会阴联合切除术。

（5）直肠癌并发肠梗阻手术方式，应根据肿瘤的局部情况、患者耐受手术条件决定。

2. 非手术治疗

（1）放射治疗：对原发瘤灶较大、固定，局部手术切除有困难者，行术前放疗可提高肿瘤的手术切除率及术后的 5 年生存率。

（2）化疗：化疗仅适应于非 Dukes A 期病例。直肠放疗加化疗可提高放射治疗的效果。常用化疗药物有 5-FU、丝裂霉素、环甲基亚硝脲、替加氟、顺铂、卡铂等。方法很不一致，还有待大量的前瞻性研究的病例，以期提高综合治疗的疗效。

八、疗效与预后

根治性切除的病例 5 年生存率为 50%～70%。

第八节　肛管、肛周恶性肿瘤

一、概述

肛管癌发生在肛管上，即自齿线到肛门开口。以肛门为中心，直径 5 ～ 6cm 圆形区域的癌，称为肛周癌。比较少见，占大肠癌的 1%～ 4%。前者较后者多见，且前者又多见于女性。鳞状细胞癌为主，约占 80%。其他还有基底细胞癌、恶性黑色素瘤等。

二、病因

1. 病毒

乳头状病毒、单纯疱疹病毒感染可引起细胞基因改变，在肿瘤促进因子作用下导致肿瘤形成。

2. 放射线

放射线具有致基因突变的作用。

3. 慢性炎症

肛瘘、痔疮等癌前疾病均有可能发生癌变。

三、病理

肛管、肛周鳞状细胞癌常发生有尖锐湿疣、慢性肛瘘及黏膜白斑，呈结节状肿块或菜花状，有溃疡。瘤体增大可堵塞肛门。向深部浸润，直接侵犯括约肌及邻近器官，如尿道、阴道、前列腺。晚期淋巴转移主要在髂外及腹股沟淋巴结。源于肛管部的肿瘤分化程度低，恶性程度高，预后差。而源于肛缘处的肿瘤，分化程度较高，预后较好。恶性黑色素瘤好发于皮肤、眼睛，肛管为第 3 位，由黑色素瘤细胞恶变而致。通常发生在肛管齿线处或肛缘部，由鳞状上皮覆盖。恶性黑色素瘤呈斑块状或息肉状、痔样改变脱出肛门外。

表面有浅表溃疡，易出血。倾向于沿黏膜组织从肛管向直肠壁蔓延扩张，较少向管壁浸润，常见髂外、腹股沟淋巴结转移，晚期发生血行转移，恶性度高，预后差。基底细胞癌系基底细胞恶性增殖，极少见。病灶在齿线或近齿线。扁平肥厚状，少数呈环形。由于富核，癌巢染色较深，胞质少，很像皮肤的基底细胞癌，恶性程度较高。

四、检查与诊断

1. 肛门视诊

肛门视诊可见肛周皮肤存有肿块、结节或溃疡。直肠指诊可直接触及肿瘤的位置、大小、浸润深度及范围。还可触及腹股沟的淋巴结有无肿大、融合现象。

2. B 超

B 超可以了解盆腔、腹腔有无转移病灶。盆腔 CT 扫描对肿瘤有无侵犯邻近器官很有帮助。

五、鉴别诊断

（1）肛管癌早期症状与肛裂、肛瘘以及痔很相似，常有便血、便痛、排便习惯改变等。临床医生切不可以这些良性疾病而贻误对肛管癌的及时诊断与处理。体检时若发现疑点应做组织病理检查。

（2）恶性黑色素瘤为黑色或褐色肿块。脱出肛外酷似血栓痔，但其为硬性结节，偶有压痛。较大的肿块呈结节状，外形似蕈伞，有短而宽的蒂，似菜花状。无色素恶性黑色素瘤虽很少见，但更易误诊，必须做组织病理检查确诊。取活组织时一定切除整个瘤体，以防医源性扩散。

（3）肛周癌需与肛周的湿疣、克罗恩病、非特异性溃疡鉴别。肛门湿疣可环绕肛门发生，多块状出现，可延伸入肛管下段。有散在的小突起，也有带蒂的大肿块，形状不规则，表面有颗粒，但无溃疡，也无恶性浸润表现。克罗恩病主要表现是肛周存在无痛性溃疡，周围水肿。内镜检查可发现有直肠炎。非特异性溃疡，溃疡表浅，边缘高，基底部覆以清洁的肉芽组织，组织病理检查可证实不是肿瘤。

六、诊断标准

（1）肛管癌、肛周癌的临床表现为肛痛、出血、肿块以及肛门有分泌物、瘙痒等。

（2）因其无特异性表现，必须做组织病理检查以助确诊。

（3）B 超可了解腹腔肝脏等远处转移。直肠内 B 超和盆腔 CT 扫描可了解肿瘤有无侵犯周围组织和器官，以及盆腔淋巴结的转移。

七、治疗

1. 局部切除

肿瘤较早期，直径≤ 2cm，仅限于 Boarmman 和 Richards 临床分期 A 者，局部切除可以获越。

2. 腹会阴联合切除

用于肿瘤≥2cm，肿瘤浸润肛管壁全层或周围组织。手术切除的范围比直肠癌的腹会阴切除术更广泛。它包括肛门周围较广泛的皮肤，肛门内外括约肌，坐骨直肠窝的脂肪组织、肛提肌以及盆底腹膜以下的所有淋巴引流区，如女性患者的阴道后壁。如果腹股沟内淋巴结有转移时，则应加做腹股沟淋巴结清除术。

3. 肛管癌

肛周癌对放射线有较高的敏感性，疗效较好。

参考文献

[1] 顾树南 . 现代胆道外科学 [M]. 上海：复旦大学出版社，2017.

[2] 王新伟 . 现代肝胆外科疾病诊治及微创应用 [M]. 北京：科学技术文献出版社，2018.

[3] 王国斌，陶凯雄 . 胃肠外科手术要点难点及对策 [M]. 北京：龙门书局，2018.

[4] 姜泊 . 胃肠病学 [M]. 北京：人民卫生出版社，2015.

[5] 李海鹏 . 现代外科疾病诊断及处理 [M]. 北京：科学技术文献出版社，2018.

[6] 姜军 . 乳腺外科临床工作手册 [M]. 北京：中华医学电子音像出版社，2017.

[7] 张涛，杨东海，张义魁 . 胃肠外科实用技术 [M]. 天津：天津科技翻译出版公司，2017.

[8] 戴显伟 . 肝胆胰肿瘤外科 [M]. 北京：人民卫生出版社，2013.

[9] 刘四清，付庆江，赵利 . 肝胆外科急症与重症诊疗学 [M]. 北京：科学技术文献出版社，2014.

[10] 林超鸿，秦环龙 . 胃肿瘤治疗学 [M]. 上海：上海交通大学出版社，2013.

[11] 金黑鹰，章蓓 . 实用肛肠病学 [M]. 上海：上海科学技术出版社，2014.

[12] 徐佟 . 临床普通外科疾病诊断与处理 [M]. 西安：西安交通大学出版社，2014.

[13] 李世拥 . 实用结直肠癌外科学 [M]. 北京：人民卫生出版社，2012.

[14] 王春林 . 精编临床普通外科诊疗新进展 [M]. 西安：西安交通大学出版社，2015.